无创通气技术临床实用手册

主 编 吴小玲 王茂筠 梁国鹏

科 学 出 版 社
北 京

内 容 简 介

本书包括7篇，共40章。详细阐述了无创机械通气的相关知识，包括无创呼吸机的工作原理，通气模式，上机、撤机、人机同步的方法，有创无创序贯通气治疗，常见并发症的预防和处理等。全书内容简明扼要，层次清晰，要点式介绍，图文并茂，结合案例，并且采取医工相结合、“互联网+”及二维码的形式，帮助读者直观了解国内多种常见医用和家用无创呼吸机的规范操作和维护方法，进一步提高了本书的可读性与临床实用性，易于读者学习掌握。

本书适合呼吸科、ICU、急诊科、麻醉科、心血管内外科等与危重症相关的医护工作者阅读，部分章节也适合使用家庭无创呼吸机的社区和陪护人员阅读。

图书在版编目（CIP）数据

无创通气技术临床实用手册 / 吴小玲，王茂筠，梁国鹏主编．—北京：科学出版社，2021.4

ISBN 978-7-03-068590-2

Ⅰ．①无…　Ⅱ．①吴…②王…③梁…　Ⅲ．①呼吸器－手册　Ⅳ．① R459.6-62

中国版本图书馆 CIP 数据核字（2021）第 064189 号

责任编辑：戚东桂 / 责任校对：张小霞
责任印制：赵　博 / 封面设计：龙　岩

科学出版社 出版
北京东黄城根北街16号
邮政编码：100717
http://www.sciencep.com
北京九天鸿程印刷有限责任公司 印刷
科学出版社发行　各地新华书店经销
*
2021年4月第　一　版　开本：880×1230　1/32
2022年6月第二次印刷　印张：10 3/4
字数：322 000

定价：98.00 元

（如有印装质量问题，我社负责调换）

《无创通气技术临床实用手册》

编写人员

学术顾问 梁宗安

主　　编 吴小玲　王茂筠　梁国鹏

副 主 编 连亨宁　曾奕华　万群芳

编　　者 （以姓氏汉语拼音为序）

敖冬梅（四川大学华西医院）

曹晓琳（四川大学华西医院）

陈碧蓉（四川大学华西医院金堂医院/金堂县第一人民医院）

冯　梅（四川大学华西医院）

谷红俊（中国人民解放军总医院第一医学中心）

赖　倩（四川大学华西医院）

李　多（西南医科大学附属医院）

李亚伦（四川大学华西医院）

连亨宁（西部战区总医院）

梁国鹏（四川大学华西医院）

刘　丹（西南医科大学附属医院）

卢　娇（四川大学华西医院）

毛水香（四川大学华西医院绵竹医院/绵竹市人民医院）

倪　忠（四川大学华西医院）
彭　曦（四川大学华西医院）
饶志勇（四川大学华西医院）
孙程程（四川大学华西医院）
万群芳（四川大学华西医院）
王　珏（四川大学华西医院）
王　新（四川大学华西医院龙泉医院/
成都市龙泉驿区第一人民医院）
王茂筠（四川大学华西医院）
王乙茹（四川大学华西医院）
吴　颖（四川大学华西医院）
吴小玲（四川大学华西医院）
徐　玲（四川大学华西医院）
薛　秒（四川大学华西医院）
杨　荀（四川大学华西医院）
杨谨羽（绵阳市第三人民医院）
杨义益（四川大学华西医院）
曾奕华（四川大学华西医院）
张焱林（四川大学华西医院）
朱　晶（四川大学华西医院）

主编简介

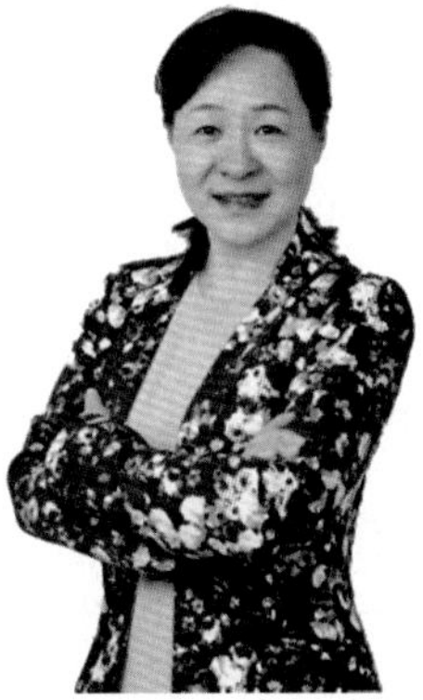

吴小玲　主任护师，四川大学华西医院呼吸与危重症医学科护士长，承担四川大学华西护理学院成人护理学、健康评估及临床医学八年制胸呼吸课程整合的课堂教学工作，指导护理研究生临床实习。担任中华护理学会呼吸护理专业委员会委员、中国康复医学会呼吸康复专业委员会护理学组副组长、中国残疾人康复协会肺康复专业委员会委员、全国呼吸与危重症专科护理联盟副主席、中国肺康复护理联盟副盟主、四川省护理学会科普专委会副主任委员、四川省护理学会内科专委会慢病管理学组副组长、四川省康复医学会理事兼呼吸护理专委会主任委员、成都市护理学会内科专委会委员，系四川省医院评审专家库成员、四川省第二届健康科普专家。擅长呼吸与危重症患者的护理和管理，以及护理教育，尤其擅长无创通气患者的护理和呼吸康复护理。发表论文数十篇，主编、副主编、参编专著或教材十余部，主研、参研课题数项，获国家发明专利3项、实用新型专利20余项，其中10项实现成果转化。

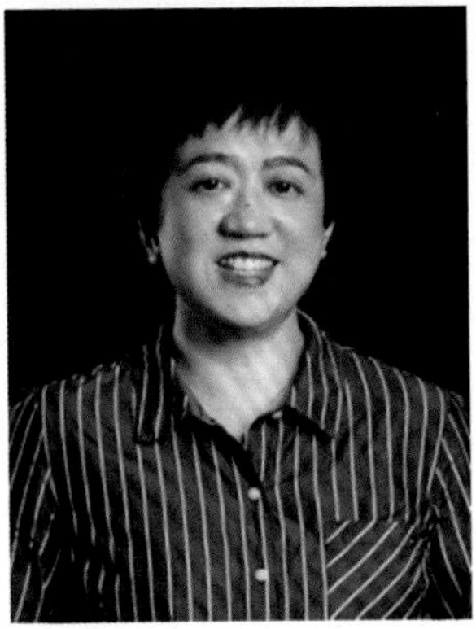

王茂筠 医学博士，副主任医师，现任职于四川大学华西医院呼吸与危重症医学科。1999年7月毕业于华西医科大学，获医学学士学位。毕业后留校工作至今，先后获呼吸病学硕士和博士学位。长期从事临床工作，对呼吸系统疾病及呼吸重症的诊治有丰富的临床经验，主要研究方向包括肺栓塞与肺血管疾病、睡眠呼吸障碍和呼吸危重症。主持和参与多项国家级及省级相关课题研究，在国内外期刊发表论文20余篇，参编专著6部。

现任中华医学会呼吸病学分会睡眠呼吸障碍学组委员，中国医师协会呼吸医师分会睡眠呼吸障碍工作委员会委员，四川省医学会内科专业委员会代谢病学组委员，四川省医学会呼吸病学专业委员会肺栓塞与肺血管病学组副组长，四川大学华西医院呼吸与危重症医学（PCCM）专科医师培训项目负责人。

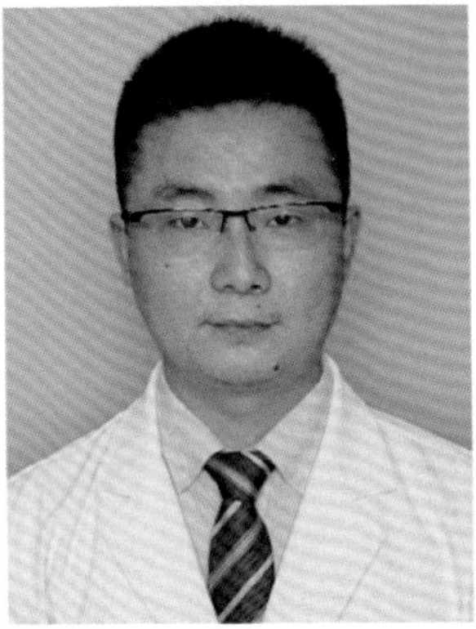

梁国鹏 呼吸治疗师，副主任技师。担任中华医学会呼吸病学分会呼吸治疗学组秘书、中国病理生理学会危重病医学专业委员会呼吸治疗组委员、中国老年医学学会呼吸病学分会呼吸治疗与肺康复学术委员会副主任委员、四川大学华西医学中心临床医学院呼吸治疗系副主任，美国梅奥医学中心访问学者。

现任职于四川大学华西医院重症医学科，担任呼吸治疗组组长。负责临床医学院呼吸治疗专业本科和研究生教学工作，并承担了机械通气、危重症监护学、呼吸治疗学、设备学等课程的教学任务。参编5部呼吸治疗专著；发表论文10余篇，其中SCI收录论文5篇；负责省级课题2项；获发明专利1项，实用新型专利2项，已实现成果转化2项。

序

近年来，无创通气成为治疗急慢性呼吸衰竭患者的措施之一，且疗效肯定。随着医疗技术及人们生活质量的提高，无创通气治疗已从大型综合医院走入社区医院及家庭。医务人员对其的关注度正逐年提高，相关研究也层出不穷。无创通气治疗的成功需要医生、护士和呼吸治疗师的互相协作。

四川大学华西医院呼吸与危重症医学科的医、护、技共同合作编写了《无创通气技术临床实用手册》一书。该书涵盖呼吸机的工作原理，上机和撤机方法，以及有创无创序贯通气治疗等，内容简明扼要，图文并茂，为了提升读者兴趣，编者们一改医学读物生涩难懂的编撰风格，结合案例，采取医工相结合、“互联网 +”及二维码的形式，使读者能直观了解国内多种常见医用和家用无创呼吸机的规范操作和维护方法，为医院、社区和家庭能够规范使用无创呼吸机提供了良好路径。

编者们在极其繁忙的临床医疗护理工作之余，完成了紧张的撰写任务，特此向同仁们表示深深的敬意和由衷的感谢。得一本好书不容易，该书的出版是我们临床一线医护人员的幸事。希望在呼吸与危重医学的领域中好书能够层出不穷。

四川大学华西医院　梁宗安

2020 年 7 月

前　言

无创通气技术已广泛应用于各种原因导致的急性和慢性呼吸衰竭、神经肌肉疾病、哮喘、睡眠呼吸暂停低通气综合征等患者的治疗，极大地提高了患者的治疗效果，改善了生活质量。实践证明，无创呼吸机的合理应用，不仅为危重症患者提供了一种不可或缺的生命支持手段，而且促进了危重症急救医学的发展。

为进一步规范医护人员对无创呼吸机的操作技能，由四川大学华西医院呼吸与危重症医学科的医、护、技联合编写了《无创通气技术临床实用手册》，并且医工相结合，采取“互联网 +”的形式，使用手机扫描二维码即可观看国内常见医用和家用无创呼吸机的规范操作视频讲解。本书分 7 篇，共 40 章，详细阐述了无创机械通气的相关知识，包括无创呼吸机的工作原理、通气模式，上机和撤机、人机同步的方法，有创无创序贯通气治疗，常见并发症的预防和处理等。

本书具有如下特色：①编写简明扼要，采用“互联网 +”等多种形式，对医护人员进行呼吸机操作培训、模拟练习等，具有重要参考和示范价值。②结合案例、图片等多种编撰形式，进一步提高本书的可读性与临床实用性。③从内容到形式尽可能做到更全、更新、更精，适合呼吸科、ICU、急诊科、麻醉科、心血管内外科等与危重症相关的医护工作者，部分章节也适合使用家庭无创呼吸机的社区和陪护人员。

本书由从事呼吸临床工作 20 余年的医师、工作 30 余年的护理专家及全国首批呼吸治疗师联合主编，在编写过程中，编者倾注了大量的心血，同时得到了医学、护理学、医学技术及国内常用呼吸机相关工程等领域专家的指导，在此表示诚挚的感谢！由于时间仓促和水平有限，书中疏漏之处在所难免，敬请同道指正，以利不断改进和完善。

四川大学华西医院　吴小玲

2020 年 7 月

目　录

第一篇　无创正压通气的基础知识

第二篇　无创正压通气的临床应用和护理

第三篇 无创正压通气在常见疾病中的临床应用和护理

第四篇 经鼻高流量氧疗的临床应用和护理

第五篇 无创呼吸机的管理

第六篇　动脉血气分析

第七篇　无创正压通气患者的营养支持

第一篇

无创正压通气的基础知识

第一章　呼吸力学基础

【呼吸力学的意义】

无创通气的患者大致分为三类。

1. 顺应性差　以急性呼吸窘迫综合征（ARDS）、胸廓畸形为代表。

2. 气道阻力高　以慢性阻塞性肺疾病（COPD）、阻塞性睡眠呼吸暂停低通气综合征（OSAHS）为代表。

3. 顺应性、气道阻力正常　以呼吸肌无力类的疾病为代表。

这三类患者的机械通气方法不同，对患者肺顺应性和气道阻力的判断是至关重要的。呼吸力学的核心在于评估肺顺应性和气道阻力的高低。

顺应性代表肺扩张的难易程度。计算方法：肺顺应性＝潮气量/（气道压－基线压力），单位是 ml/cmH_2O，其意义为每增加 1cmH_2O 压力可以膨胀的肺的容积。在同样的压力下，肺顺应性越差，潮气量越低。肺顺应性和弹性阻力互为反比关系，肺顺应性越好，弹性阻力越差；肺顺应性越差，弹性阻力越好。使用重物压住夹板模肺，模拟肺顺应性下降的情况如图 1-1 所示。

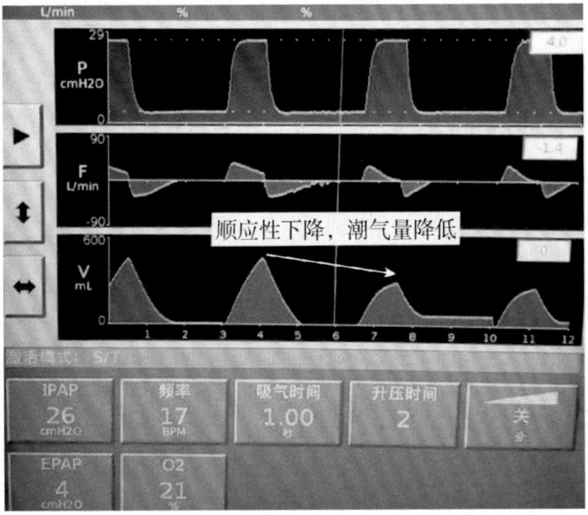

图 1-1　夹板模肺顺应性下降呼吸力学波形

气道阻力主要与气道狭窄程度有关。在同样通气压力下，气道越狭窄，阻力越大，潮气量越低。使用阻力阀模拟气道狭窄的情况如图 1-2 所示。

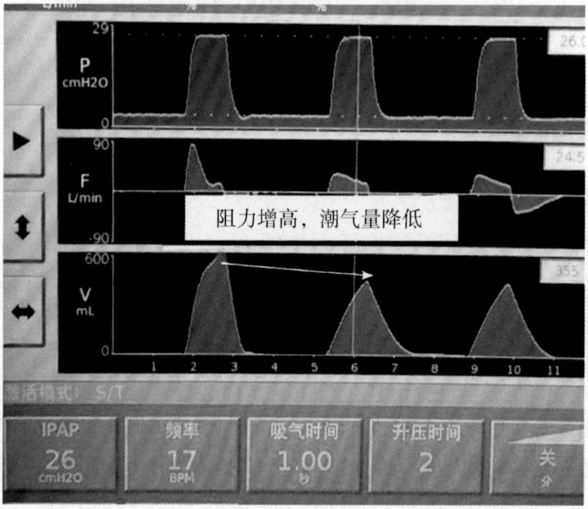

图 1-2 夹板模肺气道狭窄的呼吸力学波形

【肺顺应性和气道阻力的测量】

气道阻力高和肺顺应性差都会导致潮气量降低，如何鉴别潮气量降低是气道阻力升高所致，还是肺顺应性下降所致，这就要用到呼吸力学知识了。

测量肺顺应性和气道阻力需要借助呼吸力学波形。呼吸力学波形是机械通气学习的难点，使用夹板模肺，连接有创呼吸机可以非常直观地理解呼吸力学的实际意义。

在无自主呼吸，使用容量控制通气、恒定流速方波、吸气暂停、基线压力为 0 的前提下，压力时间曲线会如图 1-3 所示。

这个波形有峰压和平台压。峰压是气道压最高值，平台压则是吸气暂停后形成，两者的差值就是气道阻力。这个波形的意义：输送一定容量的气体进入肺内需要克服两部分阻力，一部分阻力是肺的弹性阻力（即平台压，与肺顺应性有关），另一部分阻力是气道阻力，两种阻力的和即为气道峰压。

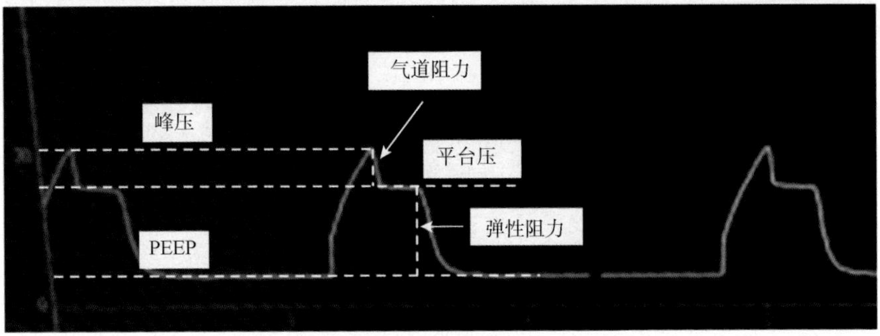

图 1-3　呼吸力学波形

通过改变气道阻力和肺顺应性，波形会出现变化。图 1-4 为使用模拟肺模拟气道阻力变高的呼吸力学波形。

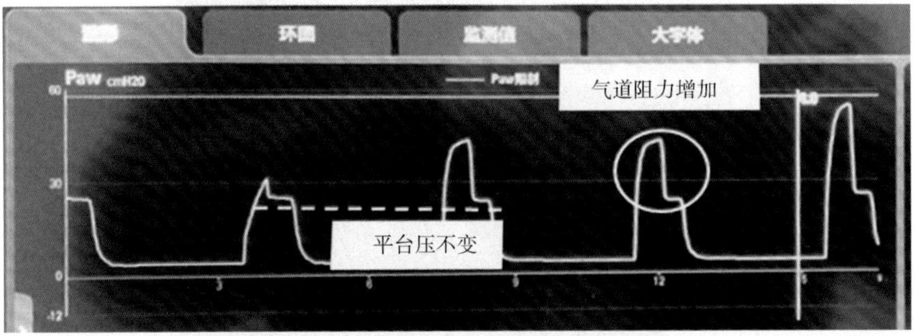

图 1-4　气道阻力增加的呼吸力学波形

波形峰压上升，平台压不变，峰压与平台压的差值增大，提示气道阻力增大。气道阻力除了与气道狭窄程度有关，还与气体流速和吸气时间有关。潮气量一定前提下，吸气时间越短，流速越快，气道阻力越高。

波形峰压上升、平台压也上升，但峰压和平台压的差值不变，提示气道阻力没有变化，肺顺应性下降（图 1-5）。

正常人机械通气时平台压约不超过 15cmH_2O，峰压不超过 20cmH_2O，即气道阻力在 5cmH_2O 左右。

介绍一例下腹部手术的全身麻醉患者。肺部无基础疾病，术中给予气管插管，机械通气。平台压和峰压如图 1-6 所示，评估肺顺应性时需

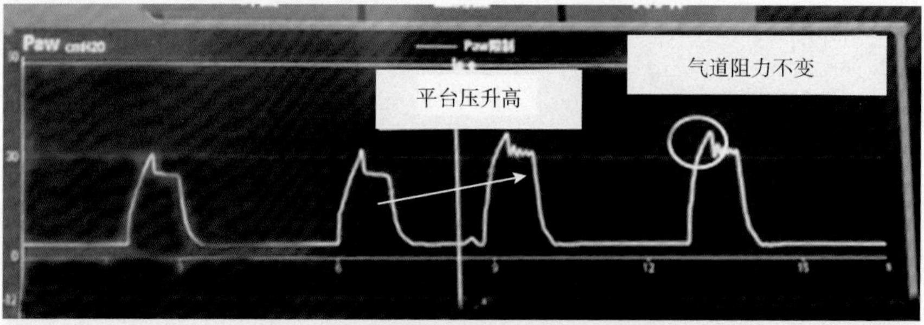

图 1-5　顺应性变差的呼吸力学波形

要减去呼气时的基线压力，即呼气末正压（PEEP）。该患者肺顺应性约为 $4ml/cmH_2O$。

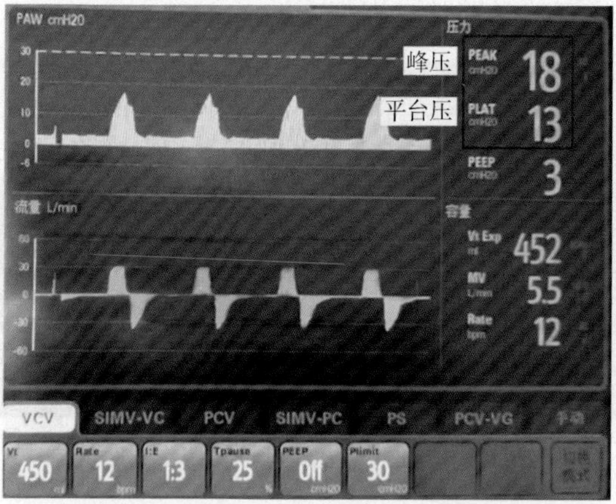

图 1-6　全身麻醉气管插管的机械通气患者呼吸力学波形

有肺部疾病的患者会出现肺顺应性和气道阻力的异常，峰压和平台压也会出现异常，根据实际情况判断患者的主要矛盾是肺顺应性降低，还是气道阻力增加，以此决定治疗策略。

患者因突发呼吸衰竭而行气管插管，给予机械通气。如图 1-7 所示，该患者机械通气中出现潮气量低、压力高报警。

该患者使用的压力控制 + 自主通气模式，即压力控制同步间歇指令通气（P-SIMV），呼出潮气量仅为 98ml，血氧饱和度 70%。峰压也超过了 $30cmH_2O$ 的报警界限，因此出现了潮气量过低和压力过高的报警。

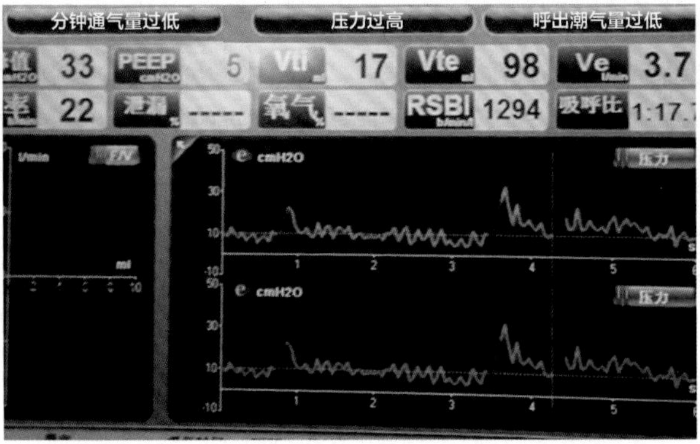

图 1-7 突发呼吸困难患者机械通气时的报警

使用容量控制模式测量呼吸力学如图 1-8 所示，提示峰压明显升高达到 $47cmH_2O$，平台压在 $20cmH_2O$ 以下，推测潮气量降低与气道阻力升高有关。

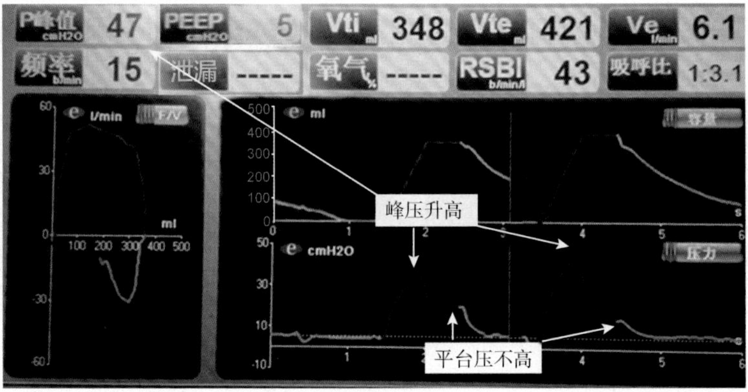

图 1-8 呼吸力学测量患者肺顺应性和气道阻力

由于该患者依然存在自主呼吸，因此呼吸力学波形不稳定，平台压和峰压不固定，但依然可以大致判断出患者以气道阻力升高为主要矛盾。治疗重点在气道管理、解痉平喘上。

【无创通气中的呼吸力学】

无创通气时不能给予患者过深的镇痛镇静，无法通过使用肌松药打掉自主呼吸，无创呼吸机因为存在漏气也没有容量控制通气模式，所以无创通气没有办法实现呼吸力学波形，也没有办法测量肺顺应性和气道阻力，但这不等于无创通气不需要呼吸力学。肺顺应性的不同、气道阻力的不同，决定了无创通气的方式不同。无创通气依然需要评估患者的肺顺应性和气道阻力。

1. 胸廓顺应性差的无创通气

（1）患者特点：胸廓顺应性降低的患者以肥胖和胸廓畸形为代表，结合查体和胸部影像学检查可以很容易诊断。查体可见肥胖或胸廓畸形表现，呼吸音减弱，但无哮鸣音。

（2）病理生理学改变：以图 1-9 患者为例，由于胸廓的异常，限制了肺的膨胀，患者需要努力吸气以克服增高的胸廓弹性阻力。当患者因为年龄、疾病导致呼吸肌肌力下降时，便会出现通气不足，潮气量降低，发生Ⅱ型呼吸衰竭。长时间的低通气还会导致慢性肺源性心脏病及其他缺氧相关的并发症。

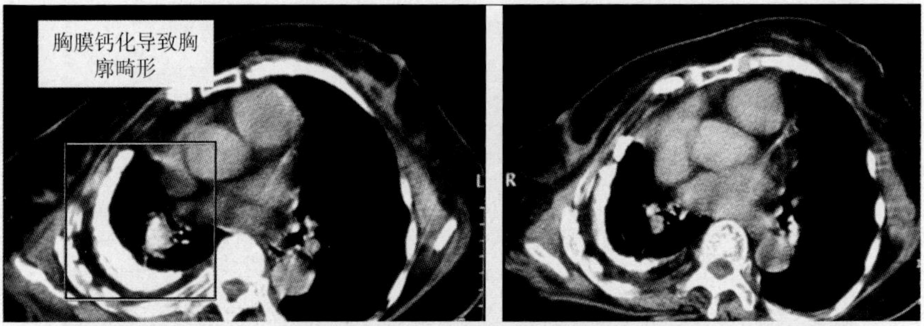

图 1-9　右侧胸膜钙化严重患者的胸部 CT 表现

（3）无创通气要求：这一类患者在出现血氧饱和度降低时，则提示身体已经处于失代偿阶段，应该开始给予家用的双水平无创呼吸机进行无创通气。无创呼吸机可以帮助患者克服增高的胸廓弹性阻力，降低患者的吸气功耗，改善通气，避免缺氧带来的一系列并发症。

2. 肺顺应性差的无创通气

（1）患者特点：肺顺应性降低的患者多由肺泡内渗出增加所致，以 ARDS、心力衰竭、肺水肿为代表。查体会有过度通气，甚至出现明显的辅助呼吸肌（如胸锁乳突肌）参与呼吸运动，严重时可有三凹征。血气分析通常提示Ⅰ型呼吸衰竭，明显的呼吸性碱中毒。无创通气时通常表现为潮气量、呼吸频率、分钟通气量明显升高，如图 1-10 红框所示。

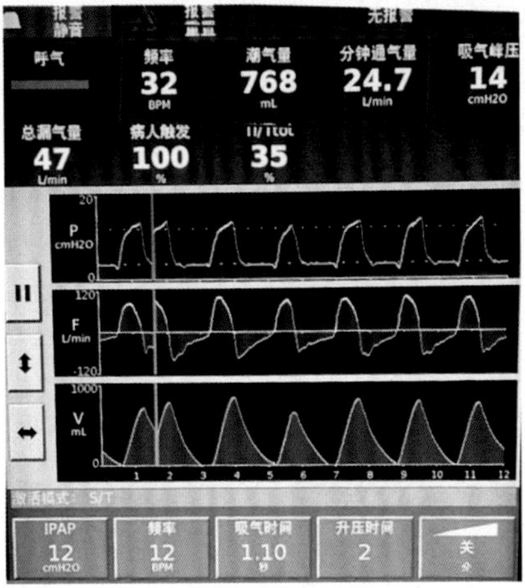

图 1-10　肺水肿患者无创通气时明显的过度通气

（2）病理生理改变：由于某种原因，患者肺泡内渗出增加，氧弥散障碍，出现低氧血症，患者以努力的过度通气来弥补缺氧。因此这一类患者虽然肺顺应性降低，但实际中通常表现为过度通气，Ⅰ型呼吸衰竭。

跨肺压增高是肺顺应性差的患者的潜在风险。跨肺压 = 气道内压 – 胸腔负压。使用呼吸机的患者如果气道内压过高，则跨肺压升高，增加了肺气压伤的风险。一般认为长时间 40cmH_2O 的跨肺压会导致气压伤，因此呼吸机的默认压力报警上限是 40cmH_2O。对于没有使用呼吸机的正常人来说，气道内压与大气压一致为 0，跨肺压等于胸腔负压。正常人不会出现胸腔负压过高的表现，因为用力吸气时肺也会随着膨胀，胸腔负压不会很高。肺顺应性差的患者因为缺氧使劲吸气，肺由于顺应性差无法膨胀，导致胸腔负压明显升高，从而产生过高的跨肺压。即便在没有使用呼吸机的前提下，也会出现气压伤。

（3）无创通气要求：肺顺应性差患者治疗的关键是高浓度给氧纠正缺氧，以此减轻患者用力呼吸。通气不是主要矛盾，无需设置过高的吸气压。如果高浓度给氧后患者呼吸费力没有改善，甚至出现三凹征，就需要及时终止无创通气，更换为有创通气，加深镇痛镇静甚至使用肌松药抑制自主呼吸，以避免强烈的自主呼吸造成气压伤。有创通气后给予小潮气量保护性通气及较高水平的 PEEP 保证基本的通气和氧合。

3. 大气道阻力增加的无创通气

（1）患者特点：最常见的大气道阻力增加疾病是阻塞性睡眠呼吸暂停低通气综合征（OSAHS）。这类患者有 3 个明显的特点：①打鼾严重影响家人睡眠；②因为夜间张口呼吸，晨起口干明显；③白天容易犯困。

（2）病理生理改变：如图 1-11 所示，左图是正常人睡眠时的通气，吸气时气道内产生一定程度负压，空气经鼻腔进入肺内。中图是 OSAHS 患者，由于某种原因，患者软腭、舌后坠阻塞上呼吸道；右图是使用持续气道正压通气（CPAP）治疗后，呼吸机给予气道内一定压力，“撑开”后坠的软腭和舌体，保证患者呼吸通畅。

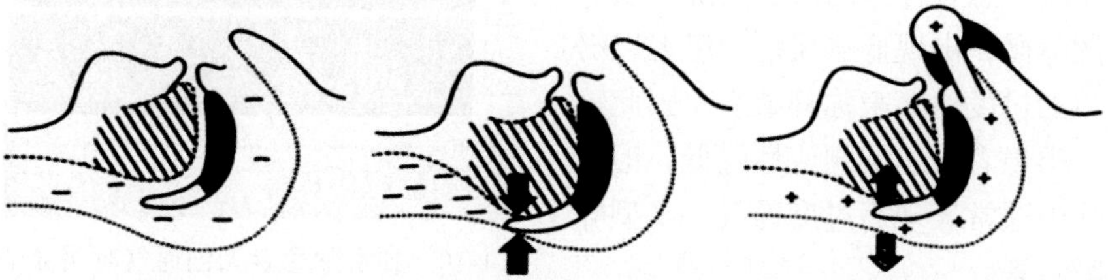

图 1-11　OSAHS 患者病理生理改变以及 CPAP 呼吸机治疗原理

（3）无创通气要求：使用单水平无创呼吸机给予 CPAP 是 OSAHS 的首选治疗方案。当患者出现 OSAHS 典型的症状时，需要及时行睡眠呼吸监测，评估有无 OSAHS，以及其严重程度，判断是否需要给予无创通气。如果不及时给予无创通气，长期的夜间缺氧可能导致冠心病、高血压等多种并发症，甚至导致猝死。并发症出现以后，患者无创通气的难度增加，单水平无创呼吸机可能无法满足患者需求，需要使用双相气道正压通气呼吸机治疗，且疗效、依从性较早期使用 CPAP 呼吸机差。

OSAHS 患者的上呼吸道狭窄属于软组织造成的“软性”狭窄，睡眠时出现呼吸异常，可通过无创呼吸机撑开气道改善症状。气管狭窄、排痰困难的患者也属于大气道阻力增加的范畴，清醒状态下有明显的呼吸困难。对于这类“硬性”的气道狭窄患者不适于使用无创通气，治疗的主要手段为及时寻找狭窄部位，开放气道，痰液引流。不能盲目、单纯地实施无创通气，而延误了治疗时机。

4. 小气道阻力增加的无创通气

（1）患者特点：这类患者主要特点是通常伴有哮喘或者 COPD 的基础疾病，小气道狭窄明显，查体表现为呼吸音减弱，呼气时间较长，呼气相哮鸣音短且弱，无创通气时潮气量低，血气分析表现为Ⅱ型呼吸衰竭。

（2）病理生理改变：小气道狭窄阻力增加，肺泡呼气不全，肺泡内会产生内源性的呼气末正压（PEEP），压迫肺泡周边的小气道，从而加重小气道狭窄，造成恶性循环。过高的内源性 PEEP 还能导致患者吸气功耗增加，触发呼吸机送气困难。这类患者机械通气时要求低通气、慢频率、长呼气。在保证基本通气的前提下，尽可能让患者呼出肺泡内的过多气体，以此降低内源性 PEEP，同时给予一定的外源性 PEEP，撑开被内源性 PEEP 压扁的小气道，改善患者触发困难，减少吸气的功耗。

（3）无创通气要求：低通气、慢频率、长呼气是以没有自主呼吸为前提的控制通气方式，常规的无创通气因为保留了患者自主呼吸，甚至还有比较快的自主呼吸，很难做到“慢频率、长呼气”。此时无创通气的主要目标是降低患者的吸气功耗，帮助患者克服吸气阻力。不宜为了降低二氧化碳分压而使用较高的吸气压力以达到较高的潮气量。外源性 PEEP[相当于无创呼吸机的呼气相压力（EPAP）] 一般设定为内源性 PEEP 的 80%，但因为无创呼吸机无法测量内源性 PEEP，因此 EPAP 的设定多根据经验选择。实际运用中还要兼顾过高的 EPAP 会导致患者不适，影响依从性，因此 EPAP 的设定可选范围不大，通常在 8cmH_2O 以下。如果较高水平的 EPAP 对患者血气分析、症状没有改善，则建议选择较低水平的 EPAP，以降低患者的呼气阻力，减少患者不适感。

相对于有创呼吸机设定的 PEEP 对抗内源性 PEEP 的作用，无创呼吸机的 EPAP 更重要的作用是冲刷面罩、管道内额外增加的无效腔，减少二氧化碳潴留。因此绝大多数无创呼吸机能设置的最低 EPAP 是 4cmH_2O，低于 4cmH_2O 的 EPAP 可能无法有效地冲刷面罩内无效腔，从而导致患者二氧化碳潴留。

5. 气道阻力和肺顺应性正常的无创通气

（1）患者特点：这类患者以重症肌无力为代表，近年来肌萎缩侧索硬化（ALS）也引起了越来越多的关注。患者主要表现为呼吸肌无力，气道阻力、肺顺应性、胸廓顺应性正常。查体：明显的辅助呼吸肌参与呼吸，呼吸音减弱，无哮鸣音。

（2）无创通气要求：无创通气可以帮助患者呼吸肌做功，保证通气。对于 ALS 患者来说，使用无创呼吸机的主要目的是延缓其气管切开有创通气的时间。气管切开后患者出现肺部感染的概率增大，因此患者气管切开的时机越晚，其生存期也会越长。当患者出现呼吸肌无力的表现后，比如胸锁乳突肌参与呼吸，就需要尽早给予无创通气。

【总结】

呼吸力学是机械通气的重点与难点，气道阻力和顺应性的测量条件要求苛刻，要求有一定的呼吸生理学基础，而且在无创通气条件下无法测量患者阻力和顺应性。尽管如此，医护人员依然要通过查体、辅助检查等手段，评估患者呼吸困难是因为肺顺应性差还是气道阻力升高所致，并且不能忽略“跨肺压”和“内源性 PEEP”这两种重要的呼吸力学衍生的概念。在此基础上决定呼吸支持治疗的手段，不可千篇一律地使用单一的方式给予呼吸支持治疗。

（连亨宁　吴小玲　王茂筠）

参考文献

曹志新，王辰，2002. 无创机械通气的应用范围及指征 [J]. 中华结核和呼吸杂志，25（3）：11-12.

刘又宁，1998. 机械通气与临床 [M]. 第 2 版 . 北京：科学出版社 .

吴小玲，游水秀，宋志芳，2006. BiPAP 治疗 COPD 呼衰患者并发不良反应的原因分析及护理对策 [J]. 现代护理，（8）：706-707.

解立新，刘又宁，2011. 正确评价有创和无创正压机械通气 [J]. 军医进修学院学报，32（3）：201-202.

詹庆元，李洁，代华平，2006. 重度肥胖合并慢性阻塞性肺疾病致严重低氧血症成功抢救并撤机一例体会 [J]. 中华医学杂志，（27）：1938-1940.

中华医学会呼吸病学分会睡眠呼吸障碍学组，2017. 家庭无创正压通气临床应用技术专家共识 [J]. 中华结核和呼吸杂志，40（7）：282-285.

朱蕾，2012. 机械通气 [M]. 第 3 版 . 上海：上海科学技术出版社 .

朱蕾，钮善福，1998. 如何正确理解双气道正压通气 [J]. 中华结核和呼吸杂志，（10）：16.

第二章　无创正压通气的原理

【概述】

无创正压通气（non-invasive positive pressure ventilation，NPPV）是指不需要侵入性或有创性的气管插管或气管切开，在上气道结构和功能保持完整的情况下，通过鼻罩、口鼻罩、全面罩或头罩等通气介质将患者与呼吸机相连接进行正压辅助通气的技术。

NPPV 可在一定程度上开放塌陷的上气道，提高肺通气容积，改善通气与通气血流比例，改善氧合及二氧化碳潴留等。近 30 年来，随着对 NPPV 临床研究与实践的不断深入，不仅证实了 NPPV 疗效确切，可减少有创机械通气时间，降低呼吸机相关并发症的发生率及总住院时间，提高患者生存率，降低治疗成本，同时患者痛苦小，耐受性好，被当作是一种安全性和有效性比较高的治疗方法，已成为呼吸衰竭等病理状态早期及紧急情况下的通气支持手段。

【气体输送流程】

临床常用的无创呼吸机主体结构包括空氧压缩机、显示器、加湿器。配件材料包括细菌过滤膜、呼吸回路、呼吸罩。无创正压通气的气体输送流程见图 2-1。

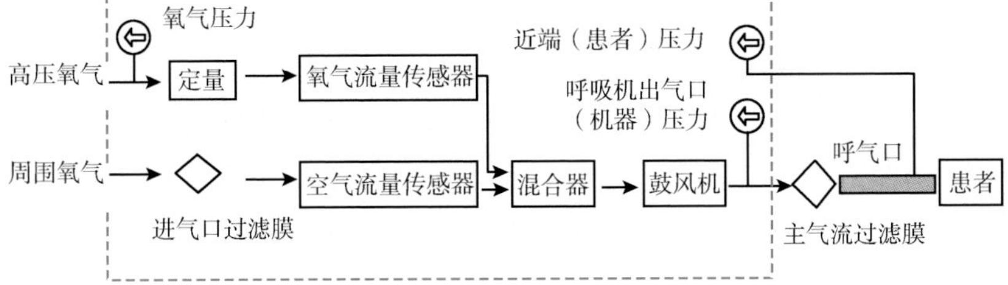

图 2-1　呼吸气体输送系统

周围空气通过进气口过滤膜进入，氧气通过高压进气口进入，通过混合器混合空气和氧气，在鼓风机处增压，然后调节至设置的压力。呼吸机通过主气流过滤膜、呼吸回路、加湿装置和患者接口将气体输送至患者。靠近患者的测压孔用于监测患者端压力。吸气和呼气期间，呼气口将回路内的气体连续排出，以使二氧化碳重复吸收率降至最低以确保二氧化碳的清除。在通气操作执行时，呼吸机将比较近端（患者）压力测量值与呼吸机出气口（机器）压力，并调节机器压力，以补偿通过吸气过滤膜、患者回路和加湿器降低的压力，从而有助于确保准确且易于控制的压力输送和漏气补偿。

【工作原理】

NPPV 的原理与吹气球一样，呼吸机送气时肺内压力被动升高，肺泡被动扩张，此时肺泡的变化正好与自主呼吸相反，自主呼吸时因为肺泡扩张完成吸气，而正压通气时因为吸气使肺泡扩张。呼气时由于气体是从高压区向低压区流动，所以呼气阀一打开，气体便被动呼出，直至肺内压力等于大气压（或者 EPAP 水平）。NPPV 能提升肺通气量，使塌陷的气道、肺泡重新打开，使气体分布更加均匀，通气血流比例趋向平衡，从而改善患者气体交换；同时，通过呼吸机提供额外压力，使患者呼吸肌得到休息，减少自身氧耗量，改善呼吸肌疲劳，增加患者舒适度。

【漏气补偿的探讨】

无创呼吸机和有创呼吸机的不同之处在于能监测漏气量，NPPV 时由于管路不密闭会产生漏气。无创呼吸机的漏气主要是因为面罩气孔和面罩与人体面部接触部分间的缝隙造成，由于 NPPV 时漏气几乎是无法避免的，因此，用于 NPPV 的呼吸机设计了漏气补偿系统。漏气补偿是 NPPV 的核心装置，没有漏气补偿，正压通气容量无法保证，将严重影响临床疗效。NPPV 是否具备漏气补偿装置，也是衡量和评价呼吸机性能的重要指标。

漏气补偿是主机对出现漏气时的响应能力。快速准确地跟踪不断变化的漏气量，并及时确定呼吸触发基线，是 NPPV 良好人机同步的前提。

无创呼吸机通常采用三种不同方法持续监测和调节基线气流：①总体流量的调节；②呼气流量的调节；③潮气量的调节。

无创呼吸机开机时采用总体流量调节，迅速而准确地产生基线气流，通过流量传感器监测基线气流的变化，从而能够识别自主呼吸以触发吸气。呼吸机同时检测基础漏气量，识别故意漏气和非故意漏气。呼气流量和潮气量的调节用于监测其他参数，如流量、呼气和吸气潮气量，便于在每一次呼吸的基础上对流量进行精确的调整，补偿非故意漏气。

【特别提示】

1. NPPV 的正压通气模式有别于人体正常呼吸，因此患者首次带机时易出现不适应、抵触等情况，医护人员应加强解释及陪伴。

2. 通气介质的无创性，决定了无创通气时，必定会有漏气的存在，因此机器的漏气补偿功能直接影响通气效果，这也是医院在选择购买无创呼吸机时应该考虑的因素，同时不建议使用有创呼吸机连接无创通气介质进行治疗。

（冯　梅　万群芳　王茂筠）

呼吸机的原理

参考文献

李为民，刘伦旭，2017. 呼吸系统疾病基础与临床 [M]. 北京：人民卫生出版社 .

宁美玲，王晓静，王伟，2014. 无创正压通气在呼吸系疾病临床应用的进展 [J]. 临床肺科杂志，19（12）：2279-2282.

张新超，钱传云，张劲农，等，2019. 无创正压通气急诊临床实践专家共识（2018）[J]. 临床急诊杂志，20（1）：1-12.

第三章　常用无创呼吸机的种类

随着计算机技术的飞速发展,各种医疗器械的功能得到了大幅提升,现代呼吸机能提供越来越多的各种不同的机械通气方式，以满足不同类型的患者需求。根据患者是否具有人工气道可将机械通气方式分为有创机械通气及无创机械通气两大类型。由于无创机械通气患者不具备密闭的人工气道，在通气过程中无可避免地会出现一定程度的漏气，因此如何在存在漏气情况下准确监测呼吸状态及进行有效通气是无创呼吸机需要解决的最重要的问题，对呼吸机的机械结构和性能有特定的要求，本章主要讨论能够提供无创机械通气的各类设备的特点，以及不同类型呼吸机对应的常用呼吸机型号及特点。

能够提供有效无创机械通气的呼吸机均可称为无创呼吸机，部分呼吸机能够同时提供有创及无创两种机械通气方式，难以单纯用其可提供的模式来进行区分，故根据呼吸机工作方式及应用场景等因素，通常将其分为三类：无创呼吸机、重症监护呼吸机、便携式家用 / 睡眠无创呼吸机。本章主要介绍不同种类无创呼吸机组成模块及其特点，以及不同类型呼吸机常用型号特点。

【无创呼吸机】

专用无创呼吸机是指经专业设计用于无创机械通气的呼吸机，设备所能提供的所有模式及通气参数均为无创通气设计，通常为电控气动式呼吸机，压缩气源驱动通气，电子系统控制通气。无创呼吸机具有漏气补偿能力强、反应时间短、具有多种无创通气模式等优势。其结构及功能具有以下特点：

1. 电源　大部分无创呼吸机均支持内置电池及外接电源两种供电方式，外接电源时通过电源供电，外接电源断开时通过内置蓄电池进行供电，保证在电源意外断开或停电时呼吸机能够正常工作，保障患者安全。

2. 通气回路　大部分无创呼吸机使用单回路管路进行送气，管路内无单向阀，通过持续高速气流来提供通气；由于使用单回路通气，并没有类似有创机械通气的专用呼气管道，因此在管道内有一个或多个持续开放的漏气孔供气体排出（图 3-1），使患者能进行有效呼气。在单回路管道通气中，患者吸气、呼气均在统一管路内完成，故存在重复呼吸可能，二氧化碳的重复呼吸程度与设置的基础压力密切相关，因此大部分无创呼吸机可供设置的呼气末正压的最低值为 3 ～ 4cmH_2O，以保证持续气流将呼出的二氧化碳通过漏气孔充分排出。通气回路旁通常还会有一根较细中空管路与管路末端和呼吸机监测孔相连接，称为测压管或监测管（图 3-2），用于监测通气过程中到达呼吸回路末端的流速及压力，以计算气体泄漏量及监测气道压力。

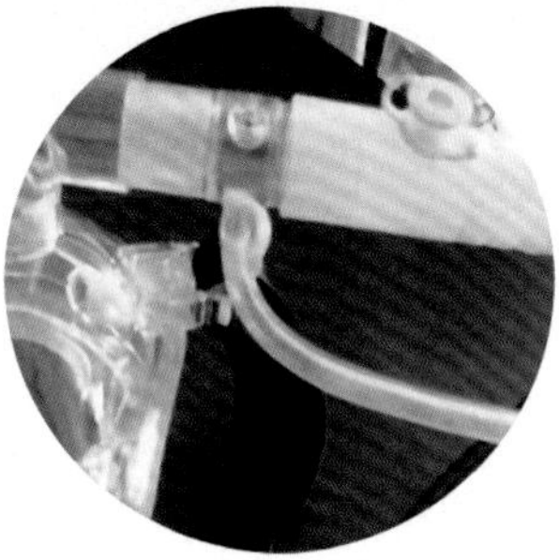

图 3-1　漏气孔

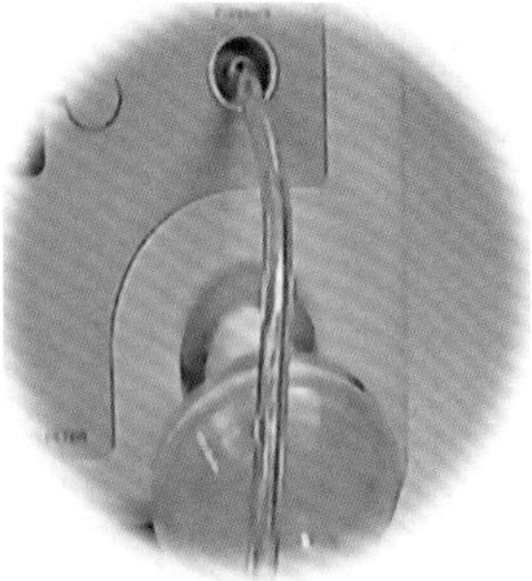

图 3-2　测压管

3. 氧源　专用无创呼吸机均有内置式空氧混合器，能提供 21%～100%的吸入氧浓度，一般使用高压氧气源驱动，空气源为呼吸机卷吸外部空气，在空氧混合器中按预设比例充分混合后进行送气。相对外接氧气管至呼吸机管路内进行供氧的方式，内置式空氧混合器能提供更精确的空氧混合气体，可达到的最高氧浓度更高，同时供氧浓度不会受患者呼吸状态及气体泄漏量的影响。

4. 漏气补偿　由于无创机械通气中管路–面罩处漏气孔及面罩与患者连接处均存在持续漏气，且漏气量的大小会在不同程度上影响呼吸机触发及通气效果，因此对漏气量的监测及漏气补偿机制显得尤为重要。通过手动选择不同型号的管路–面罩接口（图 3-3）确认漏气孔大小，然后通过呼吸回路旁监测管所收集数据进行综合计算患者漏气值。根据漏气值的大小进行相应的补偿，以满足患者的正常通气。在监测过程中，由于单回路管路无法直接测量吸入及呼出潮气量，故实际是通过监测吸气期及呼气期的流速及时间变化，通过数据计算得出吸气潮气量及呼气潮气量的计算值，计算吸气潮气量与呼气潮气量的差值作为实际漏气量，并在下一次送气过程中进行相应补偿，这样动态监测及补偿的机制决定了在多次送气后呼吸机的漏气补偿量与患者的实际漏气量相匹配。

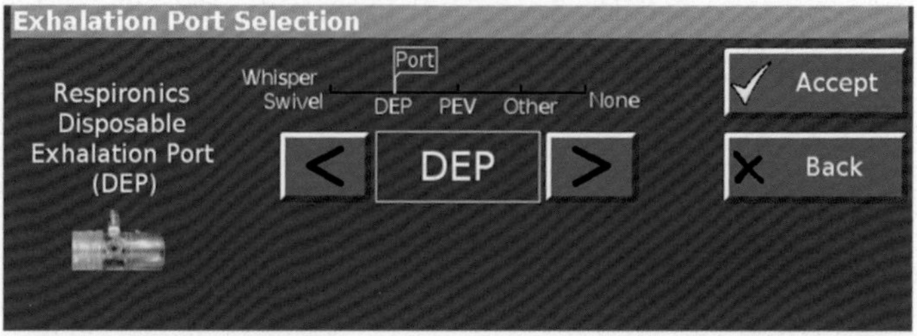

图 3-3　接口选择界面

5. 机械性能　专业无创呼吸机一般用于有气管插管高危风险或进行有创和无创序贯通气患者，因此对其绝对性能有一定的要求，包括但不限于以下指标：能提供频率≥ 30 次/分的强制通气频率；最高吸气压力可达 $30cmH_2O$；PEEP 或 EPAP 最大值≥ $15cmH_2O$；在 $20cmH_2O$ 的气道压力时吸气流速可达 180L/min。

6. 报警　合格的无创呼吸机应该具有一系列的报警功能，包括不可手动调整的系统报警及可做手动调整的监测报警。系统报警用于监测呼吸机各部件是否正常工作，为呼吸机自动设置及监测；监测报警为医务人员根据患者自身情况进行手动设置，包括气道压力过高、吸气压力过低、呼吸频率过高、呼吸频率过低、潮气量过高、潮气量过低、分钟通气量过低、低吸气压力延迟时间报警等多种报警内容（图 3-4）。同时应具备多种不同级别的警报，每一级别具有特定的报警形式，一般通过不同形式的声音及报警指示灯来区分各等级报警。

常用无创呼吸机举例：

飞利浦 Respironics V60 呼吸机（简称 V60 呼吸机）：属于电控气动型呼吸机，能提供无创正压通气及有创正压通气支持，适用于体重 20kg 及以上的儿童和成人患者使用（图 3-5）。

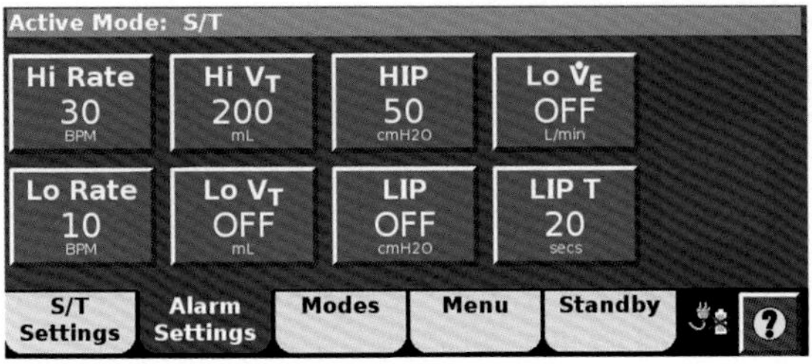

图 3-4　报警设置界面

电源：V60 呼吸机支持交流电及内置电池供电，当交流电源断开或故障时，使用电池进行供电，电池供电时呼吸机界面将会显示相应图标及剩余电量，内置电池可提供最长 6 小时的供电。当 V60 没有安装内置电池或内置电池故障时，将显示缺失备用电源的警示及图标，此时若供电的交流电源消失则会有持续 2 分钟的声音警报。

通气回路：V60 呼吸机采用单回路管路进行通气，通过监测管监测近患者端气道压力与呼吸机内部压力，并进行比较，行动态压力调整以补偿在回路漏气中造成的压力损失。通过主动输送持续气流维持回路内压力，同时保证二氧化碳排出（图 3-6）。

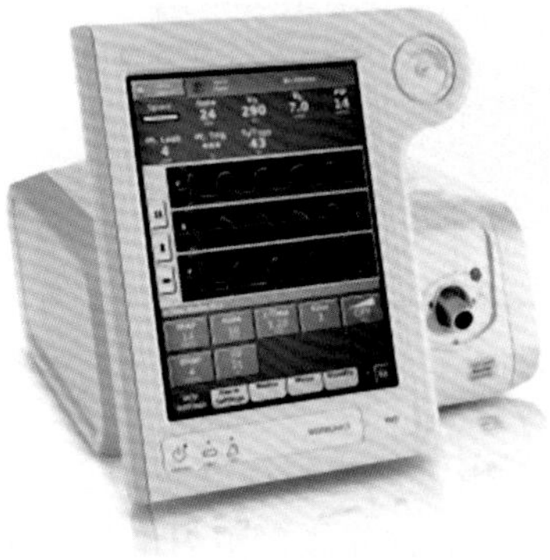

图 3-5　V60 呼吸机

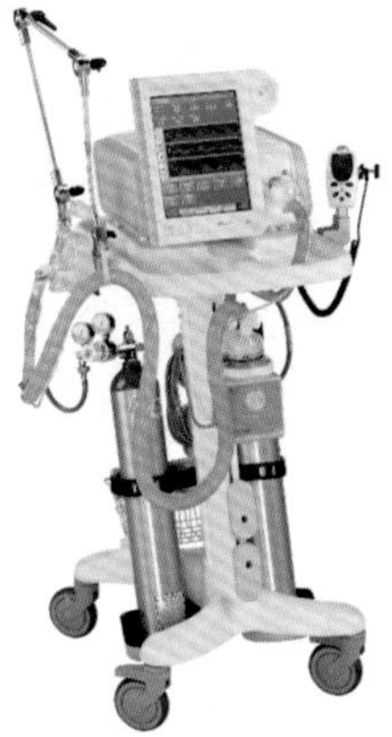

图 3-6　V60 呼吸机及管路

氧源：V60 呼吸机采用高压氧气源进行驱动，主动卷吸呼吸机外周空气进入呼吸机，空气经过滤器过滤后在空氧混合器内与高压氧气源内输出的氧气按预设的比例充分混合，可输送氧浓度 21%～100%，可在呼吸机操作界面中进行设置。

漏气补偿：V60呼吸机所采用的漏气补偿机制与大部分呼吸机相似，但加入了一个可选功能称为Auto-trak+，通过呼吸机的Auto-trak+选项允许操作者进一步选择，以调整漏气补偿算法，改变触发及吸呼转换的阈值，从而针对不同气体泄漏情况选择不同灵敏度，以达到更好的人机协调性。

机械性能：V60呼吸机能够提供多种呼吸支持模式，包括CPAP、PCV、S/T、AVAPS等（图3-7）。CPAP可调节范围为4～25cmH$_2$O，同时加入C-Flex设置，在呼气开始时降低管路内压力，减少患者呼气初期不舒适，并在呼气结束前将其恢复至设置的CPAP水平；PCV模式提供压力控制型指令通气，呼吸机按预设背景频率定时自动送气或患者自主吸气达到触发灵敏度后触发呼吸机送气。IPAP调节范围为4～40cmH$_2$O，EPAP调节范围为4～25cmH$_2$O；S/T模式可以提供压力控制-时间转换的指令通气方式，IPAP可调节范围为4～40cmH$_2$O，EPAP调节范围为4～25cmH$_2$O；AVAPS模式提供压力控制-时间转换的指令通气或压力支持的自主呼吸，通过不断调整压力支持的程度使潮气量达到目标值，压力支持水平受患者自主呼吸强度影响。

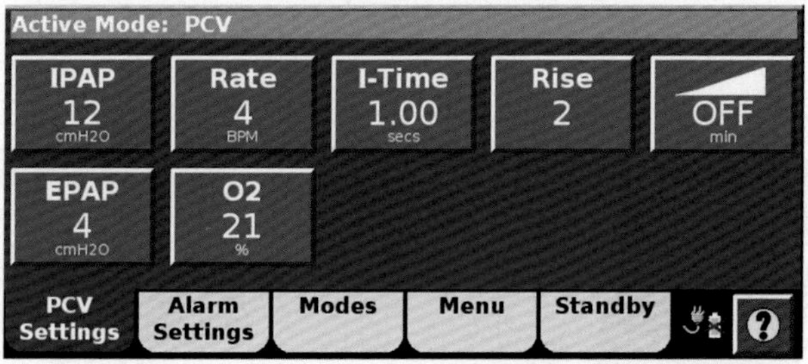

图3-7 V60呼吸机参数

报警：V60呼吸机提供两个级别的警报，低优先级警报为20秒的间歇报警音，呼吸机界面出现黄色警报条。高优先级警报为持续重复的声音报警，呼吸机界面出现交替的红色及黑色警报条。

【重症监护呼吸机】

重症监护呼吸机是指通常用于有人工气道的患者进行有创机械通气

的呼吸机，此类呼吸机具有模式类型多样、可提供支持水平高、监测精确等特点。部分重症监护呼吸机也可用于无创机械通气，但由于此类呼吸机工作原理与专业无创呼吸机有一定区别，因此了解此类呼吸机在使用无创模式时与专业无创呼吸机的区别显得尤为重要。

1. 电源　与专业无创呼吸机供电及内置电池的工作方式并无明显区别。

2. 管路　使用带双回路管路进行通气，吸气端及呼气端均设置有单向阀，保证吸入气体及呼出气体通过不同的管道传输，减少重复呼吸，二氧化碳能够得到充分排除，因此无需特意设置基础压力用于排除二氧化碳。同时双回路管路不设置漏气孔，相对单回路通气方式可减少一部分漏气。

3. 氧源　与无创呼吸机相似，重症监护呼吸机采用高压氧源与高压空气源进行驱动，可提供氧浓度 21%～100%，可手动进行调整，且氧浓度不会受患者呼吸状态或漏气量大小影响。

4. 漏气补偿　部分较老型号的重症监护呼吸机并不具备完善的漏气补偿机制，在使用这类呼吸机进行无创通气时由于漏气会导致呼吸机无法正常触发送气及吸呼转换异常，使用漏气量较低的口鼻面罩、全脸面罩或头罩可以一定程度地减少此类情况的发生。新型重症监护呼吸机已经加入完善的漏气补偿机制，以保证在无创模式中能够正常进行通气。

5. 机械性能　进行无创通气时常用压力控制模式或压力支持模式进行通气，通常使用PSV/PCV模式，触发方式为患者自主触发或时间触发，压力限制、流速或时间转换吸气及呼气相，重症监护呼吸机在压力控制模式下能够正常进行通气，但并不建议采用容量控制通气方式，通气过程中少量的气体泄漏难以监测，会导致漏气补偿不足，造成通气量减少；同时大量的气体泄漏会导致气道压力无法维持。

6. 报警　具有一系列精密的监测和报警功能，针对各项重要数值均有报警机制，可达到及时预警的效果。但由于无创通气中漏气是始终存在的，如果报警限制设置过于灵敏会导致呼吸机频繁发出声光警报，造成对患者刺激及降低医护人员敏感性。

常用重症监护呼吸机举例：

The Covidien Puritan Bennett（PB）840 呼吸机（简称 PB840 呼吸机，图 3-8）

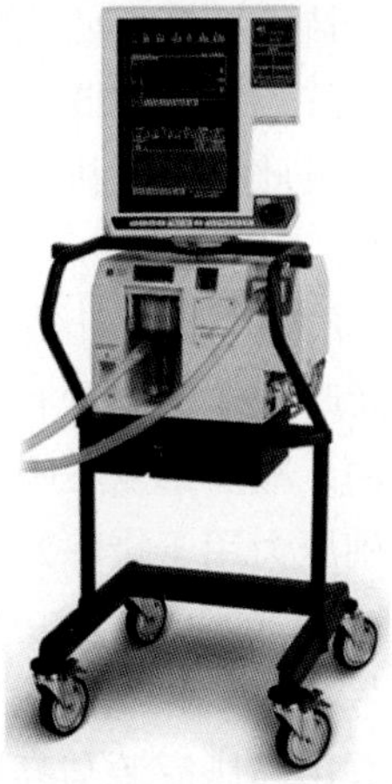
图 3-8 PB840 呼吸机

PB840 呼吸机是由柯惠医疗公司（Covidien，Mansfield，MA）设计生产的重症监护呼吸机，主要用于新生儿、儿童、成人患者有创机械通气支持，内置有无创模式，能够为患者提供无创通气支持。

电源：PB840 呼吸机采用外接交流电及内置电池两种供电方式，外接电源断开时启动后备电源供电，可维持 1 小时工作。

氧源：PB840 呼吸机为电子控制，气体驱动式呼吸机，通过外接高压氧源及高压空气源进行通气，也可通过配置空气压缩机对环境空气进行压缩作为空气源。内置空氧混合器，可提供 21%～100% 的吸入氧浓度范围。

漏气补偿：PB840 呼吸机具有漏气补偿机制，可手动选择漏气补偿功能开放或关闭，通过对比吸入端输出气体容量与呼出端回收气体容量计算出实际漏气量并加以补偿。

机械性能：PB840 呼吸机具有多种通气模式，在无创通气模式下可使用 A/C、PSV、SIMV 等模式。

报警：PB840 呼吸机具有三种不同程度的报警级别，通过音量、警示条及灯光进行区分。报警内容分为高、中、低三个等级。低级别报警为黄色指示灯（指示灯显示为“！”）慢速闪烁，并在呼吸机屏幕以黄色显示条显示报警内容；中级别报警为黄色指示灯（指示灯显示为“！！”）慢速闪烁，并在呼吸机屏幕以黄色显示条显示报警内容，并伴有间断报警提示音；高级别报警为红色指示灯（指示灯显示为“！！！”）快速闪烁，并在呼吸机屏幕以红色显示条显示报警内容，同时伴有尖锐持续的报警提示音。

【便携式家用 / 睡眠无创呼吸机】

随着睡眠医学的不断进步，阻塞性睡眠呼吸暂停（OSA）患者夜间使用无创呼吸机支持的比例逐年增加；同时由于呼吸机制造技术的进步，可供家庭使用的小型呼吸机也能为慢性呼吸功能障碍的患者提供有效支持。因此，家用无创呼吸机也成为无创呼吸机的重要组成部分。

1. 电源　通常使用交流电源供电，如果呼吸机内部设置有供电电池，则也通过电池及直流电供电。内置电池能保证呼吸机数小时的正常工作，同时增加便携性，保证患者在移动和外出时仍能接受无创通气。

2. 管路　根据不同型号可使用单回路或双回路管路进行通气，通常会附带防止二氧化碳重复呼吸的单向阀。

3. 氧源　家用 / 睡眠无创呼吸机为电子控制电机驱动呼吸机，通常使用环境空气进行通气，并不通过高压氧气源进行驱动。若有需要也可外接氧气至呼吸机内部或通气管路内达到供氧效果，根据不同型号呼吸机对供氧压力有不同要求。与空氧混合器方式比较，此种方式给氧精确度较低，容易受患者自主呼吸机漏气量影响，同时所能达到最大氧浓度也较低。

4. 漏气补偿　具有一定程度的漏气补偿能力，漏气补偿机制与专业无创呼吸机相同，部分新型高端家用无创呼吸机支持力度可与专业无创呼吸机媲美，能提供较大程度呼吸支持。

5. 机械性能　均使用压力控制模式，可提供 CPAP、S/T、PSV、PCV 等多种呼吸支持模式。在 OSA 患者睡眠支持中常使用 CPAP 模式，用于开放患者气道,解除阻塞,同时具有较高舒适性与较好的人机同步性。

6. 报警　提供不同优先级的报警，通过不同方式的声音及灯光进行区别，同时在呼吸机显示屏幕上具有相应标识。

常用便携式家用 / 睡眠呼吸机举例：

The BiPAP Synchrony 呼吸机（简称 BiPAP 呼吸机）适用范围为 30kg 以上呼吸功能障碍及患有 OSA 的成人患者，通过鼻罩或面罩对患者进行连接（图 3-9）。

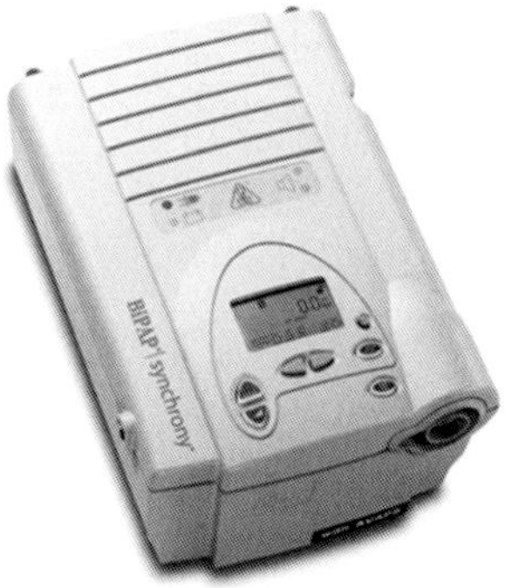

图 3-9　BiPAP Synchrony 呼吸机

电源：BiPAP 呼吸机可使用 100 ～ 240V 的交流电源或 12V 的直流电源，不配置内置式供电电池，但可通过外置电源进行供电。

氧源：BiPAP 呼吸机为电子控制涡轮驱动呼吸机，无须高压氧气源，可于管路外或于呼吸机上加装氧气阀外接氧气，供氧流速

需≤ 15L/min 或压力小于 50psi（1psi=6.894 76×10^3Pa）

漏气补偿：BiPAP 呼吸机具备漏气补偿技术，工作原理与专业无创呼吸机相似，通过监测管测定数值计算漏气量并加以补偿。

机械性能：BiPAP 呼吸机可提供 CPAP、S/T、T、PC、AVAPS 等模式。可提供 IPAP 4 ～ 30cmH_2O，EPAP 4 ～ 25cmH_2O。

报警：BiPAP 呼吸机具有三个不同级别报警，通过报警音及报警灯光进行区别。

（梁国鹏　杨义益　卢　娇）

参考文献

Cairo JM，2017. Mosby's Respiratory Care Equipment[M].10th ed.London： Mosby.

Richard D.Branson，Dean R.Hess，Robert L.Chatburm. 1995.Respiratory Care Equipment[M]. Philadelphia：Lippincott Williams & Wilkins.

Robert M.KACMAREK，James K.STOLLER，Albert J.HEUER.2013.EGAN'S Fundamentals of Respiratory Care[M]. 10th ed. London：Mosby.

第二篇

无创正压通气的临床应用和护理

第四章 无创正压通气的临床应用指征

【概述】

1981 年 Sullivan 首次报道了应用无创呼吸机 CPAP 模式成功治疗 OSA 的案例，成为无创发展史上的里程碑。我国近 10 多年来使用 NPPV 治疗各种原因所致的呼吸衰竭，其成功率已有了十分巨大的提升。NPPV 避免或减少了气管插管或气管切开，减少了机械通气时间，降低了呼吸机相关并发症的发生概率及总住院时间，同时痛苦小，耐受性好，为广大患者所接受，被认为是一种安全性、有效性比较高的治疗方法。

近年来，越来越多的研究表明，NPPV 应用于有创无创序贯通气、辅助气管镜检查等效果明确。

【临床应用】

1. 无创正压通气的适应证 NPPV 主要适用于轻度至中度呼吸衰竭的早期救治，也可用于有创无创序贯通气治疗，辅助撤机等。其参考指征如下所述。

（1）患者状况：神志清楚；能自主清除气道分泌物；呼吸急促（频率＞ 25 次 / 分），辅助呼吸肌参与呼吸运动。

（2）血气指标：在海平面条件下，呼吸室内空气时，动脉血氧分压（PaO_2）＜ 60mmHg，伴或不伴二氧化碳分压（$PaCO_2$）＞ 45mmHg。

2. 无创正压通气的禁忌证

（1）绝对禁忌证：心脏停搏或呼吸骤停（微弱）。

（2）相对禁忌证

1）意识障碍；

2）无法自主清除气道分泌物，有误吸的风险；

3）严重上消化道出血；

4）血流动力学不稳定；

5）上气道梗阻；

6）未经引流的气胸或纵隔气肿；

7）无法佩戴面罩的情况，如面部创伤或畸形；

8）患者不配合（需排除肺性脑病引起的不配合）。

3. 无创正压通气的总体应用指征 NPPV 提供了氧疗和有创通气之间的“中间或过渡性 ”的治疗选择，适合早期、无紧急气管插管指征的呼吸衰竭患者的治疗。在没有达到气管插管指征时通过早期无创正压通气干预，避免疾病进一步恶化，发展为危及生命的呼吸衰竭，从而降低气管插管率；对已行气管插管有创通气的患者，当基础疾病和呼吸衰竭已经明显改善时，NPPV 序贯治疗有助于早期拔管（图 4-1）。

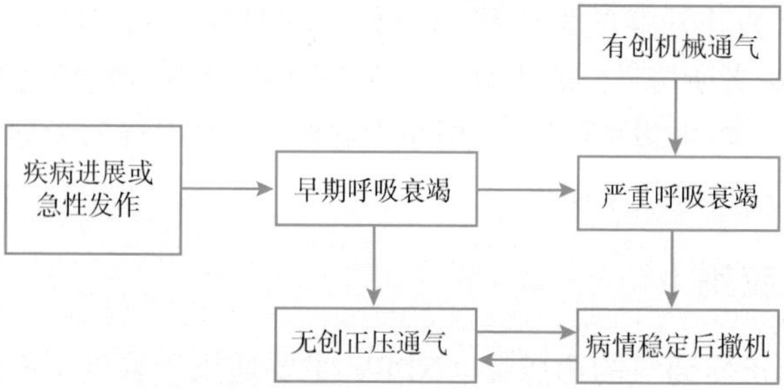

图 4-1 无创正压通气的临床切入点

4. 无创通气在不同疾病中的应用指征

（1）慢性阻塞性肺疾病

1）慢性阻塞性肺疾病急性加重期（acute exacerbation of chronic obstructive pulmonary disease，AECOPD）：患者由于支气管-肺部感染、呼吸肌肌力降低、气道阻力升高，肺呈动态过度充气状态，不能保证足够肺泡通气，并伴有动脉血气明显异常等一系列临床症状出现。无创正压通气能使痉挛的支气管扩张，让气体进入通气不良的肺泡，增加肺泡的分钟通气量以利于肺泡内二氧化碳排除，且减少无效腔，改善通气血流比例（V/Q），纠正缺氧，外源性 PEEP 可降低吸气功耗，改善吸气触发，缓解呼吸肌疲劳；同时，无创通气可降低右心负荷，改善心力衰竭症状。

临床上对如何选择合适的 AECOPD 患者接受 NPPV 治疗尚无统

一的标准。研究证实，AECOPD 合并中度呼吸性酸中毒（pH 7.25 ～ 7. 35）临床疗效证据最为充分。

2）慢性阻塞性肺疾病稳定期：由于气道阻力增加，肺膨胀明显，肺组织弹性变差，呼吸肌容易疲劳，临床治疗目标是预防或延缓加重，提高患者日常生活能力，防止或延缓肺功能进一步恶化，并预防或延缓各种相关并发症的发生。无创正压通气能保持在整个呼吸周期内有一定水平的压力支持，抵抗小气道过早陷闭，保持呼吸道通畅，从而改善氧合，缓解呼吸肌疲劳。

当稳定期 COPD 患者出现下列条件之一时可考虑使用无创正压通气：①呼吸困难明显；②白天嗜睡，出现明显的早晨头痛、记忆障碍等症状；③动脉血气分析提示 $PaCO_2 \geqslant 55mmHg$；④当吸氧大于 2L/min 时，$PaCO_2$ 在 50 ～ 54mmHg，血氧饱和度＜ 88%并持续 5 分钟以上；⑤ $PaCO_2$ 在 50 ～ 54mmHg，但患者 1 年内因病情加重导致入院 2 次以上，可考虑使用。

（2）支气管哮喘：哮喘急性发作时支气管广泛痉挛，黏膜充血水肿，气道阻力明显升高，患者呼气时间缩短、呼气气流受限，内源性 PEEP（PEEPi）升高，临床表现为肺过度充气状态。此时患者必须努力吸气以提升胸腔负压，使肺内压低于大气压才能克服 PEEPi，这样会造成吸气负荷明显增大，呼吸肌疲劳，耗氧量增加。

推荐建议：NPPV 在哮喘严重急性发作中的应用存在争论，在没有禁忌证的前提下可以尝试应用。治疗过程中应同时给予雾化吸入支气管舒张剂等治疗。如果 NPPV 治疗后无改善，应及时气管插管进行有创通气。NPPV 可有效用于哮喘发作的呼吸支持，可以改善呼吸困难和呼吸功能，避免气管插管及缩短住院时间。但是，在突发的哮喘加重过程中，如果气管插管延迟有可能危及生命，因此，如果发现有进行性加重的征象，医务人员应果断放弃 NPPV 治疗，改用有创机械通气进行呼吸支持。虽然 NPPV 治疗可用于哮喘发作期间的急性呼吸衰竭的处理，但是经验不足的单位不应常规使用 NPPV 治疗。

（3）急性呼吸窘迫综合征：无创正压通气不建议常规应用于 ARDS 患者。主要用于意识清楚，血流动力学稳定，依从性尚可的 ARDS 早期患者，在治疗过程中需要对患者的生命体征和临床症状进行密切观察，无创正压通气 1 ～ 2 小时后需进行评估。若低氧血症得到纠正，全身情况得到改善，可继续使用无创正压通气，若经高浓度氧疗后氧合指数仍得不到改善时，提示治疗无效，应立即与家属沟通，气管插管后进行有创机械通气。

（4）重症肺炎：患者肺部表现为炎性渗出和肺叶实变，气体交换面积减少，通气血流比例失衡，导致低氧血症的出现。无创正压通气可使患者萎陷的肺泡重新开放，增加通气量，改善氧合，纠正低氧血症。但是，无创正压通气治疗重症肺炎可能会因为延迟了气管插管而导致死亡概率增加，因此，建议在 ICU 密切监护条件下对重症肺炎实施无创正压通气，一旦通气失败，应立即行气管插管。

（5）阻塞型睡眠呼吸暂停低通气综合征：患者主要表现为睡眠中间断、通气量降低、呼吸暂停，可反复发生间歇性低氧，引发全身氧化应激反应、炎性反应及交感神经兴奋性持续增强，导致多系统、多器官损害。单纯肥胖导致的 OSAHS 可以使用 CPAP 模式，保证夜间睡眠期间气道处于持续开放状态。若患者是 COPD 重叠 OSAHS（重叠综合征），吸气时支气管扩张，气体尚能进入肺泡，呼气时气管过度收缩，阻碍气体排出，导致残气增加，血氧浓度降低，二氧化碳浓度上升，出现低氧血症、高碳酸血症，此类患者建议使用 BiPAP 模式。

（6）特发性肺纤维化：无创正压通气早期应用于特发性肺纤维化，可一定程度地缓解组织缺氧、延缓肺功能恶化，改善临床相关症状，提高生存质量。目前的一些研究表明，NPPV 用于特发性肺纤维化合并轻中度低氧血症的患者疗效较好，而对一些分泌物较多且二氧化碳潴留明显并出现意识障碍的患者来说 NPPV 的治疗效果差，应尽早行有创机械通气治疗。

（7）急性心源性肺水肿：是急性左心衰最严重的并发症之一，无创正压通气可以快速提高机体氧合指数，纠正呼吸困难，改善心功能，降低患者死亡率。《无创正压通气急诊临床实践专家共识（2018）》对 NPPV 用于急性心源性肺水肿（acute cardiogenic pulmonary edema，ACPE）治疗的推荐意见：① NPPV 应用于 ACPE 患者，能够缓解呼吸困难，提高氧合，降低气管插管率及病死率（强推荐，证据等级Ⅰ）；② CPAP 和 BiPAP（S/T）都可作为首选通气方式治疗 ACPE（强推荐，证据等级Ⅰ）；③对于已有呼吸性碱中毒的ACPE患者，可首选CPAP（强推荐，证据等级Ⅰ）；④BiPAP（S/T）模式对于ACPE合并Ⅱ型呼吸衰竭的治疗有一定优势（中推荐，证据等级Ⅱ）。

（8）有创无创序贯通气：长时间的有创机械通气容易发生呼吸机相关性肺炎（VAP）、呼吸机依赖等，因此，缩短气管插管时间能够减少相关并发症的发生。对于接受有创通气的Ⅱ型呼吸衰竭患者，NPPV在脱机阶段能够改善患者的呼吸状况，减少呼吸做功，维持稳定的气体交换，可加快该类患者脱机流程，并减少再次气管插管带来的并发症。因此，NPPV为氧疗与有创通气之间架起了一座桥梁，成为帮助重症呼吸衰竭患者早期撤机拔管的重要治疗方法，即有创无创序贯通气。

（9）辅助支气管镜检查：支气管镜检查属于有创检查范畴，患者在检查过程中有可能出现气道痉挛、呼吸困难、低氧血症、出血、各种心律失常、呼吸衰竭等意外。NPPV作为辅助通气的方法，可以改善低氧血症和降低气管插管风险，协助纤维支气管镜检查的顺利完成。《无创正压通气急诊临床实践专家共识（2018）》对NPPV用于辅助支气管镜检查的推荐意见：NPPV能够辅助纤维支气管镜的操作，避免气管插管同时防止可能发生的低氧血症和呼吸衰竭（中推荐，证据等级Ⅲ）。然而呼吸衰竭的患者行此项检查时仍然存在相当大的风险，应该随时做好气管插管的紧急准备。

（10）为拒绝气管插管的呼吸衰竭患者提供通气支持：部分呼吸衰竭患者或家属拒绝气管插管，针对这些患者，当窒息或呼吸衰竭的病因是可逆的情况下，NPPV可能是一种理想的生命支持手段，能够改善患者舒适度并延缓患者死亡。

（冯　梅　万群芳　连亨宁）

参考文献

李为民，刘伦旭，2017. 呼吸系统疾病基础与临床[M]. 北京：人民卫生出版社.

宁美玲，王晓静，王伟，2014. 无创正压通气在呼吸系疾病临床应用的进展[J]. 临床肺科杂志，19（12）：2279-2282.

张新超，钱传云，张劲农，2019. 无创正压通气急诊临床实践专家共识（2018）[J]. 临床急诊杂志，20（1）：1-12.

第五章　无创正压通气的模式选择

【常用模式】

无创正压通气常用模式为持续气道正压通气（continue positive airway pressure，CPAP）及双相气道正压通气（bi-level positive airway pressure，BiPAP）。双相气道正压通气在无创呼吸机模式选择界面上主要有 S/T 模式、PCV 模式、AVAPS 模式（图 5-1）。

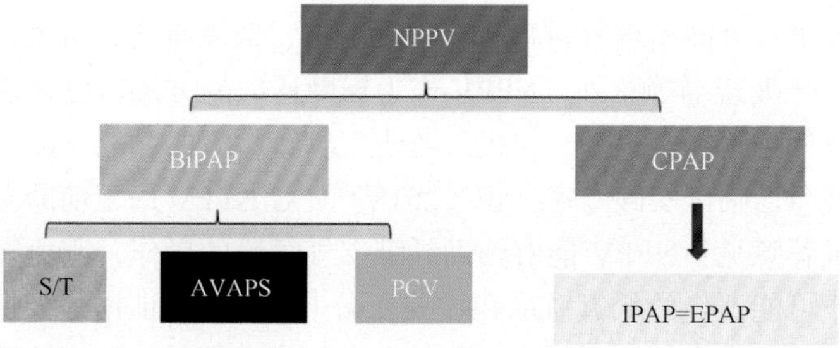

图 5-1　无创正压通气常用模式

1. BiPAP 模式　BiPAP 是飞利浦伟康的无创呼吸机商标注册的术语，实质是压力支持通气（PSV）或压力控制通气（PCV）+ 呼气末正压（PEEP）通气。BiPAP 缩写只会出现在呼吸机商标的位置上，而不会出现在参数设置中模式选择界面，取而代之的是“S”或“S/T”两个缩写等。

BiPAP 分别设置、调整吸气相压力（inspiratory positive airway pressure，IPAP）和呼气相压力（expiratory positive airway pressure，EPAP）。在吸气相给予一个较高的压力支持（即 IPAP），克服气道阻力，减轻呼吸肌吸气做功，增加通气量，改善二氧化碳潴留。在呼气相给予一个较低的压力支持（即 EPAP），可维持上气道开放、消除阻塞性睡眠呼吸暂停、增加功能残气量、防止肺泡萎陷，防止小气道过早陷闭，促进二氧化碳的排出，促进肺泡内气体与血液交换，改善氧合，改善吸气触发，减轻吸气做功。IPAP 和 EPAP 的压力差即压力支持（pressure support，PS，PS=IPAP–EPAP），是保证足够潮气量的基础。通过扩大压力差来增强吸气力量支持和肺泡通气量，从而降低二氧化碳水平，同时减轻呼吸肌负荷。

（1）S/T 模式

1）S 模式（spontaneous triggered）：自主触发模式，同步触发（PSV+PEEP）。呼吸机根据患者自主呼吸给予送气（吸气压）或停止送气（呼气压），没有吸气时间限定。

2）T 模式（timed safety frequency）：后备时间控制模式，定时模式（PCV+PEEP），即呼吸机按预设的压力、呼吸频率及吸呼比完全控制患者呼吸。

3）S/T 模式：自主触发模式 / 后备时间控制模式（PSV/PCV+PEEP），即在自主触发的基础上加入备用呼吸频率。患者可自主触发 IPAP/EPAP 的转换，S/T 模式以呼吸频率为切换点，当患者呼吸频率高于设置后备频率时，患者在 IPAP、EPAP 和 FiO_2 的帮助下进行自主呼吸。当患者呼吸频率低于设置频率或者不能触发呼吸机时，呼吸机自动启用 T 模式，并以设置的后备频率及吸气时间来控制患者呼吸。例如，假设设置的呼吸频率是 20 次 / 分，吸气时间是 1 秒，那么 3 秒内（60 秒 /20=3 秒）呼吸机未能感知到患者吸气，则呼吸机会给予一次有吸气时间限定的控制通气（T 模式）。如果此后 3 秒内，呼吸机又能感知到患者的自主呼吸，接下来的通气又变成了没有时间限定的自主通气（S 模式）。S/T 模式参数设置界面如图 5-2 显示。S/T 模式压力波形见图 5-3。

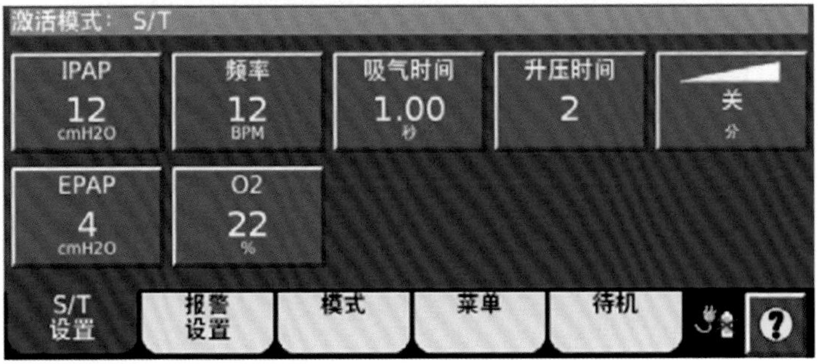

图 5-2　S/T 模式参数设置界面

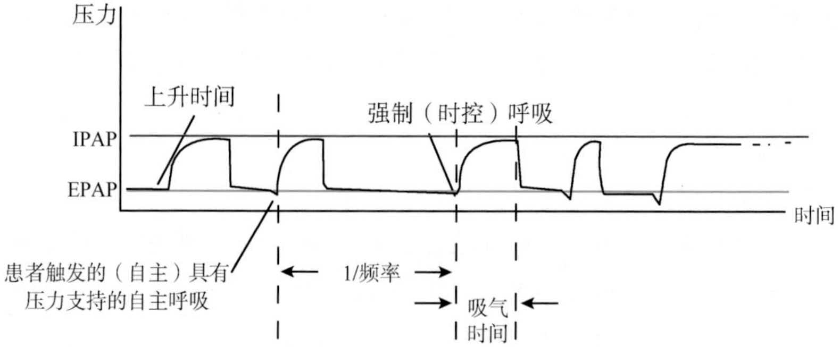

图 5-3　S/T 模式压力波形

S/T 模式临床上使用最多，最常应用于呼吸系统慢性病患者。应用指征主要包括慢性肺泡低通气（chronic alveolar hypoventilation，CAH），某些限制性胸廓疾病（restrictive chest wall disease，RCWD）、神经肌肉疾病（neuromuscular disease，NMD）及合并呼吸衰竭的慢性阻塞性肺疾病等。

（2）PCV 模式：在 PCV 模式下，每一次的呼吸均有吸气时间限定，呼气与吸气之间的转换用时间切换。PCV 模式用于气管插管后行暂时机械通气患者的效果优于 S/T 模式。通过 PCV 模式可延长吸气时间来降低患者自主呼吸频率，提高潮气量，但需注意，此模式使用不当会导致患者不适，应慎用并加强巡视。PCV 模式参数设置界面如图 5-4 所示，图 5-5 说明 PCV 模式压力波形。

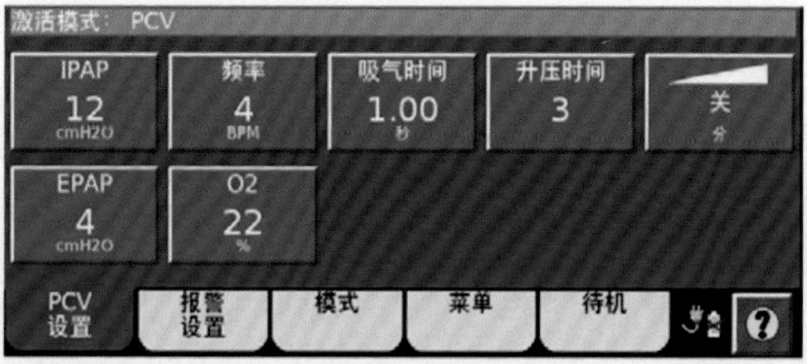

图 5-4　PCV 模式参数设置界面

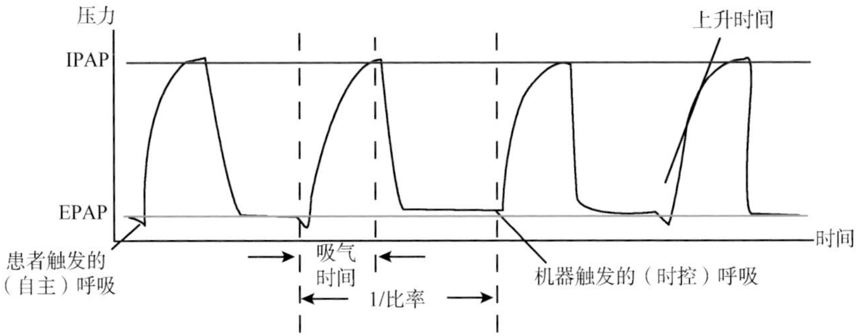

图 5-5　PCV 模式压力波形

PCV 模式常用于气管插管患者、呼吸频率过快患者，也可用于肺顺应性较差的患者。

（3）平均容积保证压力支持模式（average volume assured pressure support，AVAPS）：全称为平均容量保证压力支持通气，为飞利浦伟康无创呼吸机特有的无创通气模式，其他品牌也有类似模式或功能，如斯百瑞的 VAT 容量保证技术。该模式的特点是呼吸机自动调节压力高低，使得实际潮气量达到预设的潮气量。当潮气量低于目标值时则提高压力支持，反之则降低压力支持。AVAPS 模式需预设目标潮气量，预设 EPAP、最大和最小 IPAP、备用呼吸频率及吸气时间，呼吸机在设定的最低压力与最高压力之间自动调整通气压力,因此压力的设定尤为重要，以保证疗效及安全。AVAPS 模式参数设置界面如图 5-6 所示，图 5-7 说明 AVAPS 模式压力波形。

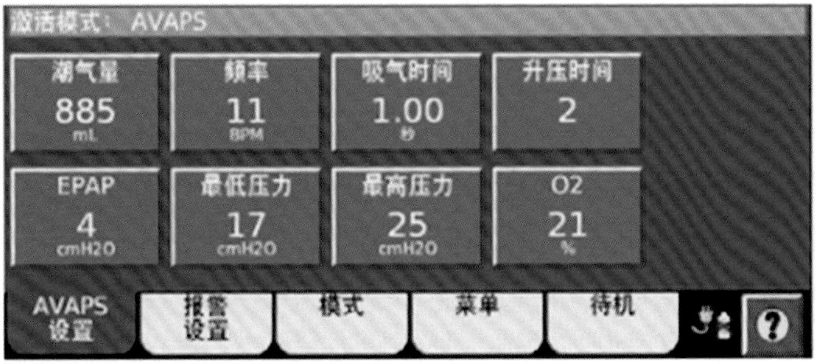

图 5-6　AVAPS 模式参数设置界面

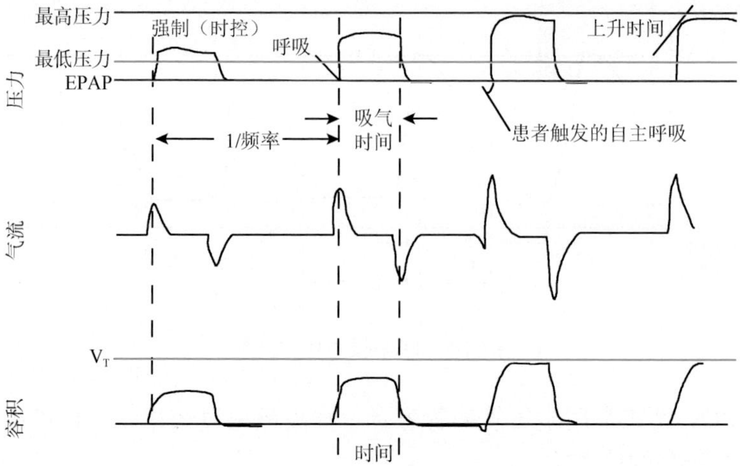

图 5-7　AVAPS 模式压力波形

该模式适合于肥胖低通气患者、慢性阻塞性肺疾病、限制性肺疾病患者。其优势在于无论患者的呼吸阻力、气道阻力和肺顺应性如何变化，均可保证预设的目标潮气量，医务人员不用根据实际潮气量的高低反复调整压力高低。

2. CPAP 模式　即持续气道正压通气，是指呼吸机在吸气相和呼气相持续输送一定的正压，其主要作用是扩张气道和塌陷的肺泡，形成“气体支架”使上气道保持开放，使不张的肺泡扩张，减轻肺实变的程度，从而减少肺内分流，改善氧合。CPAP 模式给患者提供了很少的呼吸支持，对降低呼吸功作用不大，因此，主要用于自主呼吸功能良好，无明显呼吸肌功能疲劳的轻度呼吸功能不全者，心源性肺水肿和阻塞性睡眠呼吸暂停综合征是很好的应用指征。

CPAP 模式只需设置一个固定压力，通常在 4 ～ 20cmH_2O。选择 CPAP 模式，可提高整个呼吸过程的基线压力，维持肺泡开放。CPAP 模式参数设置界面如图 5-8 显示。CPAP 模式压力波形见图 5-9。

在 CPAP 模式中可以通过选择 C-Flex（呼气压力释放）设置来降低呼气相压力，使治疗更为舒适。呼气压力释放技术是指治疗过程中，在吸气相保持较高的治疗压力以取得最佳疗效，在呼气相降低压力即降低呼气阻力。呼气压力下降程度可根据预设的 1 ～ 3 档，在呼气开始时压

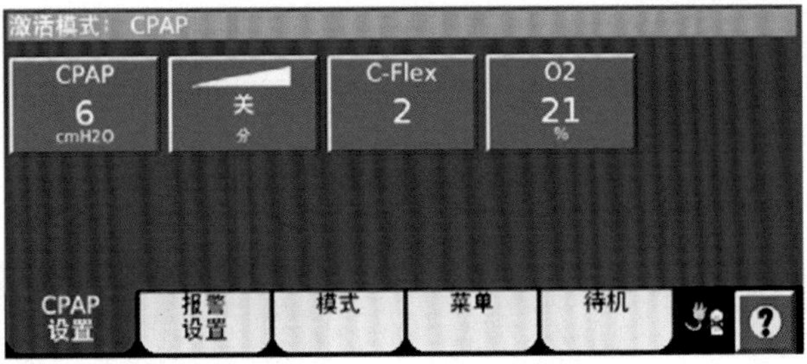

图 5-8　CPAP 模式参数设置界面

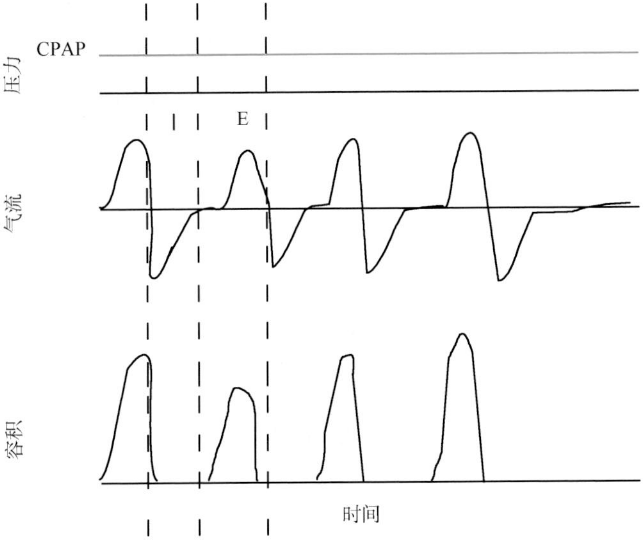

图 5-9　CPAP 模式压力波形

力相应下降 1 ～ 3cmH$_2$O。尽管这些技术可能对一些患者的治疗舒适性有提高，但并没有可信的数据证明压力释放能够提高患者长期治疗的依从性。

CPAP 模式常用于阻塞性睡眠呼吸暂停综合征的患者。通过鼻罩给予一个持续的气道正压，“撑开”软腭，保持上气道开放，同时改善咽扩张肌的功能，改变了口咽腔生理结构。刺激上气道的压力及机械性感受器，使上气道扩张肌的张力增加，增加功能残气量，从而改善氧供，消除睡眠期低氧，纠正睡眠结构紊乱，提高患者睡眠质量和生活质量。

除此之外，CPAP 模式也可用于治疗中枢性睡眠呼吸暂停 / 潮式呼吸（central sleep apnea with Cheyne-Stokes breathing，CSA.CSB）、某些肥胖低通气综合征（obesity hypoventilation syndrome，OHS）、部分重叠综合征和治疗相关中枢性睡眠呼吸暂停的患者（图 5-10）。

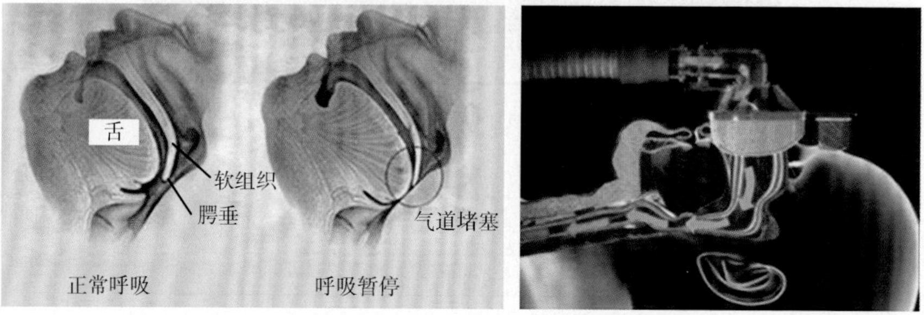

图 5-10　CPAP 用于阻塞性睡眠呼吸暂停综合征的患者

（曾奕华　吴小玲　曹晓琳）

无创正压通气模式的介绍

参考文献

宋志芳，2012. 呼吸机治疗手册 [M]. 北京：北京科学技术出版社 .

王莞尔，韩芳，2017. 家庭无创正压通气临床应用技术专家共识 [J]. 中华结核和呼吸杂志，40（7）：481-493.

朱雷，2012. 机械通气 [M]. 上海：上海科学技术出版社 .

Akashiba T，Ishikawa Y，Ishihara H，et al，2017. The Japanese respiratory society noninvasive positive pressure ventilation（NPPV）guidelines（second revised edition）[J]. Respir Investig，55（1）：83-92.

第六章　无创正压通气的参数调节

【概述】

随着医护人员对无创正压通气技术认知程度的提升，该技术已广泛应用于各级医院，甚至是社区医院。虽然无创正压通气治疗效果确切，但各级医务人员相关理论及技能水平是决定通气效果的重要影响因素之一。呼吸机参数的合理调节，既能充分发挥无创正压通气的效能、缩短患者带机时间，又能提高抢救成功率、避免和减少并发症的发生、减少患者住院次数，提高患者生活质量。

【参数调节的步骤】

参数调节的步骤见图 6-1。

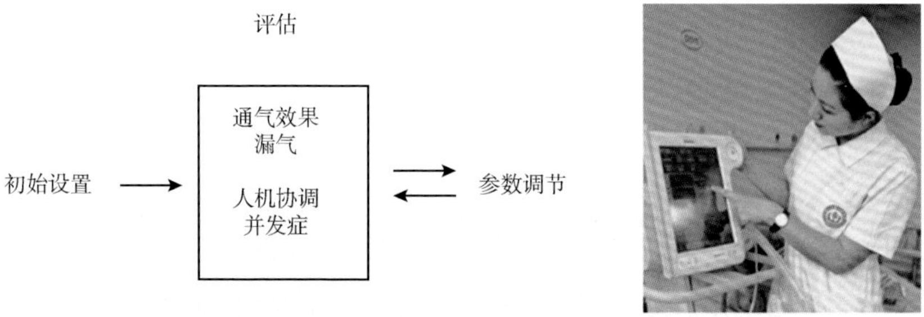

图 6-1　参数调节的步骤

【常用参数的调节原则】

目前临床上使用的飞利浦 V60 无创呼吸机的功能和模式最为齐全，因此，本节内容以 V60 无创呼吸机为模板进行介绍。

1. EPAP 即呼气相气道正压　在呼气相给患者一个压力支持。

（1）作用

1）增加功能残气量（FRC）有助于保持气道开放，防止肺泡陷闭，促进肺泡内气体均匀分布和氧的弥散，改善通气血流比例失衡，改善氧合和气体交换，从而提高 PaO_2，降低 $PaCO_2$。

2）克服内源性呼气末正压（PEEPi），正常人自然呼气时，潮气量适当，呼气时间明显长于吸气时间，气体可充分呼出，不会产生 PEEPi，但当呼气时间明显缩短、呼气不充分或小气道过早陷闭时，均可导致气体排出不全而形成 PEEPi。此时，呼气相气道正压可防止小气道过早陷闭，促进二氧化碳的排除。

3）改善吸气触发，减轻呼吸肌做功，改善呼吸肌疲劳。

（2）设置范围：EPAP 一般设置为 4 ～ 6cmH$_2$O（图 6-2）。

1）过低：不利于二氧化碳的排出，EPAP ＜ 4cmH$_2$O 有二氧化碳重复吸收的危险。

2）过高：肺泡内压和胸腔内压升高，从而在一定程度上压迫肺循环血管床、肺内大血管和心脏，使肺血管阻力、肺动脉压和中心静脉压升高，增加右心后负荷，并限制静脉回流，导致心排血量下降和继发性低血压等血流动力学影响及气压伤。

A. 一般设置的 EPAP 压力为 PEEPi 的 50%～ 75%。

B. COPD 患者 EPAP 一般不超过 7cmH$_2$O。

C. ARDS 患者 EPAP 可适当增加（小于 12cmH$_2$O），但病情缓解后应及时缓慢下调。

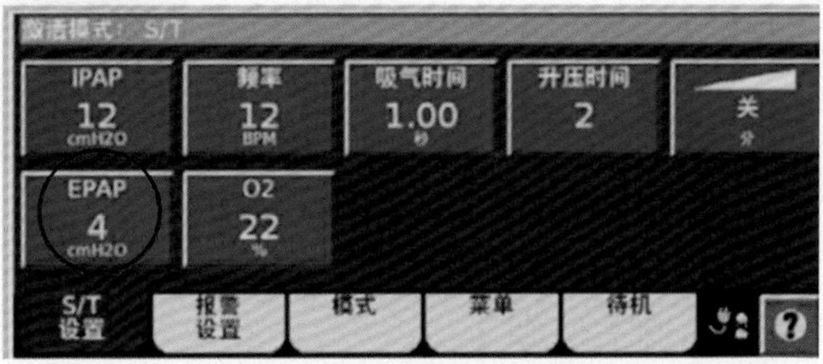

图 6-2　EPAP 参数调节

2. IPAP 即吸气相气道正压　在吸气相给患者一个压力支持。

（1）作用：能增加肺泡通气量，从而促进二氧化碳排出，从而纠正高碳酸血症；同时，减轻呼吸肌做功，降低呼吸功耗，缓解呼吸困难。

（2）设置范围：IPAP 初始压力一般为 8 ～ 10cmH$_2$O，5 ～ 30 分钟

内逐渐增至合适的治疗水平，IPAP 常用范围为 12 ～ 20cmH_2O。

1）IPAP 应逐渐升高，使患者能够适应（尤其是首次接受无创通气的患者），直至达到满意的通气效果或患者能耐受的水平。

A. 临床症状缓解呼吸困难减轻，频率减慢，辅助呼吸肌参与减少。

B. 通气和氧合改善，SpO_2/PaO_2 升高、$PaCO_2$ 降低。

C. 没有出现明显的副作用，如心血管系统抑制，血压下降、心动过速等。

2）最大值不宜超过 25cmH_2O，以免超过食管下端贲门括约肌张力而引起胃肠胀气或其他副作用。

（3）PS 即压力差（IPAP 与 EPAP 差值），PS=IPAP–EPAP，是无创通气（NIV）的驱动压。

1）作用：压力差决定潮气量（VT）。

2）范围：PS ≥ 6 ～ 8cmH_2O。

3）通气压力设置与潮气量、血气结果的相关性详见表 6-1。

表 6-1　IPAP、EPAP 设置

	调整	理想结果
IPAP	上升	增加潮气量：增加通气，降低 $PaCO_2$
	下降	降低潮气量：减少通气，升高 $PaCO_2$
EPAP	上升	增加 FRC，升高 PaO_2，降低潮气量，在 PEEPi 存在的情况下改善吸气促发，增加同步性
	下降	减少 FRC，降低 PaO_2，增加潮气量

3. 氧气浓度　是指呼吸机所输送的氧气浓度，可调范围 21％～100％（图 6-3）。

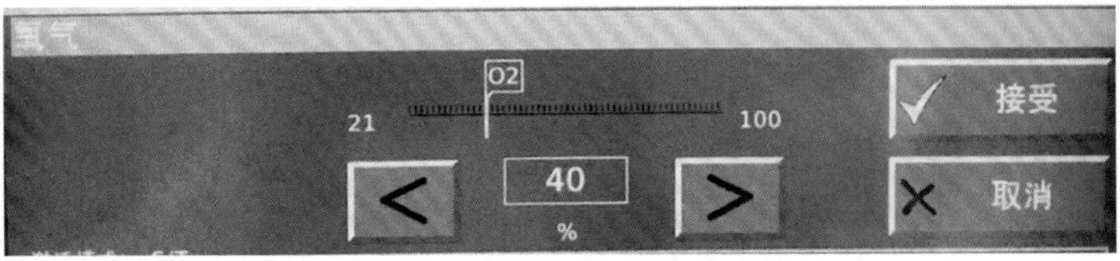

图 6-3　氧浓度的调节

（1）原则：当 IPAP 和 EPAP 都已调节至患者适宜的压力时，氧浓度应调节为使患者的血氧饱和度维持在 90%以上的最小给氧浓度。

（2）氧浓度的调节应根据患者的血氧饱和度及血气分析结果，适时调节，一般不超过 50%；若超过 50%，应请示医生，并详细记录。

4. 呼吸频率（备用，S 与 T 模式切换点）

（1）呼吸机的呼吸频率一般设置为接近生理呼吸频率，成年人一般 12 ～ 16 次 / 分。

（2）自主呼吸频率较快的患者设置呼吸频率宜稍低于其自身呼吸频率 2 ～ 4 次 / 分。

（3）急、慢性限制性通气功能障碍患者，如肺纤维化的患者，呼吸频率设置宜偏高（20 次 / 分或更高）

（4）慢性阻塞性肺疾病患者的呼吸频率设置则宜偏低。行 NPPV 15 ～ 30 分钟后，再根据 PaO_2、$PaCO_2$、pH 和患者的自主呼吸情况进一步调整呼吸频率。

（5）当患者自主呼吸周期超过所设置的呼吸周期时，或自主呼吸微弱无法触发呼吸机送气时，呼吸机自动由 S 模式切换至 T 模式，根据所设置的呼吸频率及吸气时间给患者送气。

（6）与血气分析结果的相关性详见表 6-2。

表 6-2　FiO_2 及呼吸频率设置

	调整	理想结果
FiO_2	上升	增加 PaO_2，过高的流量可有口 / 鼻咽部干燥
	下降	降低 PaO_2
频率控制	上升	在时间模式增加每分钟通气量，降低 $PaCO_2$
	下降	在时间模式降低每分钟通气量，升高 $PaCO_2$

5. 吸气时间（备用，时控 T 模式 /PCV 模式下启动）　吸气时间是指呼吸周期中吸气相输送气体的时间。

（1）呼吸周期中呼吸时相的长短对患者动脉血的氧合和体内 CO_2 的排出相当重要，这由吸气时间与呼气时间比（I ∶ E）来决定。

1）机械通气时 I ∶ E 的设置原则是要有利于吸入气体在肺内的均匀分布和氧合，以及体内 CO_2 的适当排出，其设置应考虑机械通气对患者血流动力学、氧合状态、自主呼吸水平等因素的影响。

2）若将吸气时间长度设定为1，通常情况下的I ∶ E 多设置在 1 ∶（1.5 ～ 2.0）。

A. 气流受限的慢阻肺患者 I ∶ E 通常设置在 1 ∶（2.0 ～ 3.0）。

B. 限制性通气功能障碍患者 I ∶ E 设置在 1 ∶（1.0 ～ 1.5）。

C. 有呼吸功能障碍的心功能不全患者 I ∶ E 常设置在 1 ∶ 1.5。

3）反比通气（inverse ratio ventilation，IRV）：即 I ∶ E 与正常的 I ∶ E 截然相反，吸气时间＞呼气时间。个别情况下，将 I ∶ E 设置在大于 1 的反比通气状态，该状态下吸气时间延长使不稳定的肺泡充气较多，肺泡间可获得较好的容量平衡，肺内气体分布趋于均匀，可能使无效腔通气和肺内分流减少，且顺应性相对好的肺泡不至于发生过度通气，但因吸气时间延长导致呼气期延后且呼气时间不足。呼气末肺泡内未呼出的残存气体可在肺泡内产生一定的压力，该压力能起到 PEEPi 的效果，可用来代替机械通气时的 PEEP，或与机械通气时的 PEEP 并用降低 PEEP 的压力设置。反比通气时，可将 I ∶ E 调节至（1.5 ～ 3.0）∶ 1，用来治疗 ARDS 或重症支气管哮喘等，以改善氧合。反比通气技术复杂，因平均气道压力的显著增加可使胸腔内压增加，对循环功能有较大的影响，故应慎重选用。

（2）可设置范围 0.30 ～ 3.00 秒，一般设置在 0.8 ～ 1.2 秒，可根据设置的呼吸频率及病情计算设置的吸气时间（图 6-4）。若患者呼吸频率设置为 20 次 / 分，则患者时控模式下每次呼吸周期时长 3 秒，假设病情需要设置 I ∶ E 为 1 ∶ 2，则吸气时间应设置为 1 秒；若患者呼吸频率设置为 18 次 / 分，设置吸气时间为 1 秒，则 I ∶ E 为 1 ∶ 2.3。

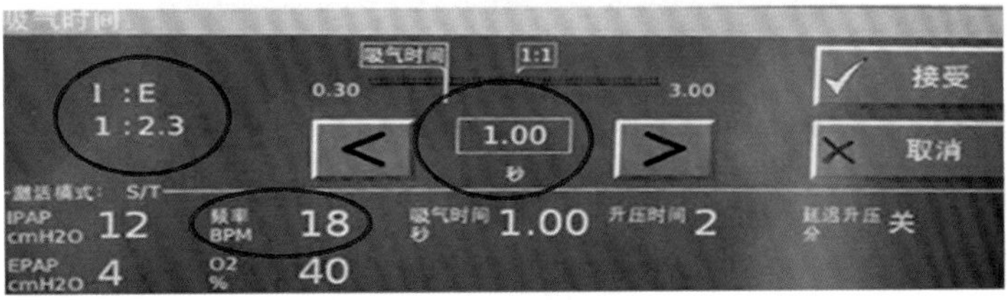

图 6-4　吸气时间的调节

6. 压力延迟上升时间 呼吸机线性增加压力期间的间隔，可部分替代带机初期医护人员手动逐渐调升通气压力，有助于降低患者初始带机时的恐惧及不耐受状况。

（1）可设置范围 5 ～ 45 分钟（图 6-5）。

（2）初始 IPAP= 初始 EPAP+（IPAP–EPAP）/2，初始 EPAP=(EPAP+4)/2。

如红色区域所示，IPAP 从较低的 8cmH_2O 开始，经过 15 分钟，逐渐上调，最终达到 12cmH_2O 的设定目标压力。

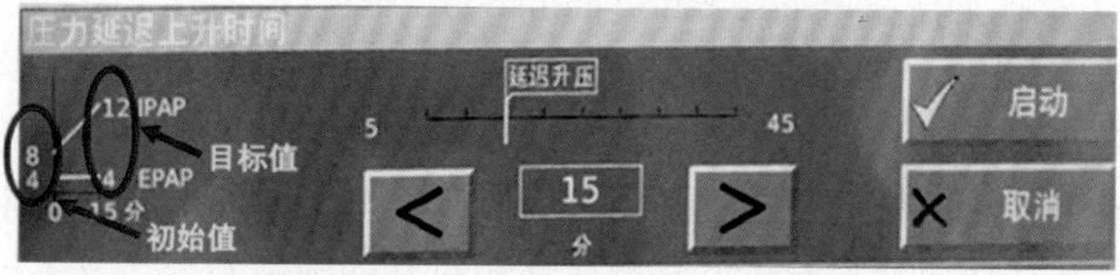

图 6-5 压力延迟上升时间的调节

（3）对于较危重的患者，压力延迟上升时间不宜过长，以免患者得不到及时有效的治疗；抢救患者此功能应关闭，让呼吸机从一开始就直接按照设定压力给予患者通气（图 6-6）。

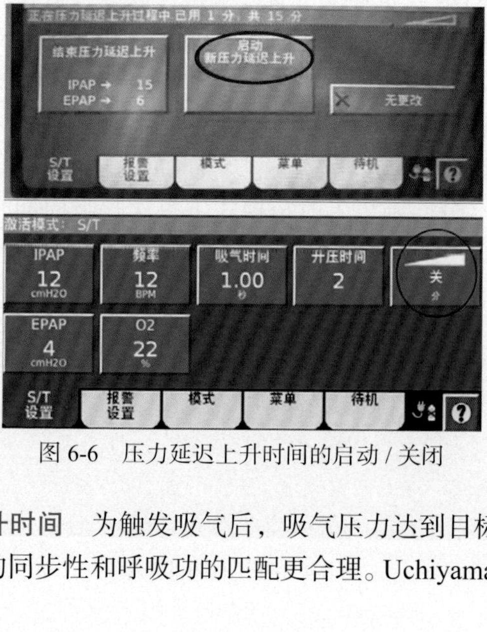

图 6-6 压力延迟上升时间的启动 / 关闭

7. 压力上升时间 为触发吸气后，吸气压力达到目标压力的时间，可以使呼吸机的同步性和呼吸功的匹配更合理。Uchiyama 等研究显示，缩短压力上升时间与提高支持压力比较，减少患者呼吸做功更明显。

（1）可调节范围 1 ～ 5，相当于 0.1 ～ 0.5 秒（图 6-7）。

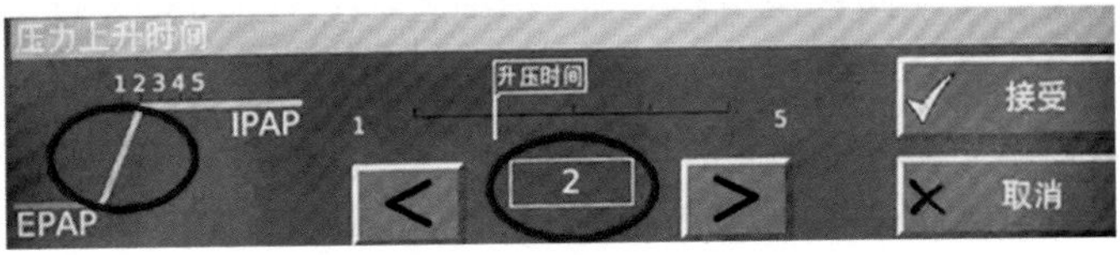

图 6-7 压力上升时间的调节

（2）根据患者的呼吸频率适时调节，过高或过低的压力上升时间均会增加患者的不舒适感。参考值如下：

1）呼吸频率低于 25 次 / 分时，初始设置为 0.2 ～ 0.4 秒，吸气初始流速增加，做功较少，人机协调性较好，可根据患者主诉调节。

2）呼吸频率 25 ～ 35 次 / 分，初始设置为 0.1 ～ 0.2 秒，并根据患者主诉调节。

3）若呼吸频率过快，应缩短压力上升时间。

4）以上调节范围均不可绝对适用，需根据患者主诉适时调节。

【参数调节时可参考的观察指标】

1. 实施 CO_2 基础值为目标治疗设置参数 CO_2 基础值是慢性阻塞性肺疾病稳定期时的 $PaCO_2$ 水平，此时机体处于较平衡的状态，若过于追求 $PaCO_2$ 至正常水平 40mmHg 左右，可能增加机械通气的使用时间及呼吸机的压力支持力度，给患者带来不适。

（1）CO_2 基础值是根据 Herdenson-Hasselbalch 方程 pH、HCO_3^- 和 $PaCO_2$ 三者的关系：$pH=6.1+lg（HCO_3^-/ 0.03\times PaCO_2）$来进行计算的，则 CO_2 基础值 $PaCO_2=HCO_3^-/ 0.03\times 10^{pH-6.1}$，由于肾脏的代偿作用较慢，通常慢性阻塞性肺疾病患者急性加重期的第一次血气分析可直接反映其 $PaCO_2$ 基础水平。例如：张某，女，66 岁，慢性阻塞性肺疾病患者急性加重期入院，入院时第一次血气分析示 pH 7.4、$PO_2$65mmHg、PCO_2 85.7mmHg、HCO_3^- 22mmol/L，通过计算 $PaCO_2 = 22 / 0.03\times 10^{7.4-6.1} = 22 / 0.03\times 10^{1.3} = 22 / 0.03\times 19.95=36.76$mmHg，则该患者的 $PaCO_2$ 基础值为 36.76mmHg。

（2）周乐红等指出，在慢性阻塞性肺疾病急性加重期患者中实施 CO_2 基础值为目标治疗的机械通气治疗与经验性治疗效果相比，在气管插管率及病死率上两者无明显区别，但前者住 ICU 时间、VAP 发生率、住院费用较经验治疗组明显降低，且观察目标简单，值得临床推广。

2. 根据体重计算潮气量，设置参数 潮气量是机械通气最基本的参数，潮气量过大，会引起过度通气，肺泡过度膨胀，导致呼吸机相关性肺损伤，血浆 IL-6、IL-8 水平明显增高；潮气量过小，会导致肺泡萎陷，二氧化碳蓄积，血氧分压下降和高碳酸血症，引起全身各个器官功能不全；设置机械通气参数时应该考虑身高和性别，同时应用较小的潮气量，特别是对于老年患者。

（1）体重正常 / 超重患者：按 8ml/kg 理想体重 [理想体重计算公式应用的是我国常用的 Broca 改良式：男性标准体重（kg）= 身高 -105；女性标准体重（kg）= 身高 -105-2.5] 来设定潮气量的初始设置是合理的，使血气的 $PaCO_2$ 维持在 35 ～ 45mmHg，有利于维护患者内环境的稳定，减少机械通气引起的肺损伤，同时由于减少了血气分析的检验次数，因此减少了对患者的干扰并降低了医疗费用。特别是对于不能称体重的急危重症患者，不会因体重估计不当而造成通气不当。对于肺功能正常的肥胖患者，将呼吸频率设为 15 次 / 分时，按校正体重（理想体重加超标体重的 30%）以 8ml/kg 设置初始潮气量较为合适，能维持良好的氧合和二氧化碳的排出，减少机械通气引起的肺损伤，降低再次调整呼吸参数的比例。

（2）低体重患者：采用理想体重减去不达标体重的 30% 作为校正体重（CBW），理想体重计算公式为世界卫生组织推荐的计算方法，即男性标准体重（kg）=[身高（cm）-80]×70%，女性标准体重（kg）=[身高（cm）-70]×60%。按校正体重以 8ml/kg 设置潮气量较为合适。例如，男性、身高 180cm、体重 50kg，则理想体重 =（180-80）×70% =70kg，不达标体重 =70-50=20kg，校正体重 = 理想体重 - 不达标体重×30% = 70-20×30% =64kg，该患者校正体重为 64kg；肺功能正常的低体重按 8ml/kg 校正体重设置潮气量，能维持良好的氧合及保证二氧化碳的排出，降低再次调整呼吸参数的比例。

肺功能异常的低体重患者通气效果如何尚有待进一步研究。

3. 监测呼吸机波形　训练有素的医务人员通过监测机械通气时的压力与流速波形，能更精准地设定及调节呼吸机参数，使通气效率更高，使患者更好地适应呼吸机通气，减少呼吸做功；通过波形监测改善人机协调性，给予更符合呼吸生理学特点的呼吸机参数设置，对提高无创通气疗效具有重要意义。但是，波形分析不能作为治疗或诊断的工具，对其分析要注重趋势与动态观察。

【案例分享】

1. 病史汇报　患者，女，66 岁，5 月 22 日 15：00 入院，急查床旁血气分析示 pH 7.28，PO_2 65mmHg，PCO_2 85.7mmHg，血氧饱和度 78.5%，诊断：Ⅱ型呼吸衰竭，肺性脑病。患者呼吸频率 25 次 / 分，进入深睡眠时呼吸频率 18 次 / 分，身高 165cm，体重 61kg。予以无创呼吸机辅助通气，参数设置：S/T 模式，IPAP 12cmH_2O，EPAP 4cmH_2O，FiO_2 55%，通气频率 12 次 / 分，吸气时间 1.8 秒，压力上升时间 0.2s，压力延迟上升时间 20 分钟；带机后监测脉搏血氧饱和度 98%左右，潮气量 300 ～ 320ml。当日 23：00 查床旁血气分析示 pH 7.34，PO_2 89.3mmHg，PCO_2 83.2mmHg，血氧饱和度 98.5%，上述参数设置是否合理，下一步如何处理?

2. 回顾各参数的作用机制

（1）IPAP：能增加肺泡通气量，改善呼吸肌功能和降低呼吸功耗，从而纠正高碳酸血症。

（2）EPAP：能解除上气道的阻塞，改善氧合及通过克服 PEEPi 改善吸气触发，降低呼吸做功，改善呼吸肌疲劳。通气压力设置与血气分析结果的相关性详见表 6-1。

（3）FiO_2：在保证通气压力已达到患者能耐受的最高压力的前提下，通过调节 FiO_2 以维持患者血氧饱和度在 90%以上的最小给氧浓度为宜，其与血气分析结果的相关性详见表 6-2。

3. 结果　予重新调节呼吸机各参数：S/T 模式，IPAP 16cmH_2O，EPAP 5cmH_2O，FiO_2 45%，通气频率 16 次 / 分，吸气时间 1.25s，压力上升时间 0.2s，关闭压力延迟上升时间，5 月 23 日 8：00 床旁血气分析示 pH7.40，$PO_2$80.6mmHg，PCO_2 69.4mmHg，血氧饱和度 97.9%。

4. 结论 患者先前无创呼吸机参数的调节是不合理的。因此，我们应根据患者病情及时而准确地调节各参数。

（敖冬梅 曾奕华 王 珏）

呼吸机的参数设置

参考文献

李柳村，罗红，张晗，等，2017. 机械通气患者进行呼吸力学监测的临床意义 [J]. 国际呼吸杂志，37（17）：1320-1323.

李培军，杨东艳，赵丰，等，2008. 用理想体重设置机械通气初始参数的研究 [J]. 中华急诊医学杂志，17（2）：207-209.

李威，林盪，陈燕明，等，2013. 无创性目标潮气量机械通气治疗 COPD 伴重度 CO_2 潴留的疗效观察 [J]. 临床肺科杂志，18（1）：71-72.

沈颖彦，徐佳，周红梅，2018. 根据校正体重测算消瘦患者全麻机械通气潮气量 [J]. 中国中西医结合外科杂志，24（3）：298-301.

魏捷，吴淼，杜贤进，2018. 无创通气模式和急诊常见疾病的参数设置 [J]. 中国急救医学，38（3）：195-196.

岳圆圆，2014. COPD 合并Ⅱ型呼吸衰竭实施无创性目标潮气量机械通气效果观察 [J]. 中国医药科学，4（23）：184-186.

第七章　无创正压通气的介质选择

【概述】

无创正压通气人机连接的介质主要包括鼻 / 口鼻罩、湿化装置、细菌过滤器、呼吸机管道、压力感应触发管等。

【鼻 / 口鼻罩】

选择合适的鼻 / 口鼻罩是无创通气成功的重要因素之一，合适的鼻 / 口鼻罩可增强患者的舒适感和带机依从性。否则可能造成人机不协调，甚至医疗器械相关性压疮等并发症发生。

1. 鼻 / 口鼻罩的种类　呼吸机的鼻 / 口鼻罩种类繁多，主要有鼻枕 / 鼻塞、鼻罩、口鼻罩、全面罩、头盔罩等。选择应个体化，结合每例患者的面部情况、皮肤敏感性、治疗模式和压力高低按需选择不同款式和型号的鼻 / 口鼻罩。

（1）材质：随着学科发展，面罩密封垫的材料不断改进，硅胶和凝胶材料的组织相容性较好，在临床上的应用皆较多（图 7-1，图 7-2）。

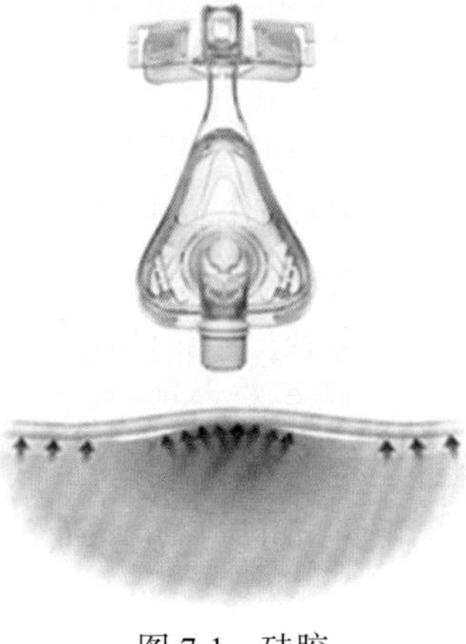

图 7-1　硅胶

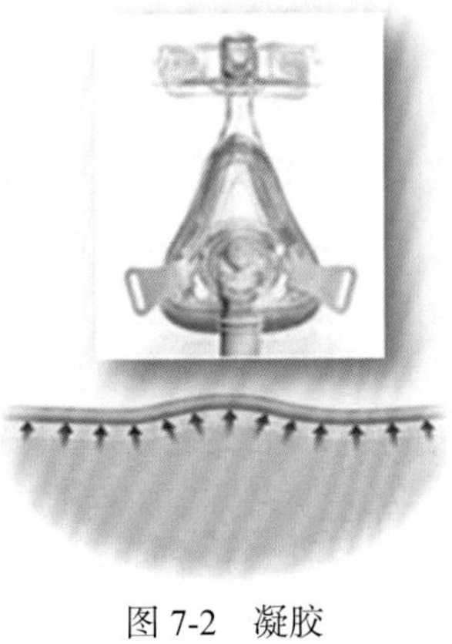

图 7-2　凝胶

1）硅胶：轻巧，柔软，透明，视野清晰，患者容易接受，适合幽闭恐惧症的患者。

2）凝胶：柔软，有韧性，压力分散不聚集，贴合面部结构和软骨，避免漏气，适合敏感性皮肤的患者。

（2）接触面部方式

1）鼻罩：优点是无效腔量较小，方便进食、交流，不易发生误吸及幽闭恐惧症。缺点是可经口漏气，口鼻咽干燥，鼻腔阻力较高，可能导致鼻窦炎（图 7-3）。

2）口鼻罩：优点是允许患者经口或经鼻呼吸，避免了经口的漏气。缺点是阻碍语言交流，限制经口进食，不利于痰液引流，增加了无效腔量，可能导致患者幽闭恐惧症（图 7-4）。

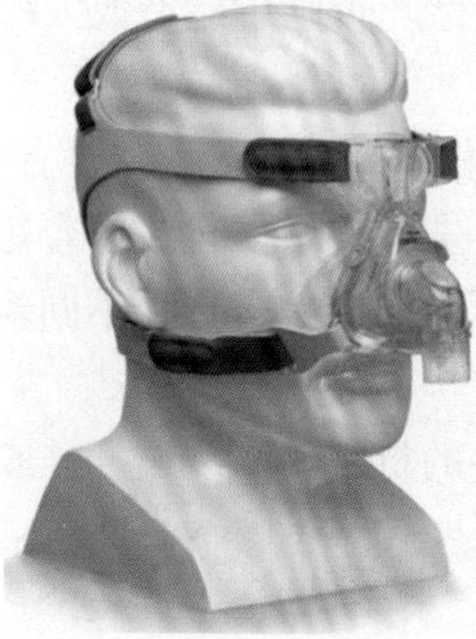

图 7-3 鼻罩

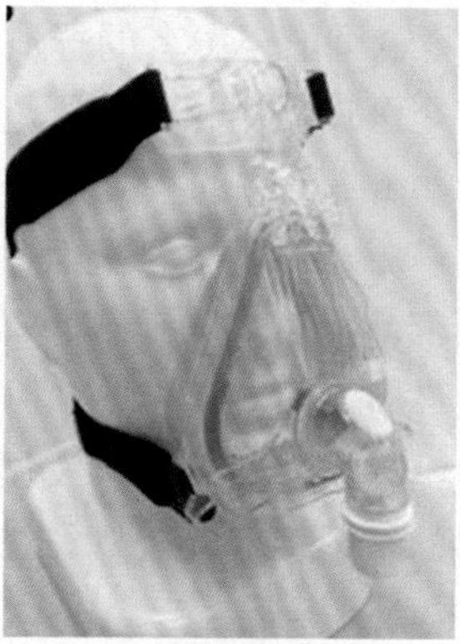

图 7-4 口鼻罩

回顾既往研究，在急性呼吸衰竭患者应用鼻罩及口鼻罩的两项随机对照试验中发现，没有证据表明一种鼻罩或面罩在临床效应上一直优于另一种。因此，推荐主动配合且闭口呼吸的患者使用鼻罩，以增强患者的舒适感。在急性呼吸衰竭伴有高碳酸血症的患者，建议使用口鼻罩，一旦患者病情稳定，可改为鼻罩，这样既可以改善舒适性、提高患者带机依从性，又可以减少口鼻罩引起的鼻面部压疮的发生。

3）鼻枕/鼻塞：轻便美观，与面部接触少，可以避免鼻面部受压而发生的压疮，其前端材质柔软且与患者鼻孔大小相近，可以保证更好的通气效果。推荐治疗压力不高、敏感皮肤或对鼻面罩不能耐受者，可

选用鼻枕 / 鼻塞（图 7-5）。

4）口含罩：蝶形软片置于唇齿间，密封罩夹固于唇外，经口腔输送压力。优势是不阻挡视野，防止口漏气和鼻周皮肤损伤，但容易导致患者口干，因此在使用过程中应特别需要加强湿化。口含罩仅为其他人机连接界面的补充，除非特殊情况如面部解剖结构异常、不能经鼻呼吸时可考虑使用。极少数幽闭恐惧症患者也可能选择口含罩（图 7-6）。

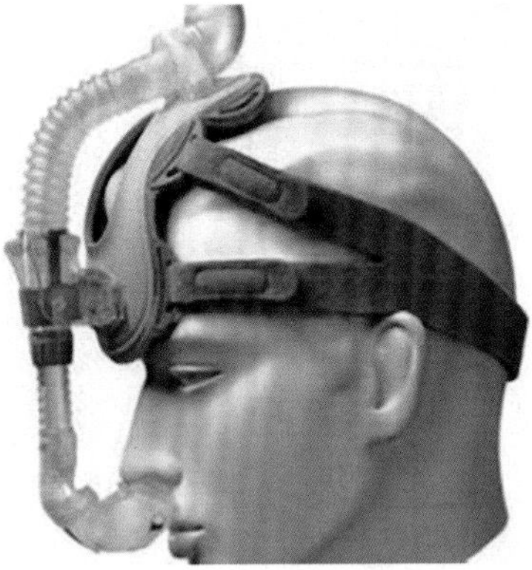

图 7-5　鼻枕 / 鼻塞

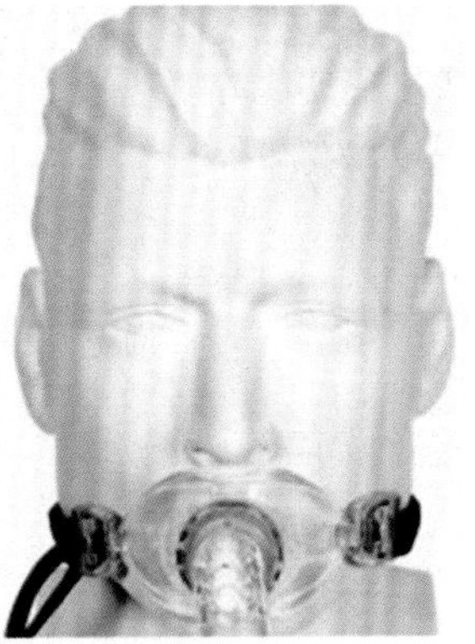

图 7-6　口含罩

5）全脸面罩：面部畸形、面部手术、面部消瘦、缺齿、不能耐受口鼻罩或对无创通气的舒适程度有更高要求的患者，推荐使用全脸面罩（图 7-7）。

6）头盔罩：头盔的优势在于不接触患者皮肤、不依赖脸型，有很好的耐受性。研究表明，在急性Ⅰ型呼吸衰竭患者的治疗中，头盔罩表现出优势，可以降低死亡率。与面罩相比，用头盔罩进行无创通气，由于漏气少的优势，可以在整个呼吸相更好地滴定和维持气道压力，减少患者呼吸频率，避免呼吸性碱中毒（图 7-8）。

头盔罩存在大的无效腔量及高的顺应性，对于高碳酸血症的患者可能存在风险，因此经头盔罩无创通气治疗的患者应设置高的压力支持水平，以确保高吸气流量水平。对于压力需求较高的患者，可能无法耐受面罩，建议使用头盔罩，但在使用过程中，操作者应经过严格培训。

全脸面罩和头盔罩，由于患者耐受性差（幽闭恐惧症）且不良反应（刺激性结膜炎、二氧化碳重复吸收率）发生率较高，因此不作为常规选择。

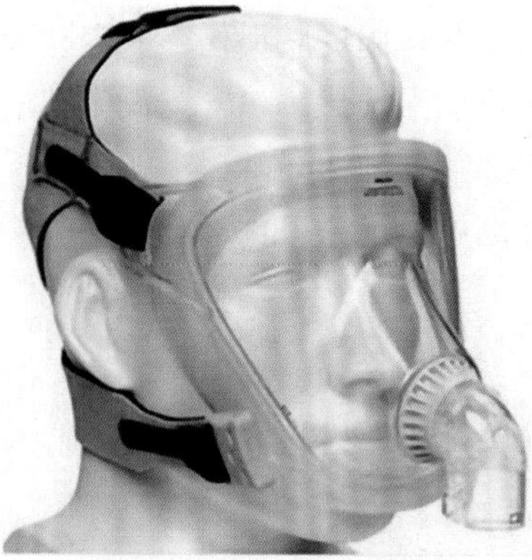

图 7-7 全脸面罩

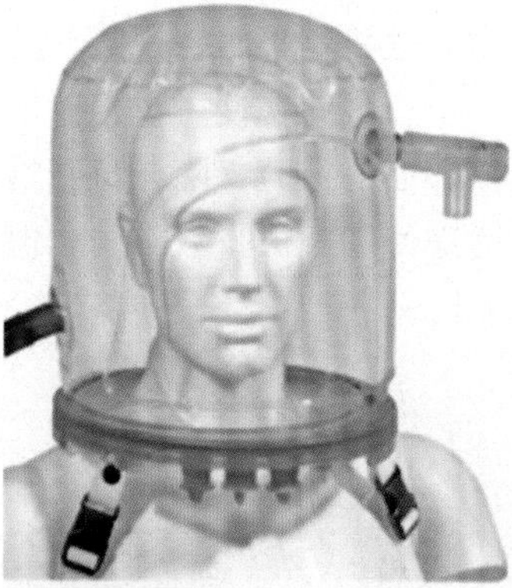

图 7-8 头盔罩

2. 各种面罩的对比

（1）面罩优势的对比如表 7-1。

表 7-1 各种面罩优势的对比

鼻枕、鼻罩	口含罩、口鼻罩、全脸面罩、头盔罩
可以说话、喝水	由于漏气少，影响说话、喝水
不影响咳痰	影响排痰
窒息风险小	有窒息风险者不推荐使用
幽闭恐惧症少	可能导致幽闭恐惧症

（2）面罩特性的对比如表 7-2。

表 7-2 各种面罩特性的对比

项目	鼻罩	口鼻罩	全脸面罩
通气效果	+	++	+++
耐受性	+++	++	++
漏气量	++	+	++
无效腔	+	++	+++

3. 面罩结构

（1）常见鼻 / 口鼻罩的结构：大部分的鼻 / 口鼻罩上有两个小孔，对二氧化碳潴留的患者应将鼻 / 口鼻罩上的小孔打开，以减少二氧化碳的重复呼吸（图 7-9，图 7-10）。

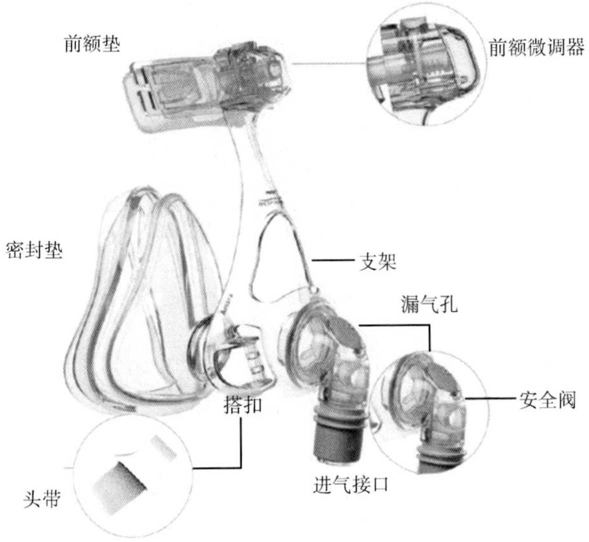

图 7-9　面罩结构（1）

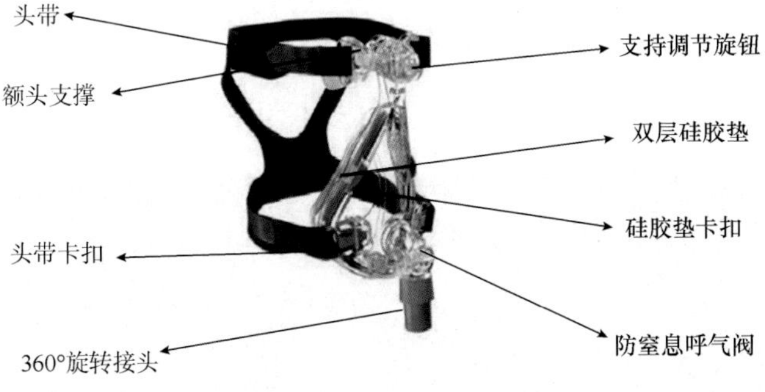

图 7-10　面罩结构（2）

（2）头带：起固定面罩的作用。头带的材料多为织物和魔术贴设计（图 7-11）。

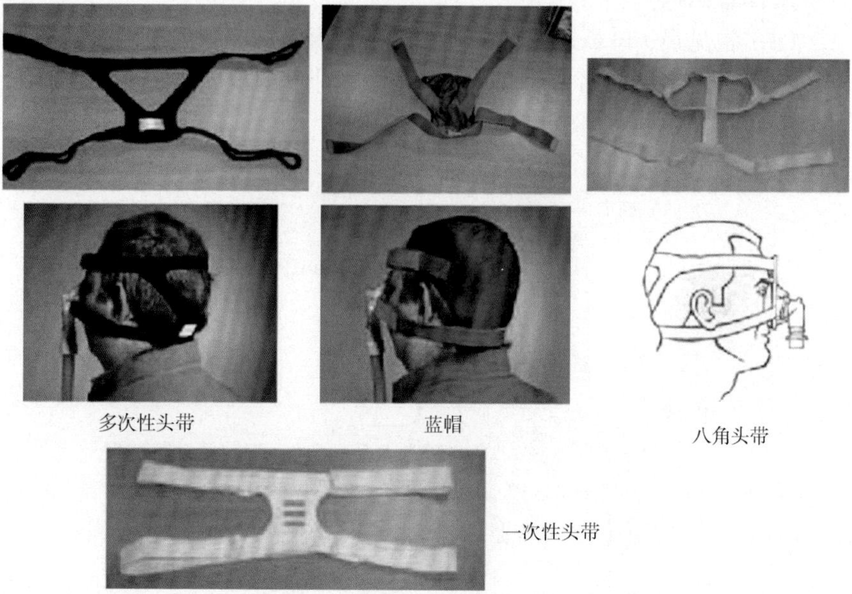

多次性头带　蓝帽　八角头带

一次性头带

图 7-11　头带

4. 呼气装置　临床上，无创呼吸机采用单回路通气，呼吸机本身并无呼气阀，因此需要外置呼气装置以完善呼气。呼气阀处于持续开放的状态，漏气量的大小与管路内压力和呼气阀的种类及口径相关。目前临床上常用的呼气装置包括两类：一类是独立呼气阀，包括侧孔阀、静音阀、平台阀三种（图 7-12）；另一类是面罩一体化呼气装置。

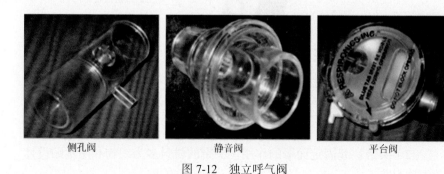

侧孔阀　静音阀　平台阀

图 7-12　独立呼气阀

（1）独立呼气阀

1）侧孔阀：通过固定的漏气孔漏气，其漏气量大小主要与管路压力有关，压力越高，漏气量越大。侧孔阀上凸起的接口与测压管连接进行压力监测，测压管需位于管路上方，避免倾斜处于低位时管路内冷凝水倒流入测压管，导致压力监测不准确而影响触发、患者严重不适等。

2）静音阀：其漏气原理与侧孔阀相同，因静音阀漏气面积增大，降低了漏气的音量，但是漏气量也相应有所增加。临床上如果侧孔阀漏气声大、影响患者休息，此时保证漏气量不太大的前提下建议更换为静音阀。

3）平台阀：其结构较以上两阀复杂，主要由阀身、硅胶膜及阀帽三部分组成（图 7-13）。管路与进口端连接送气进入阀身，出口端接面罩与患者端相连（图 7-14）。当有气流在平台阀内通过时，会给予硅胶膜一定压力，通过压力调节硅胶膜与漏气口之间的缝隙大小来实现漏气量恒定，当呼吸回路内压力增加时，会使硅胶膜与漏气孔之间的缝隙减小，虽然流速增加但是漏气面积减少，从而保持了漏气量的恒定，所以平台阀漏气与管路内压力大小无关。相对稍高的恒定漏气量既能更多地清除面罩、呼吸回路的二氧化碳，减少重复呼吸，降低无效腔；又不会因为漏气量过大导致触发敏感度下降、触发功耗增加而产生人机对抗。但硅胶膜长时间使用后会出现弹性降低、粘连等老化现象，会影响漏气效果，使用前应常规检查，如有问题及时更换。另外，平台阀侧面也有压力监测口，其使用注意事项与侧孔阀类似。

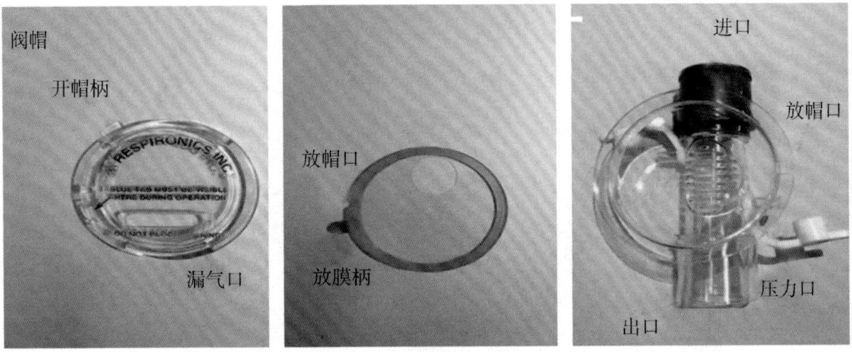

图 7-13　平台阀内部构造图

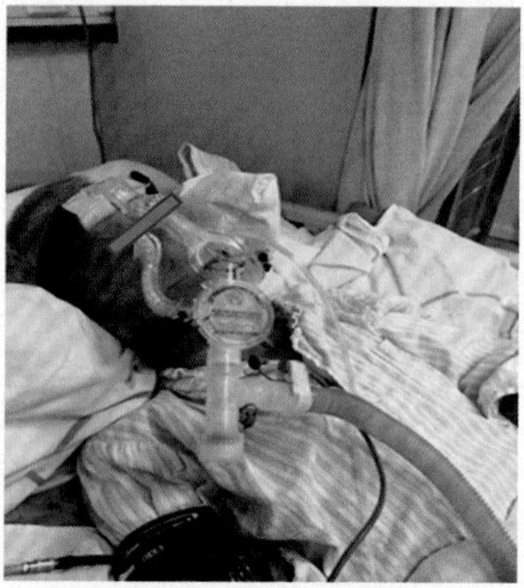

图 7-14　平台阀的连接

（2）面罩一体化呼气装置：分为两种类型，一种是排气孔位于面罩旋转接头部位（图 7-15），另一种是排气孔位于面罩上方，此处漏气可以冲刷面罩内无效腔，较前一种可提高二氧化碳排出率（图 7-16）。

不同压力条件下不同呼气阀的漏气量不同。有研究表明，使用无创正压通气治疗时，压力由 5cmH$_2$O 递增至 20cmH$_2$O 过程中，不同呼气阀的漏气量如图 7-17 所示。

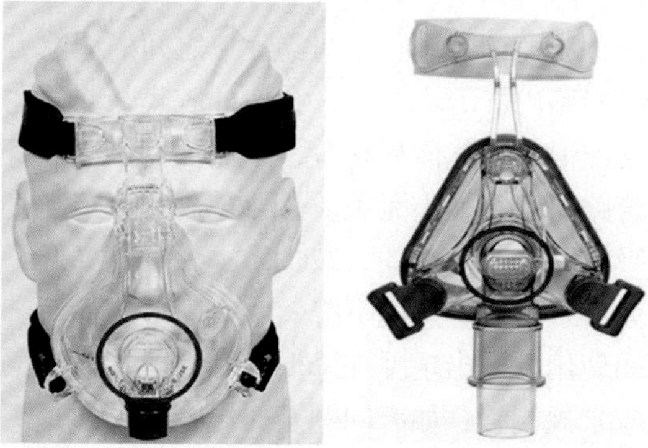

图 7-15　面罩一体化呼气装置（排气孔位于面罩旋转接头部位）

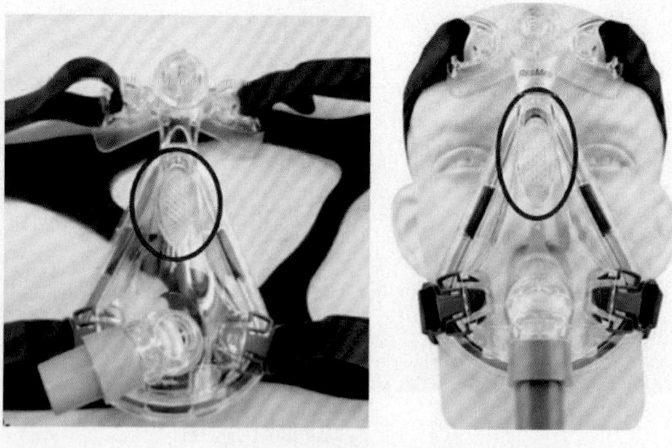

图 7-16　面罩一体化呼气装置（排气孔位于面罩上方）

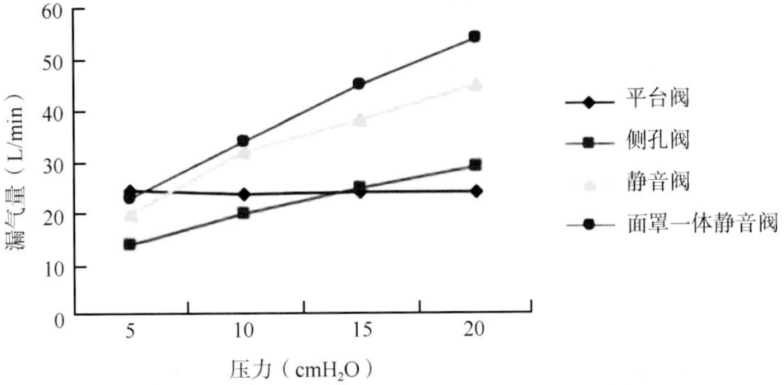

图 7-17　不同压力条件下不同呼气阀的漏气量

5. 面罩的佩戴

（1）选择尺寸：鼻 / 口鼻罩大小不合适通常是人机不协调的重要因素，鼻 / 口鼻罩过大或与患者的面型匹配不好，造成漏气量增大，使呼吸机触发降低。因此，在护理操作时应根据患者的脸型大小、胖瘦程度，选择大小适中的鼻 / 口鼻罩，提高患者对无创呼吸机的耐受性，增加患者的舒适度。

1）鼻罩大小：在鼻骨上方沿鼻两侧覆盖鼻孔，达上嘴唇上方（图 7-18）。

2）口鼻罩大小：口鼻罩应包绕鼻部和口腔，在鼻骨上方，沿鼻两侧覆盖下嘴唇（图 7-19）。

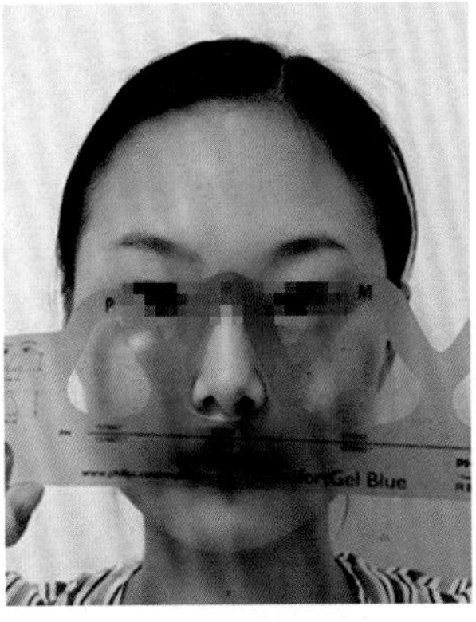

图 7-18　鼻罩的测量

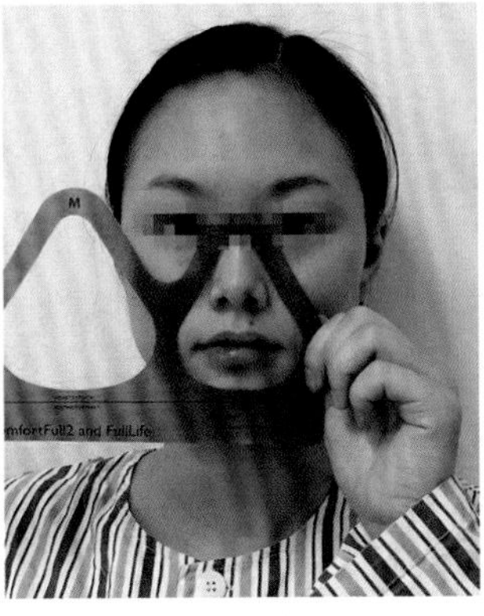

图 7-19　口鼻罩的测量

（2）佩戴

1）调整头带：牵拉头带时需双手同时操作，保持左右长度与受力的平衡；先调整上头带，再调整下头带，保证上下头带的平行。

2）松紧：固定合适的鼻 / 口鼻罩以能插入头戴 1 ～ 2 横指为宜，良好的固定应做到不上不下，不左不右，不紧不松，面部硅胶无折叠，脑后头带无打折，无挤压，以保证适应的漏气量而患者又舒适（图 7-20）。

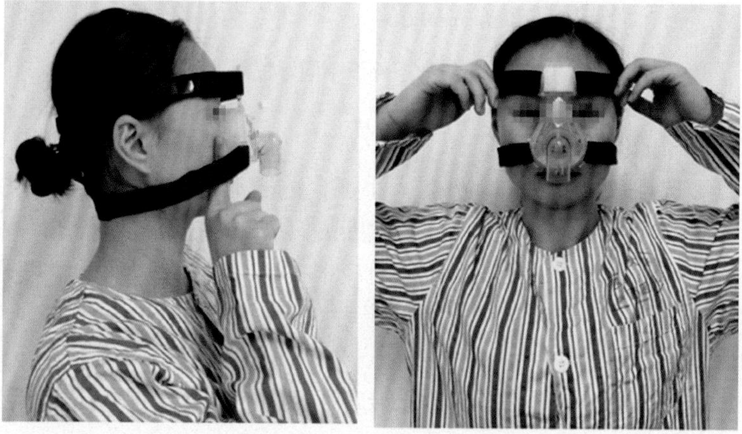

松紧适宜：可插入1～2横指　　头带左右受力均匀

图 7-20　呼吸机头带的调整

【湿化装置】

患者在无创通气过程中，其呼吸道无法对吸入气体完成足够的湿化和温化，气道的黏液-纤毛防御系统可能受损，从而导致呼吸道黏膜干燥、痰液黏稠，甚至痰栓形成，致无创通气治疗失败。因此，无创通气过程中对患者使用主动加温加湿可以增加患者带机的舒适度和依从性，根据患者呼吸道的状况调节温度（图 7-21）。临床上也可采用多功能呼吸康复治疗仪，用于药物超声雾化或无创通气中气体加湿，湿化效果好（图 7-22）。

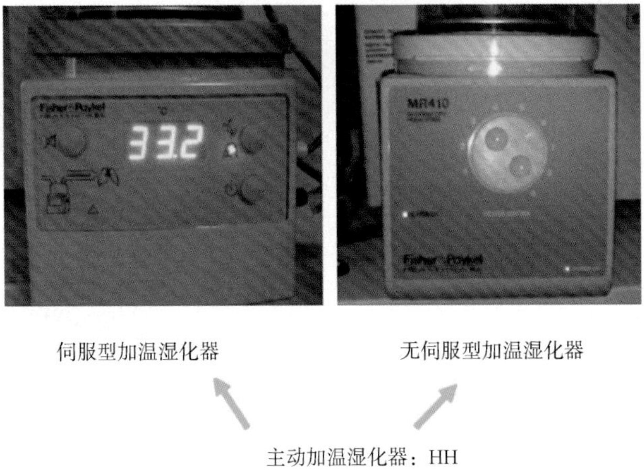

图 7-21　加温湿化器

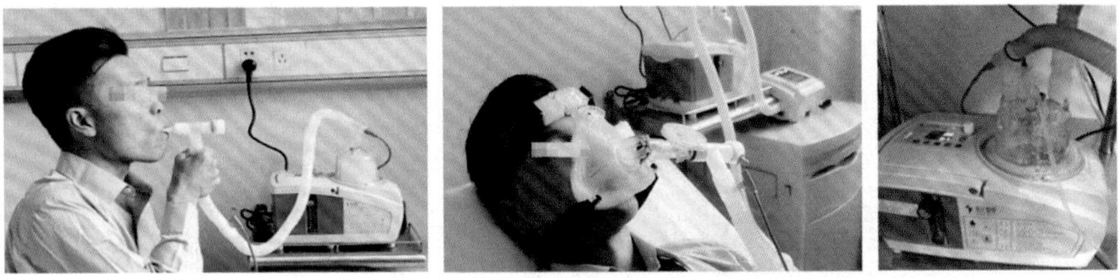

图 7-22　多功能呼吸康复治疗仪

【细菌过滤器】

一次性细菌过滤器对细菌有过滤和静电吸附作用，可以减少吸入气体中的粉尘，在无创通气中能降低管路被细菌污染的危险，有效预防呼吸回路中的细菌污染；而且能防止冷凝水在呼吸机管路中聚集，减少细菌定植，降低呼吸机相关性肺炎的发生概率；同时可切断患者呼出气体中致病菌对环境的污染，防止院内交叉感染。建议使用呼吸机专用的一次性细菌过滤器（图 7-23）。

【无创呼吸机管道】

无创呼吸机的管路是单回路的，包括管道、压力触发感应管、积水

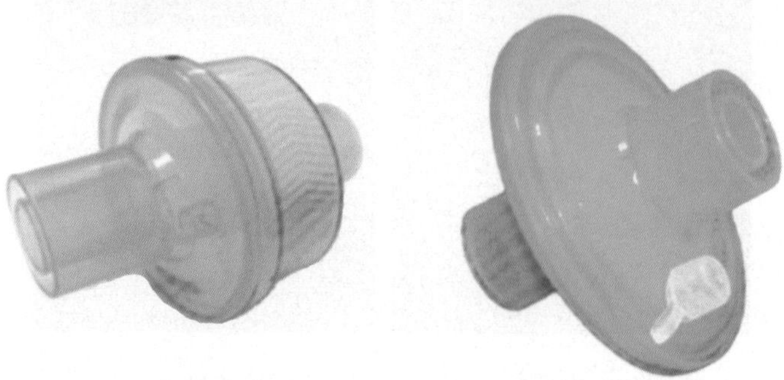

图 7-23　一次性细菌过滤器

杯、软管夹。

1. 某些无创呼吸机配有管路支架和软夹，可有效防止呼吸机管路压在患者身上，还可减少管路脱落的风险。

2. 如需连接压力触发感应管，先打开呼吸机管路上监测孔的盖帽并连接测压管于呼吸机指定端口（图 7-24），用夹片将压力管固定在管路中段适宜的位置。

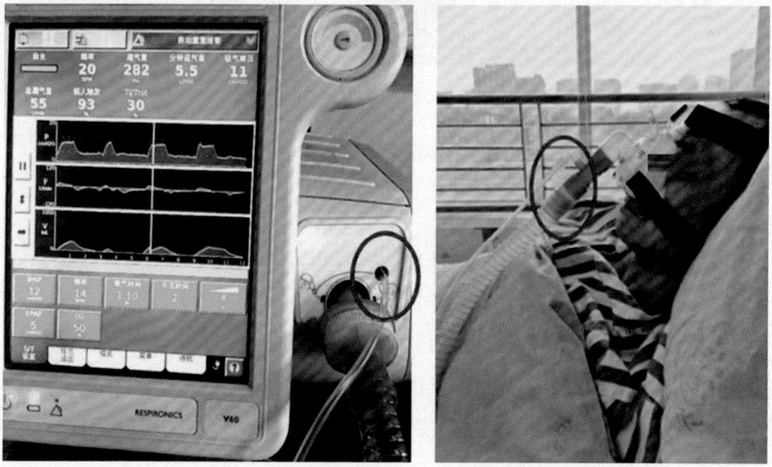

图 7-24　压力触发感应管连接图

3. 呼吸机管道是螺纹管，通气过程中螺纹管在相对较低的弯曲位置容易积液，积液可能反流至气道导致患者窒息。因此在无创通气过程中应保持呼吸机管道固定妥善、通畅。将积水杯置于最低位，并及时排除集聚的冷凝水（图 7-25）。

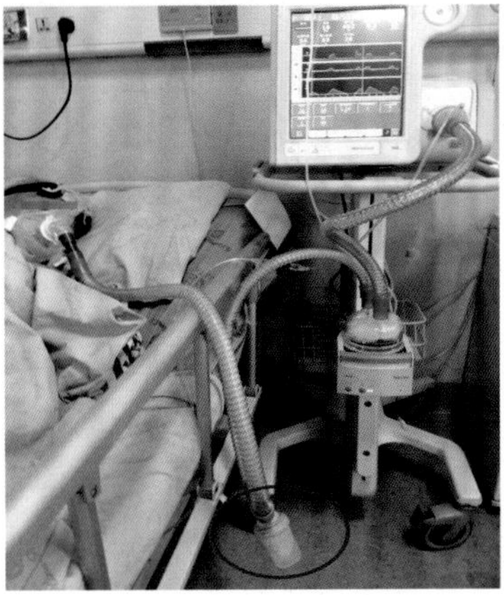

图 7-25　呼吸机积水杯

4. 某些品牌的呼吸机管道包含一个敏感加热环路，由智能温控系统自动控制，自动调节适宜的温度和湿度，保证了输送至面罩内空气的恒定舒适温度（图 7-26）。在靠近面罩端的管路内有一个传感器，测量输出的空气温度。

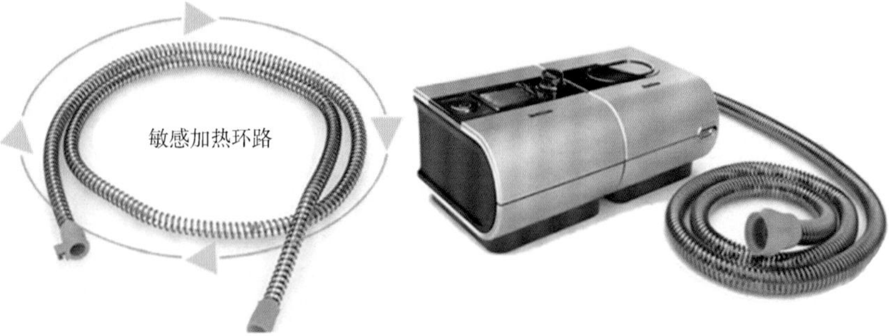

图 7-26　加温管路

（曾奕华　吴小玲　曹晓琳）

多功能小孔的应用

面罩的选择及佩戴

参考文献

何小军，王勇，郭伟，2017. 日本呼吸病学协会无创正压通气指南（第二次修订版）[J]. 中华急诊医学杂志，26（7）：735-738.

李为民，刘伦旭，2017. 呼吸系统疾病基础与临床 [M]. 北京：人民卫生出版社 .

马靖，王广发，2012. 2011 年加拿大无创正压通气和无创持续正压通气在急诊中应用的临床实践指南解读 [J]. 中国医学前沿杂志（电子版），4（1）：55-58.

宋志芳，2012. 呼吸机治疗手册 [M]. 北京：北京科学技术出版社 .

王莞尔，韩芳，2017. 家庭无创正压通气临床应用技术专家共识 [J]. 中华结核和呼吸杂志，40（7）：481-493.

吴小玲，黎贵湘，2011. 呼吸内科护理手册 [M]. 北京：科学出版社 .

朱雷，2012. 机械通气 [M]. 第 3 版 . 上海：上海科学技术出版社 .

Akashiba T，Ishikawa Y，Ishihara H，et al，2017. The Japanese respiratory society noninvasive positive pressure ventilation（NPPV）guidelines（second revised esition）[J]. Respir investig，55（1）：83-92.

第八章　常见医用无创呼吸机的操作

【概述】

无创正压通气（NPPV）可改善肺通气、减轻呼吸肌做功，降低插管率及病死率，具有创伤小、方便使用、易护理等优点，越来越多地被临床所应用。作为无创通气的载体，相比家庭无创呼吸机，医用无创呼吸机更多地被使用于疾病急性发作期及病情危重期，对疾病的治疗、改善具有重要作用。然而，临床实际使用过程中，常存在着因操作不规范而引起的各种安全隐患及医疗效果的不满意，因此，本章将阐述如何规范、正确地使用医用无创呼吸机。

【操作要点】

1. 评估　NPPV 应用时机是影响患者治疗效果的重要因素，而对患者进行全面评估，判定是否适用医用无创呼吸机是成功带机的首要步骤。其具体评估内容如下所述。

（1）病情是否满足应用指征：包括适应证及禁忌证。具体内容详见第四章无创正压通气的临床应用指征。

（2）排痰能力、呼吸方式：气道的通畅是有效通气的重要保障，若呼吸道分泌物过多且不易排出时，应给予患者辅助排痰，保证气道通畅。同时 NPPV 也在一定程度上影响患者的排痰能力，因此，需要在 NPPV 期间做好患者的排痰管理。此外，应评估患者的呼吸方式，张口呼吸的患者使用鼻罩时的漏气量大，触发灵敏度也较低，因此对于此类患者优先推荐使用口鼻罩作为通气介质。评估患者的呼吸方式，除了指导选择合适的通气介质外，还可以作为模式选择、参数设置的重要参考依据。

（3）意识状态及反应：对于清醒患者，需评估患者对 NPPV 的接受、配合程度，做好患者心理建设的准备。意识状态改变的患者则应及时采用对应的护理措施，如烦躁患者给予适当的保护性约束、适度的药物镇静，随意识的变化调整通气方式，必要时给予更高级别的通气模式。

（4）胸部CT检查及生命体征：包括血气分析、呼吸形态、SpO_2。需要评估患者是否存在肺大疱、气胸等情况，据此设定压力参数及给氧浓度。

（5）面部皮肤、脸型及口腔情况评估：患者面部皮肤有无破损，口腔及气道内有无出血或异物梗阻，根据脸型的大小选择适宜的通气介质，以及面罩或口鼻罩的大小。具体选择方法可详见本书第七章无创正压通气的介质选择。

（6）评估患者的进餐时间：对于非紧急情况下的无创通气治疗者，建议在餐后至少半小时再带机，以免带机过程中误吸的发生。而对于因各种疾病原因导致需立即带机的患者，可以评估其误吸风险大小，及时做好气道相关护理准备，必要时安置保留胃管，行胃肠减压。

2. 带机前准备

（1）环境准备：光线充足、环境安全舒适，保证室温23～25℃，湿度以50%～60%为宜，是实施NPPV环境的基本要求。

（2）监护、抢救设备：具备监护条件则是实施NPPV的必备要求，至少应满足对基本生命体征、血气分析的监测。随着患者疾病的多发及病情的加重，在普通病房内实施NPPV现象普遍，然而美国和英国胸科医师协会先后推荐：对于pH＜7.3的患者，不宜在普通病房内实施NPPV，其主要原因是因为普通病房内监护设备不全，人员配备较少，不能及时发现和处理通气过程中相关的问题，加之通气成功与否与治疗初期的带机情况有密切联系，因此需要更多的床旁观察时间及专人护理。足以见得，无论是在重症监护室还是普通病房，开展NPPV必须具备专业的人员护理及一定的监护条件。同时，除常规抢救物品、药品以外，还需必备气管插管/气管切开的相关设施及用物。

（3）用物准备：尽管临床中医用无创呼吸机的品牌及种类繁多，但用物准备却是大同小异。一台具有电源线、氧源连接线，工作性能正常的医用无创呼吸机是NPPV必不可少的主体，此外用物准备还应包括通气介质、湿化准备、护理相关及医嘱查对工具。对于不具备中央供氧条件的医疗机构还应准备转换接头及移动氧源，如氧气罐/瓶，用物准备如图8-1所示。

（4）温湿化管理：合理的温湿化可以保证患者在NPPV过程中气道的生理需求，提高患者的耐受性及人机配合程度，显著增加带机成功率。

尽管市面上的加温湿化器种类及品牌繁多，但调节及使用原则都应根据季节、室温、管道水雾情况及患者痰液黏稠度和主诉来设置。常用的湿化液包括蒸馏水、无菌注射用水、纯净水。避免应用自来水及矿泉水，因为自来水及矿泉水中的杂质或矿物质成分会造成呼吸机的损坏及气道的痉挛。目前常用的加热型湿化器有以下几类（图 8-2，图 8-3）。

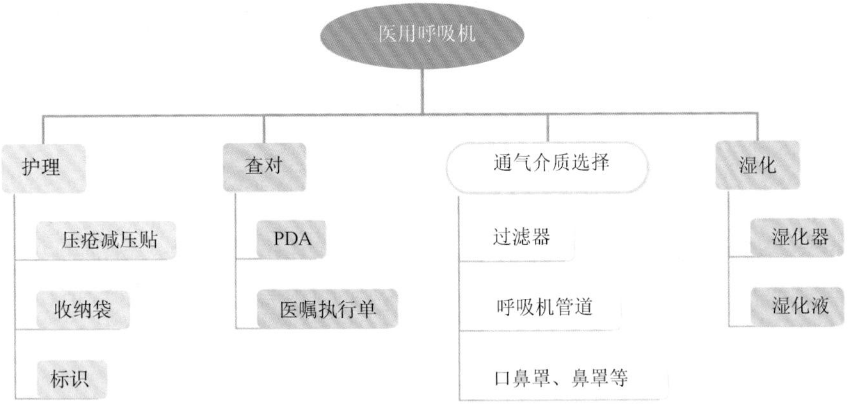

图 8-1　医用呼吸机机械通气用物准备一览图

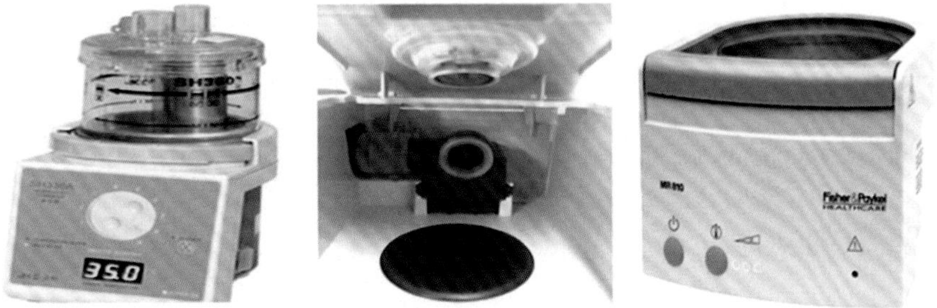

图 8-2　医用呼吸机常用温湿化器

（5）患者心理准备：经评估，对于适用医用无创呼吸机治疗的患者，特别是第一次使用医用无创呼吸机的患者，与普通氧疗形式相比，NPPV 高气流导致的不适感，通常会使患者出现不同程度的恐惧、抗拒、抵触等情绪，这将直接降低其依从性及影响 NPPV 的效果。因此，医护人员在带机前应给予患者及家属必要的心理建设，减轻或解除患者及家属的不良情绪，使其从心理上接受 NPPV 治疗。

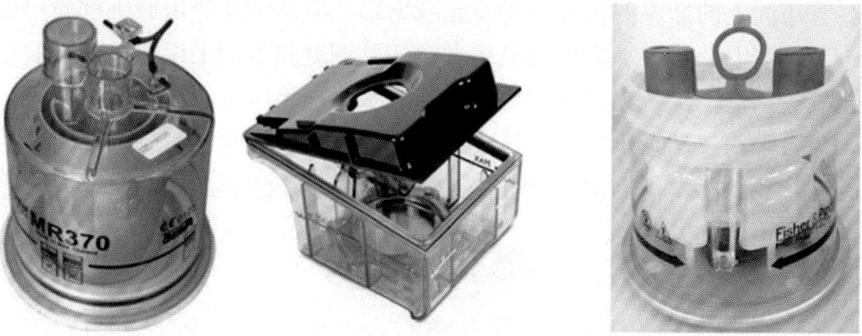

图 8-3　医用呼吸机常用温湿化罐

（6）患者体位准备：对于有潮气量要求的患者可以抬高床头30°，尽量协助患者采取半卧位，这样可以使得膈肌下移，增加患者的胸腔容积，进一步提高潮气量。除此以外的患者，协助其取舒适体位即可。

3. 带机

（1）带机步骤及要点原则（表 8-1）

表 8-1　无创呼吸机操作流程

操作步骤	要点及原则
（1）备齐用物携至患者床旁，核对患者信息	严格查对制度，杜绝差错发生
（2）解释安置医用无创呼吸机的目的、注意事项，监测血氧饱和度	观察病情，消除顾虑，取得合作
（3）协助患者取舒适的体位，必要时协助排痰	保持呼吸道的通畅
（4）连接呼吸机及湿化器电源	确保呼吸机及湿化器工作正常、无故障
（5）呼吸机湿化罐内注入湿化液，安置湿化罐	湿化液为无菌蒸馏水或纯净水
（6）将呼吸过滤器与呼吸机连接	
（7）先将呼吸机管道（短管）连接于呼吸机与湿化罐上	选择传统且有内置隔片的湿化罐时需要注意区分湿化罐上进气口与出气口，保证管道连接正确（图 8-4）
（8）将鼻罩 / 面罩、头带及呼吸机管路（长管）与湿化罐连接备用	根据患者的面部情况，选择合适的鼻罩 / 面罩，呼吸机管道连接正确

续表

操作步骤	要点及原则
（9）　开机完成呼吸机的自检，调整呼吸机各工作参数	根据病情选择合适的通气模式、IPAP、EPAP、压力上升时间、呼吸频率、吸气时间，注意正确选择面罩及端口
（10）　取下吸氧管，连接呼吸机氧源管	对于一般情况较好的患者可以尝试不取下吸氧管佩戴单独的面罩，以提前适应带机感受
（11）　按待机键，呼吸机暂停送气	避免在呼吸机送气过程中给患者戴面罩 / 鼻罩
（12）　固定面罩 / 鼻罩，指导患者有效的呼吸技巧	头带固定松紧度合适，鼻梁部予减压贴保护
（13）　启动呼吸机湿化罐并调节温度	根据季节、室温、管道水雾情况，以及患者痰液黏稠度和主诉而调节设置其温湿度
（14）　复测血氧饱和度，观察病情，调整参数，锁定屏幕锁	根据患者病情和氧合情况调整呼吸机参数，提高患者舒适性及依从性，保证通气效果
（15）　整理床单位，收拾用物	协助患者卧位舒适，冬天注意保暖，健康宣教
（16）　洗手后，再次查对并做好签字与记录	记录内容包括通气模式、参数值、患者意识、血氧饱和度、呼吸状况、监测参数及潮气量

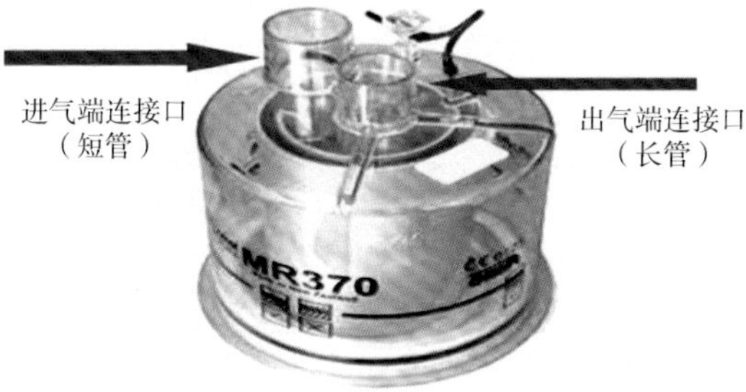

图 8-4　湿化罐上进气口与出气口

（2）操作简要步骤

1）评估→查对→解释→取体位→手卫生。

2）连接电源。

3）打开湿化罐，加入湿化液并安置于呼吸机。

4）连接管道及口鼻罩 / 鼻罩备用。

5）设置温湿化。

6）开机自检，设置模式和参数→选择待机。

7）再次核对，固定面罩，调节头带→手卫生。

8）打开湿化开关，调节温湿化档位。

9）相关宣教及整理用物→手卫生。

10）记录。

（3）带机后监测内容：带机过程中应随时观察患者的生命体征及主诉，关注呼吸机的潮气量、人机协调性、呼吸机的工作情况，建议1小时后复查动脉血气分析，及时调整通气模式或参数。注意及时倾倒呼吸机管路中的冷凝水。

4. 医用无创呼吸机使用过程中的常见问题及处理（表8-2）

表8-2　医用无创呼吸机使用过程中的常见问题及处理

常见问题	可能的原因	解决办法
漏气	（1）鼻面罩型号不适宜 （2）固定带过松 （3）管道接头脱落、集液瓶未拧紧 （4）鼻面罩硅胶松脱 （5）管道有破损或沙眼 （6）鼻/面罩上的多功能小孔打开 （7）张口呼吸患者使用面罩通气	（1）更换鼻面罩 （2）调整固定带 （3）检查各连接 （4）更换鼻面罩 （5）更换管道 （6）关闭多功能小孔 （7）更换为面罩
鼻面部压伤	（1）鼻面罩固定带过紧 （2）长时间受压 （3）头带两侧松紧不一，导致鼻面罩与面部接触部位受力不均	（1）以能放1～2横指为宜 （2）使用硅胶或气垫面罩、减压贴保护 （3）调整头带，使左右受力均匀
口鼻咽干燥	（1）饮水量不足 （2）湿化不良 （3）漏气量/通气量过高	（1）间断喝水 （2）调节湿化档位 （3）排查漏气原因及处理，详见“漏气”部分相关内容
胃肠胀气	（1）气道压力高（面罩内压＞18.3cmH_2O时有可能超过食管贲门的压力） （2）张口呼吸，反复咽气 （3）肠动力不足	（1）适当降低吸气压 （2）使用鼻罩，闭嘴呼吸，必要时行胃肠减压 （3）腹部按摩或小茴香外敷，必要时加用肠动力促进药物

续表

常见问题	可能的原因	解决办法
人机对抗	（1）患者紧张 （2）模式不适合或参数设置不合理 （3）漏气过大 （4）机器故障	（1）有效的解释、心理护理及陪伴 （2）选择合理通气模式，正确设置参数 （3）处理漏气，详见“漏气”部分相关内容 （4）维修呼吸机
呼吸困难不改善或加重	（1）精神紧张、恐惧 （2）EPAP 过高，影响血流动力学或压力支持不足；氧浓度过低 （3）可能存在未发现的禁忌证 （4）连接错误	（1）辅导训练呼吸技巧，过度焦虑的患者，少量使用镇静剂 （2）调节参数和氧浓度 （3）排除禁忌证，如未经引流的气胸 （4）检查所有连接
潮气量过小	（1）自主呼吸努力不够，IPAP 与 EPAP 的压差（PS）不够 （2）管道漏气	（1）增加 PS 值：大于 6 ～ 8cmH_2O （2）检查管道密闭性
CO_2 潴留改善不理想	（1）压力支持过低，潮气量过小 （2）EPAP 过小 （3）漏气量不够 （4）分泌物过多 （5）氧浓度过高 （6）呼吸抑制	（1）加大 PS （2）适当提高 EPAP 并保持足够的 PS （3）适当增大漏气量：打开鼻罩的所有开口或适当松动头带 （4）有效湿化、必要时吸痰 （5）合理给氧 （6）必要时加用呼吸兴奋剂

5. 无创呼吸机常见报警原因及处理（表 8-3）

表 8-3　无创呼吸机常见报警原因及处理

报警信号	常见原因	处理方法
压力管脱落（Proxline Disc）	压力管脱落或漏气	检查压力管
低氧流量报警（O_2 Flow）	氧气供应压力不足	检查氧气供应
呼吸机故障报警（Vent Inop）	电源或系统故障，机器不能运行	立即将呼吸机与患者脱开，以其他方式保证通气及供氧；检查电源或维修呼吸机

续表

报警信号	常见原因	处理方法
高压报警（Hi P）	报警设定不适宜 患者在吸气时咳嗽 压力管堵塞或折叠	调整高压设定 观察咳嗽、咳痰情况 检查管道
低压报警（Low P）	连接脱落或大量漏气 报警设置不正确	检查呼吸机管路的密闭性 重新评估并调整低压报警设置
低每分通气量（Lo Minwent）	连接脱落或大量漏气 报警设置不正确	检查回路与连接 重新评估患者并调整报警设置

6. 停用及撤离 通常分为暂时性脱机及持续性撤离两种情况。

（1）因进食、外出检查等暂时性脱机的患者，需要充分评估患者的生命体征，特别是氧合指数及有无呼吸困难的症状，选择合适的氧疗装置维持氧合，并做好随时带机的准备。其具体的操作流程如表 8-4 所示。

表 8-4 暂时性脱机操作流程

操作步骤	要点及原则
（1） 评估患者，准备用物	
（2） 备齐用物携至患者床旁，核对患者信息	严格查对制度，杜绝差错发生
（3） 解释停用医用无创呼吸机的目的、注意事项，监测血氧饱和度	观察病情，消除顾虑，取得合作
（4） 协助患者取舒适的体位，必要时协助排痰	保持呼吸道的通畅
（5） 取出氧气瓶并加入湿化液，连接流量表	检查氧气瓶及湿化液的有效期，湿化液为无菌蒸馏水或纯净水
（6） 连接氧气管或面罩等备用	若序贯使用家用呼吸机，具体相关操作详见本书家用呼吸机操作要点
（7） 取掉呼吸机面罩 / 鼻罩，关机，拔除氧源	
（8） 更换流量瓶，调节流量大小并佩戴	根据病情选择合适的流量大小
（9） 观察并记录	

（2）对于经治疗后症状缓解、血气指标明显改善或病情未得以纠正需要建立人工气道的患者，则可以在一段时间里持续撤离无创呼吸机的应用。对于撤离的医用呼吸机应做清洁、消毒及维护。

（杨　荀　王　珏　吴小玲）

参考文献

何小军，王勇，郭伟，2017. 日本呼吸病学协会无创正压通气指南（第二次修订版）[J]. 中华急诊医学杂志，26（7）：735-738.

李为民，刘伦旭，2017. 呼吸系统疾病基础与临床 [M]. 北京：人民卫生出版社 .

吴小玲，黎贵湘，2011. 呼吸内科护理手册 [M]. 北京：科学出版社 .

夏金根，詹庆元，2009. 无创正压通气的应用环境与设备 [J]. 中国实用内科杂志，29（11）：1071-1072.

肖珊，赵伟，2017. 呼吸机的临床安全使用要点分析 [J]. 医疗卫生装备，38（7）：157-159.

第九章　无创正压通气的波形判断与临床意义

【呼吸波形的概念】

绝大多数机械通气中的异常情况都可以通过呼吸波形表现出来，如今高端的呼吸机上一大半操作界面都是显示呼吸波形。识别呼吸波形，及时发现并处理呼吸机异常，可以减少机械通气相关的不良事件发生。

机械通气实测参数很多，主要包括压力、容量、时间。容量参数衍生出流速参数，时间参数则衍生出呼吸频率、吸呼比等参数。虽然呼吸参数很多，但都可以在呼吸波形上清晰体现出来。

图 9-1 是正常通气的呼吸波形。最重要的，需要优先观察的呼吸波形是压力时间曲线和容量时间曲线；流速时间曲线由于较为抽象，不作为优先观察的对象。这个呼吸波形的意义是，随着呼吸机提供的气道内压力周期性的变化，肺的容量也出现周期性变化。压力的变化产生了吸气和呼气、容量的变化产生了潮气量，周期性的变化则代表了呼吸频率、吸呼比。正常的呼吸波形特点就是规律。

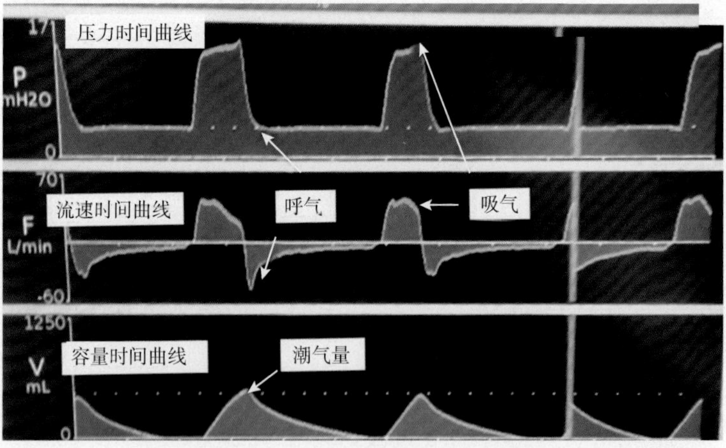

图 9-1　正常通气的呼吸波形

异常的波形特点是不规律。在图 9-2 中，虽然波形不清晰，但也能轻易地判断出图 9-2C、图 9-2E、图 9-2F 是异常的，另外 3 个波形则有相似的正常规律形态。虽然医护人员不一定能够找到波形异常的原因，但及时发现波形异常，并通知上级医护人员前来处理，可以将机械通气不良事件消灭在萌芽状态。

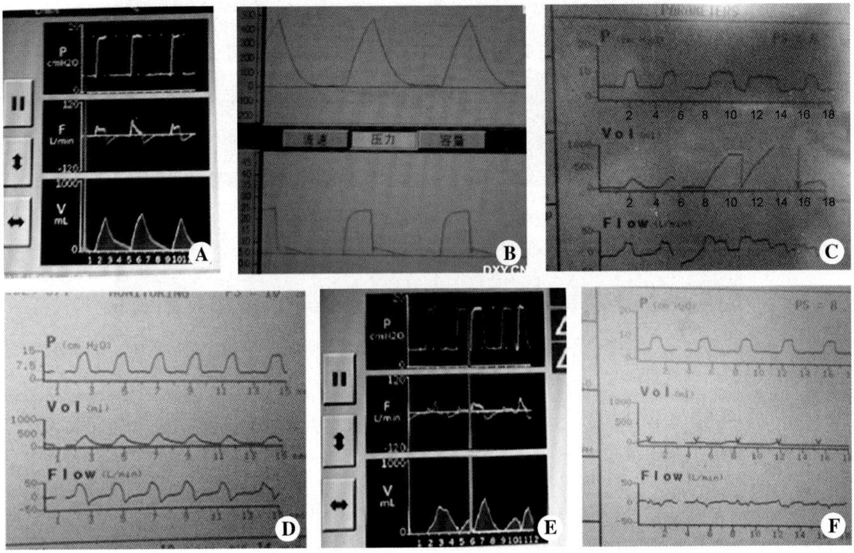

图 9-2　呼吸波形

【常见异常呼吸波形解读】

1. 控制通气与自主通气　最常用的无创通气模式是 S/T 模式，S/T 模式的一串呼吸波形中可以看到这两种波形，一种是红色曲线标注的波形，另一种是蓝色曲线标注的波形（图 9-3）。

红色曲线标注的呼吸吸气时间都是一样的，由呼吸机的“吸气时间”按钮设定。蓝色曲线标注的呼吸吸气时间则可长可短，由患者自行决定。在 V60 呼吸机上一代产品——VISION 无创呼吸机是由小箭头进行标示控制通气，如图 9-3 所示。

S/T 模式下出现红色控制通气的意义：在相当长一段时间内，呼吸机没有感知到患者的自主呼吸。因此启动了控制通气。这段时间有多长，

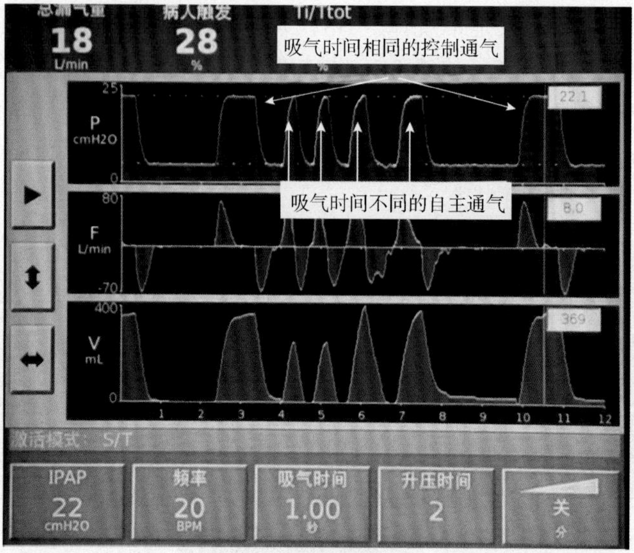

图 9-3 夹板模肺模拟的 S/T 模式中的控制通气和自主通气

取决于呼吸频率的设定，假如呼吸频率设定为 12 次，那么“这段时间”就是 60 ÷ 12=5 秒。

由于无创通气应用于存在自主呼吸的患者，呼吸机应该在患者吸气时送气，患者呼气时停止送气，理论上无创通气中，即便是 S/T 模式，也不应该出现控制通气的波形。由于无创通气需要考虑到患者的舒适性和依从性，吸气压力通常低于有创通气，患者也没有充分镇痛镇静，控制通气可能是在患者呼气期间强制送气，通气效率会明显降低。虽然气道内压力会有变化，但患者潮气量是很低的，如图 9-4 所示。

出现控制通气提示的临床意义：

（1）患者可能存在非常慢的呼吸，或长时间的呼吸暂停，如心力衰竭的潮式呼吸患者。

（2）患者可能存在触发不良，虽然患者有不慢的自主呼吸，但因为某些原因，如自主呼吸微弱、大量漏气，上气道阻塞导致的触发不良，呼吸机无法感知到患者的自主呼吸，呼吸机判断患者没有自主呼吸，给予控制通气。

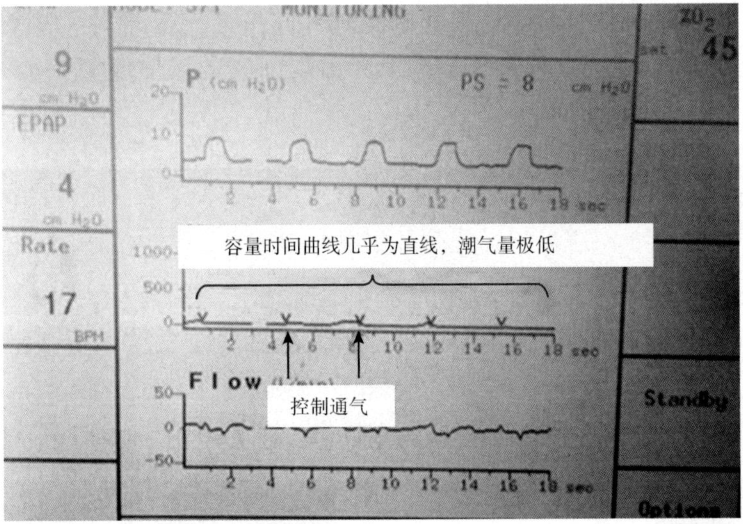

图 9-4　无效的控制通气

2. 漏气　无创通气必然存在漏气。无创呼吸机因为是单管路通气，因此存在呼气阀呈持续漏气现象。漏气的波形在有创呼吸机上表现为容量时间曲线的呼气支不能回到基线，呼出潮气量降低。如图 9-5 所示，红色虚线代表正常情况下容量时间曲线呼气支的走行。

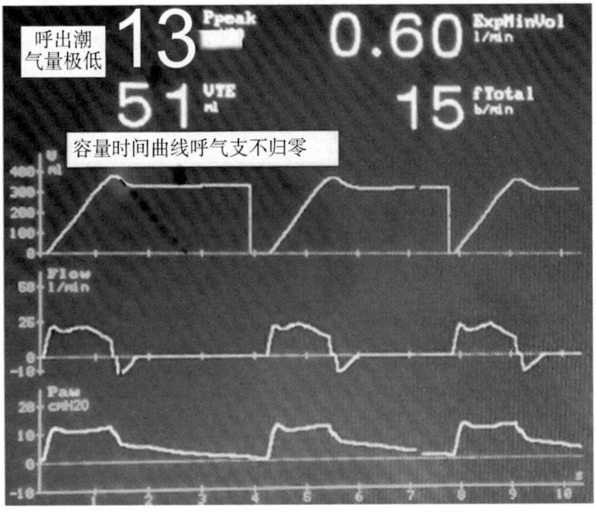

图 9-5　有创呼吸机的漏气波形

而在无创呼吸机上，虽然存在呼气阀持续大量漏气，但呼吸机通过校正，容量时间曲线上并不会出现漏气的波形改变，如图 9-6 所示。

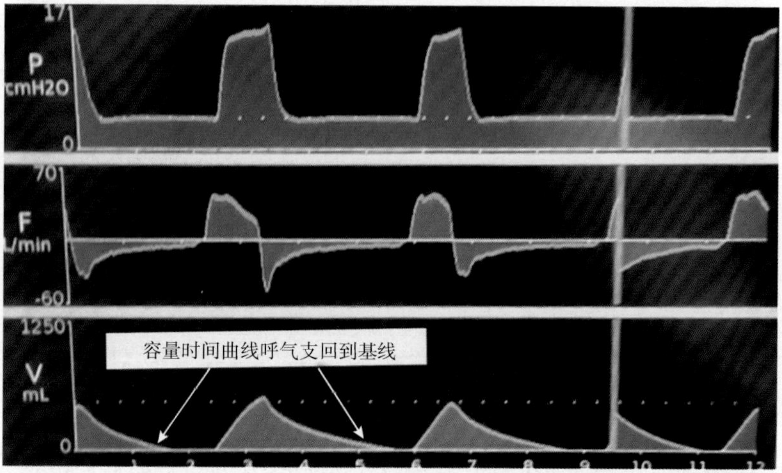

图 9-6　V60 呼吸机容量时间曲线无漏气改变

由于某些原因，如面罩密封不严，漏气增加，容量时间曲线会表现出漏气的波形特点。经过若干个呼吸周期，波形恢复正常，但这并不是说漏气减少，而是呼吸机根据漏气量重新校准呼吸波形，让波形回归正常，漏气实际上并没有减少。

漏气对触发的影响：图 9-7 是针对模肺的通气，不应该有自主呼吸，所以波形均为红色的控制通气。漏气增加后，出现了若干个蓝色的自主通气。对于没有自主呼吸的模肺来说，这些自主通气必然是不正确误触发。呼吸机对于漏气重新校正以后，误触发消失。这说明漏气对于触发是有影响的。

呼吸机的触发指的是呼吸机感知患者吸气、呼气，以此决定何时开始送气，何时停止送气。漏气过多除了降低了呼吸机的支持力度以外，还会造成触发异常，影响人机同步性，如图 9-8 所示。

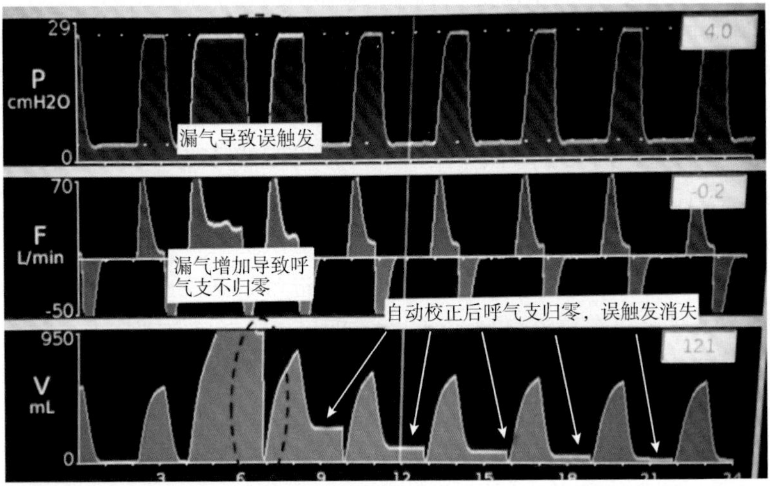

图 9-7　V60 呼吸机对漏气的自动校正（模肺）

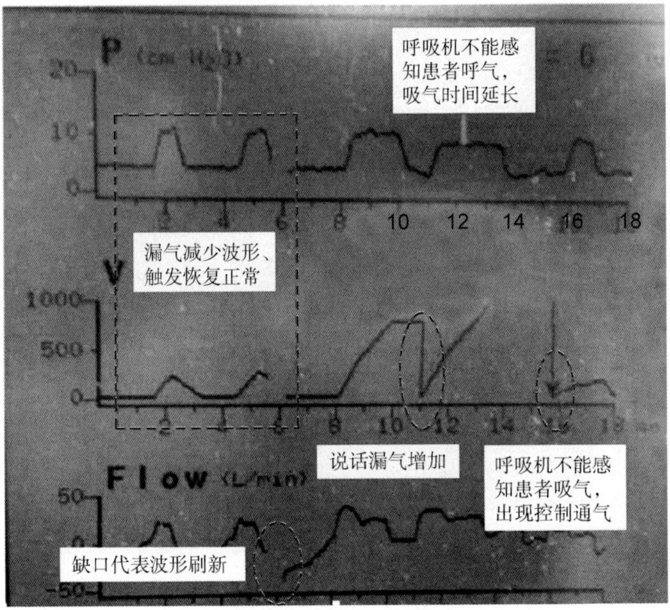

图 9-8　说话造成漏气时的呼吸波形

使用鼻罩的无创通气患者，说话时会经口腔产生大量的漏气。呼吸机无法感知到患者呼气，因此不停地送气，吸气时间很长（呼吸机默认不超过 3 秒），使得吸入潮气量特别高。因为无法感知呼气，所以呼出潮气量无法监测，容量时间曲线无法回到基线。因为漏气呼吸机也无法感知患者吸气，因此在一段时间以后（由设定的呼吸频率决定）呼吸机给予一次有吸气时间限定的控制通气。患者停止说话以后，漏气减少，触发恢复正常，自主通气恢复，吸气时间也恢复正常。

无创呼吸机能够根据稳定的漏气情况进行数据校正，以保证触发的正常。V60 呼吸机在超过 60L/min 的漏气前提下依然可以维持正常的触发。无创通气时允许多少的漏气量，尚无固定值，重要的一个判断标准就是，如果漏气不影响正常的吸气、呼气触发，这个漏气量就是可以接受的。

因为大多数有创呼吸机不具备根据漏气多少及时校正流量的功能，所以漏气对无创通气的影响在有创呼吸机进行无创通气的过程中是体现最明显的，如图 9-9 所示。

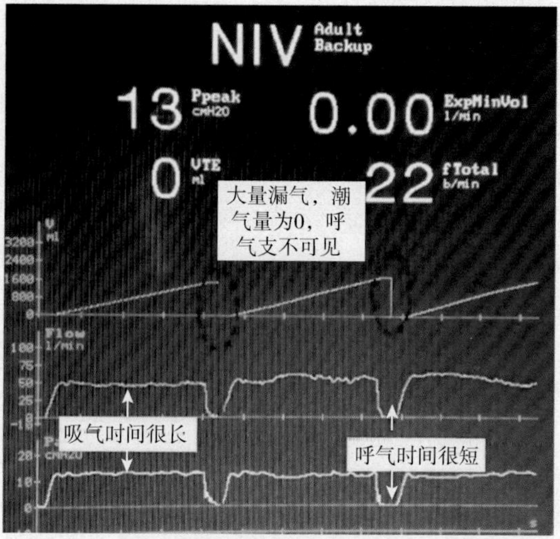

图 9-9 有创呼吸机进行无创通气的波形

波形特点为吸气时间特别长，呼气时间特别短。吸气时间长说明呼吸机不能感知到患者呼气，因此吸气时间特别长，这是呼气触发错误的表现。无创通气模式多采用自主通气模式，如果吸气时间超过 3 ～ 4 秒，呼吸机停止送气，转为呼气，因此在波形上可见长达4秒的吸气时间。呼气时间特别短，说明患者还没有开始吸气，呼吸机就已经开始送气了，这是误触发的表现。

用有创呼吸机进行无创通气，需要根据实际漏气的多少，反复手动校正吸气触发灵敏度和呼气触发灵敏度，才能维持人机同步性，如图9-10所示。

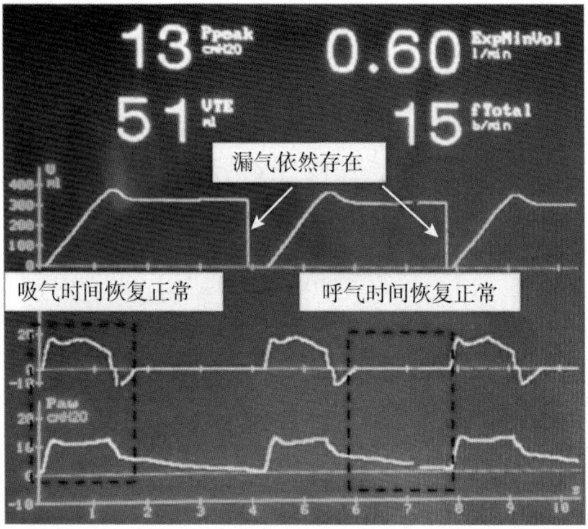

图9-10　校正吸气触发和呼气触发后的波形

经过灵敏度的调节，吸气时间和呼气时间恢复正常，但漏气的波形特点依然存在，容量时间曲线的呼气支没有回归基线。

3. 上气道梗阻　无创通气因为没有气管插管，在患者病情危重，意识模糊时，会出现舌后坠，堵塞上呼吸道，微弱的自主呼吸因此不能触发呼吸机送气，呼吸机出现持续的红色控制通气，且潮气量极低。所以当患者意识模糊，呼吸机出现持续控制通气、潮气量很低时，通常提示患者需要立即气管插管进行有创通气。典型的波形改变类似于图9-4。

4. 参数的不准确性　由于无创通气不可避免地漏气，且漏气量远大于患者的通气量（正常的无创呼吸机通过呼气阀的漏气量通常大于10L/min），因此监测到的患者潮气量是不准确的，如图9-11所示。

该患者为有肺大疱的COPD患者，因为Ⅱ型呼吸衰竭给予无创通气。呼吸机监测到的潮气量仅150ml。很显然，150ml的潮气量甚至没有达到健康人的生理无效腔，假如患者是有创通气的患者，该患者会很快死于通气不足。实际上患者使用这样的参数设置后病情逐渐好转并出院。说明 150ml 潮气量并不是患者真实的潮气量，不能因为看见潮气量偏低就给予患者更高的吸气压力。图 9-11 中提示“病人端漏气量 0”并不包含经呼气阀的大量漏气，只是提示面罩的密封性好。

一味追求潮气量正常可能导致严重的后果，如图 9-12 所示。

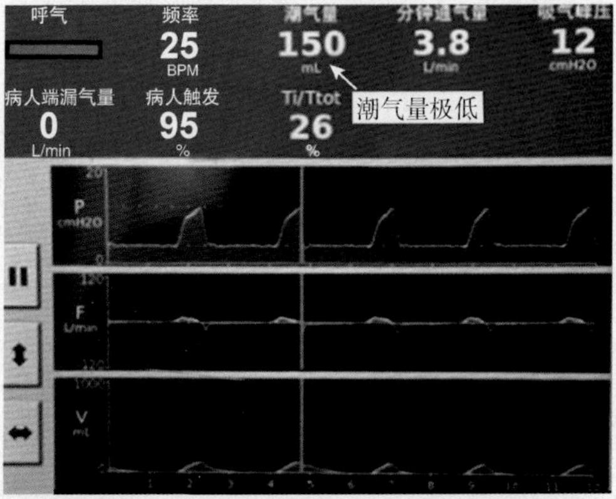

图 9-11　无创呼吸机提示极低的潮气量

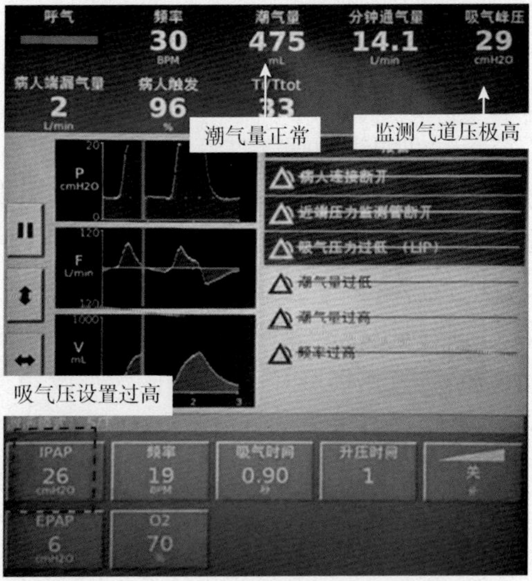

图 9-12　结肠癌晚期患者错误的参数设置

该患者为结肠癌晚期患者，因为Ⅰ型呼吸衰竭而给予无创通气。由于监测潮气量偏低，医生上调压力以达到“正常”的潮气量。此时监测压力达到了 29cmH$_2$O。食管是肌性器官，正常呈闭合状态，食管闭合压 25cmH$_2$O。当口腔内气体压力超过 2cmH$_2$O 时，气体会撑开食管，进入胃肠，导致严重腹胀。该患者在 26cmH$_2$O 的吸气压力通气下出现了严重腹胀，生命体征不平稳。将压力下调至 18cmH$_2$O 后，患者症状逐渐缓解，生命体征恢复正常。需要注意的是，25cmH$_2$O 的食管闭合压只是一个平均值，某些患者 20cmH$_2$O 的压力也会出现腹胀，某些患者 30cmH$_2$O 的压力也不会出现腹胀。在治疗需要较高吸气压力的无创通气患者时，要密切关注患者腹胀情况，出现腹胀需要及时下调压力或留置胃管，胃肠减压。

5. 过度通气潜在风险　针对Ⅰ型呼吸衰竭患者进行无创通气时，患者为了代偿低氧会以较高的分钟通气量进行通气，如图 9-13 所示。

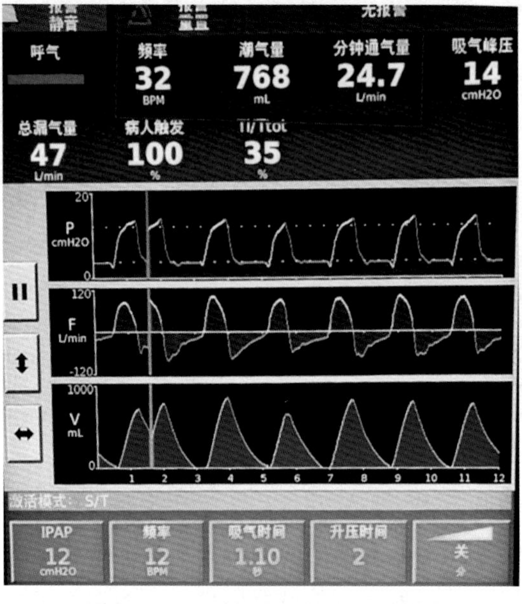

图 9-13　肺水肿患者的无创通气

该患者为肺水肿患者，呼吸波形规律、呼吸机工作正常。但如此高的分钟通气量、呼吸频率、潮气量，提示患者可能存在严重的呼吸费力。

这种用力的呼吸极有可能导致胸腔负压增加，产生过高的跨肺压，从而导致肺的气压伤。因此，当无创通气患者出现很高的分钟通气量时，需要结合查体判断患者有没有呼吸费力，及时气管插管给予有创通气，充分镇痛镇静，实施小潮气量保护性通气策略，避免过高的跨肺压造成气压伤。

6. 硬件故障

（1）压力传感器故障：目前使用最为广泛的飞利浦伟康V60呼吸机、VISION呼吸机均采用患者端的外接压力传感器。冷凝水和痰液可能进入压力传感器导致压力监测失灵，如图9-14所示。

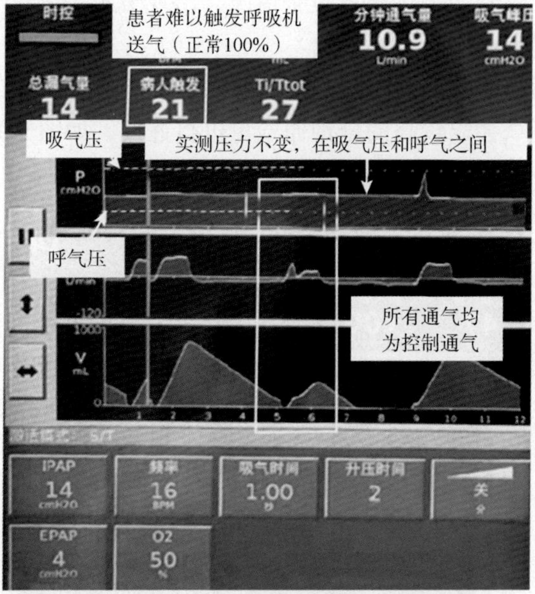

图9-14　压力传感器进水波形

该患者所有呼吸均为红色的控制通气，说明呼吸机无法感知患者的自主呼吸。压力曲线为一直线，说明呼吸机不能感知呼吸机管道内的压力波动，检查压力传感器发现传感器中进水。使用高压氧气冲刷传感器排出传感器液体后，呼吸波形恢复正常，呼吸机正常工作。

（2）流量传感器故障：无创呼吸机流量传感器多为内置，不易损坏。如果出现流量传感器故障，呼吸机会表现为容量时间曲线和流速时间曲线为 0，呈一直线，如图 9-15 所示。

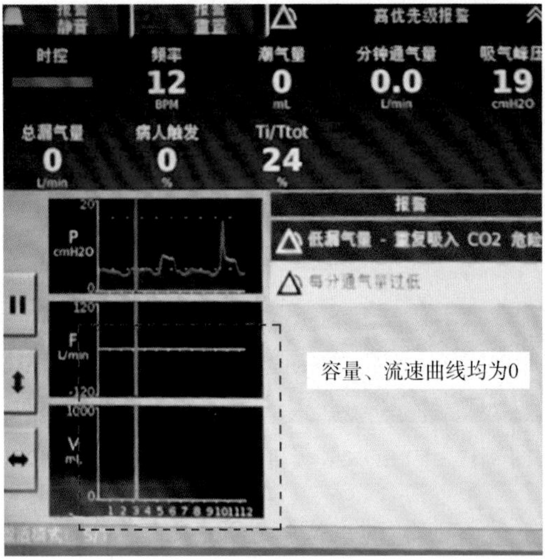

图 9-15　V60 呼吸机流量传感器故障

（3）压力无法达到设定值：这多见于老旧的无创呼吸机，如图 9-16 所示。

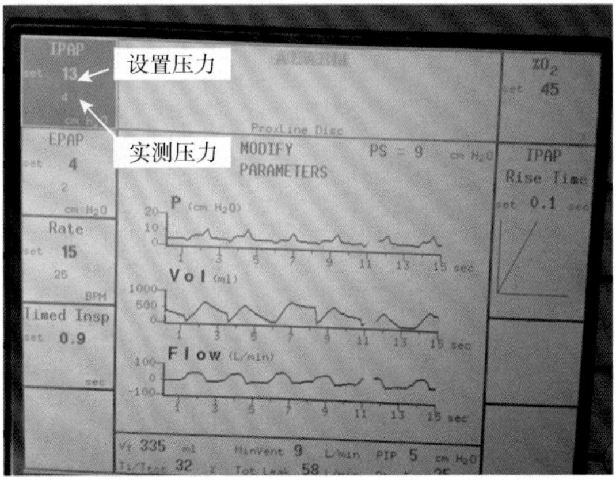

图 9-16　VISION 呼吸机供气压力不足

呼吸机压力设置为 13cmH_2O，实测压力仅为 4cmH_2O。排除漏气过多以后，检查呼吸机进气口，发现空气滤过膜被大量灰尘堵塞，如

图 9-17 所示。

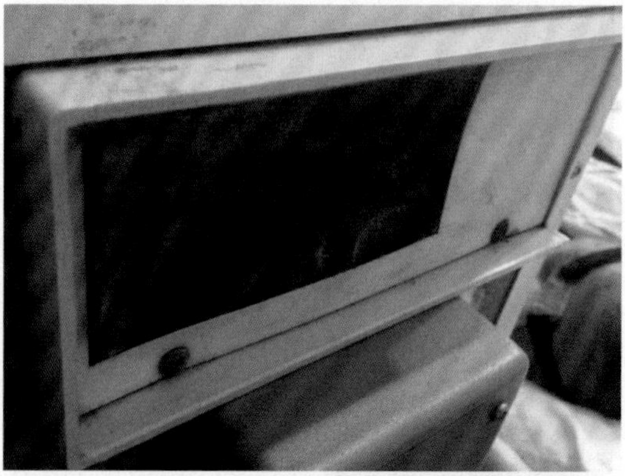

图 9-17 VISION 呼吸机进气口滤膜被灰尘堵塞

更换滤过膜后，呼吸机波形恢复正常，压力达到了设定值，如图 9-18 所示。

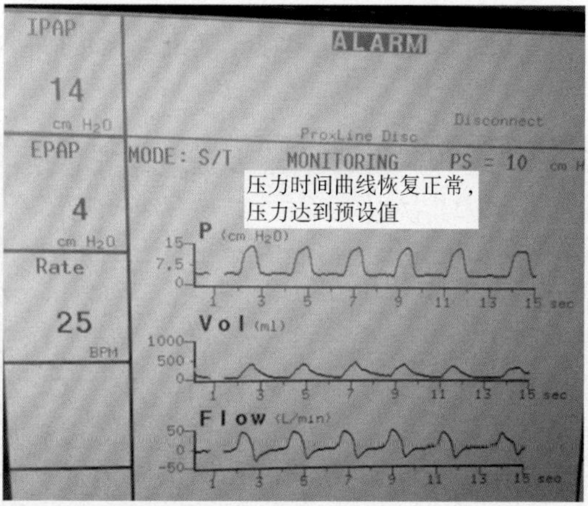

图 9-18 更换滤膜后呼吸机压力达到预设值

【没有波形的呼吸机如何监测】

大多数家用呼吸机是没有呼吸波形的，这并不等于使用更简单。家用呼吸机因为压力、氧气的支持不足，呼吸监测功能不全面，使用风险比大型的医用呼吸机更大。只是因为家用呼吸机应用的患者通常病情较轻，因此呼吸机支持不足、监测功能不全面的问题不会明显地体现出来。目前大量危重患者出院后，需要在家庭给予序贯的无创通气治疗，对于家用呼吸机的监测也要提高重视。

大型医用无创呼吸机存在的问题均会在家用无创呼吸机上体现，如呼吸监测不准、漏气过多、依从性差，其中最为重要的是触发异常。无创呼吸机因为支持力度较低，患者自主呼吸存在，尤其强调人机同步性，力求患者吸气时呼吸机送气（以较高的压力 IPAP 送气），患者呼气时呼吸机不送气（以较低的压力 EPAP 送气）。如果患者吸气时呼吸机不送气，呼气时呼吸机送气，则提示人机不同步，无创呼吸机通气效果差，需要调整呼吸机参数或检查呼吸机管路是否异常。

如果是有波形的呼吸机，人机不同步通常表现为大量的红色控制通气出现，且潮气量低。对于没有波形的呼吸机，则需要通过查体观察人机同步。使用者需要观察患者胸廓起伏与呼吸机送气的音量或呼气阀风力的大小是否匹配。胸廓抬起来呼吸机应该声音大、风力大；胸廓降下去呼吸机应该声音小、风力小。对于声音小的家用无创呼吸机，可以将听诊器放在呼气阀上，更精确地判断呼吸机是否在送气。

由于家用呼吸机大多数时间是在家庭使用，因此通过查体观察人机同步性需要教会患者的陪护人员。当陪护人员发现患者人机不同步无法纠正时，需要及时就诊，不能到了严重呼吸衰竭时才就诊，因此延误治疗时机。

【总结】

呼吸机使用的核心在于呼吸波形的观察。机械通气的知识点都能在呼吸波形中体现。“看不懂呼吸波形，所以就不看”的心态非常常见，也因此造成很多机械通气不良事件发生。学习呼吸波形的技巧就是看见不规律的波形多拍照保存，请上级医护人员分析波形。每一个波形异常的原因都清楚以后，当遇到病情变化时就能通过波形迅速找到问题原因了。

（连亨宁　吴小玲　梁国鹏）

参 考 文 献

梁宗安，2011. 慢性阻塞性肺疾病机械通气策略 [J]. 军医进修学院学报，32（3）：207-209.

夏金根，詹庆元，2011. 正压机械通气的并发症及其防治 [J]. 军医进修学院学报，32（3）：214-216，232.

解立新，刘又宁，2011. 正确评价有创和无创正压机械通气 [J]. 军医进修学院学报，32（3）：201-202.

朱蕾，2012. 机械通气 [M]. 第 3 版 . 上海：上海科学技术出版社 .

Hu XS，Wang Y，Wang ZT，et al.，2017. A comparison of leak compensation in six acute care ventilators during non-invasive ventilation[J].Zhonghua Jie He He Hu Xi Za Zhi，40（2）：90-97.

第十章　无创正压通气过程中的气道管理

【概述】

气道指的是气体进出人体的通道。从解剖学来说，气道从上向下依次为鼻、咽、喉、气管及支气管，它们与肺泡共同组成呼吸系统，是人体重要的器官。无创正压通气是通过鼻面罩将呼吸机与患者相连的辅助通气方式。无创正压通气时，干冷气体刺激导致患者感觉鼻黏膜干燥不适，支气管黏膜上皮细胞的纤毛运动减弱或消失，分泌物黏稠不易排出，也可能诱发气道高反应患者发生气道痉挛，从黏液而造成患者通气治疗依从性降低，甚至加重病情。

【气道管理的目的】

正常的上呼吸道黏膜有加温、加湿、滤过和清除呼吸道内异物的功能。呼吸道只有保持湿润，维持分泌物的适当黏度，才能保持呼吸道黏液-纤毛系统的正常生理功能和防御功能。气道管理的目的为保持呼吸道通畅，保证呼吸道有效湿化，实现呼吸系统正常的通气和换气功能。

痰液黏稠、排痰不畅为无创正压通气的相对禁忌证及常见并发症，因此做好气道管理是实施无创正压通气治疗的必要条件。

【气道管理的方式】

1. 气道廓清技术（airway clearance therapy，ACT）　利用物理或机械方式作用于气流，帮助气管、支气管内的痰液排出，或诱发咳嗽使痰液排出。其最终的目的是排出痰液，减少气道阻塞，改善通气状态，达到优化气体交换的功能。

（1）气道廓清技术的选择

1）主动循环呼吸技术：主动循环呼吸技术（active cycle of breathing techniques，ACBT）使用交替节律或放松的呼吸控制（breathing control，BC）、胸部扩张技术（thoracic expiratory exercises，TEE）来调动分泌物，并结合用力呼气技术（forced expiration technique，FET）促进分泌物排出。

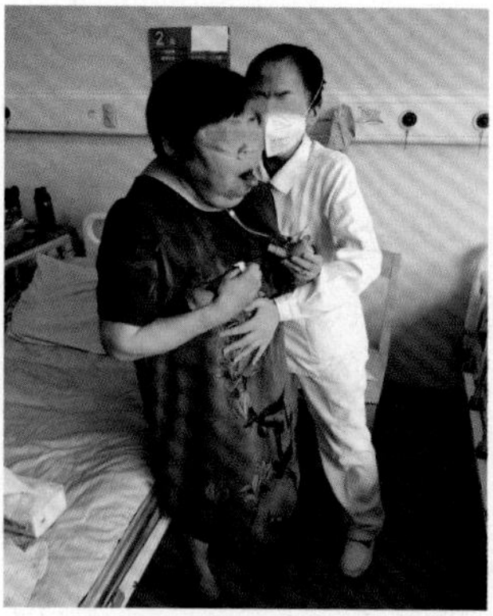

图 10-1 自主引流排痰法

2）引流方式实现气道廓清

A. 自主引流（autogenic drainage，AD）：基于放松和不需要体位引流特定体位下安静呼气的抗呼吸困难技术，通过改变呼气气流，用腹式呼吸来移动分泌物（图 10-1）。

操作要点：背部支撑直立坐在椅子上；利用膈肌或下胸部缓慢吸气，屏气 2 ～ 3 秒；呼气时口腔和声门打开主动呼气；从外周气道清除分泌物时，应指导患者在中等强度吸气后进行较久、较低沉的呵气；清除大气道近端分泌物时，应指导患者在深吸气进行较短、较响亮的呵气。

B. 体位引流（postural drainage，PD）：通过适当的体位摆放，使患者受累肺段内的支气管尽可能地垂直于地面，利用重力的作用使支气管内的分泌物流向气管，然后通过咳嗽排出体外的方法。

操作要点：引流前确定需要引流的肺叶，原则是病变的部位放在高处，引流支气管开口于低处（图 10-2）。每个位置维持 5 ～ 10 分钟，同时接受叩击或震动，3 ～ 5 分钟即可。引流中密切监测血氧饱和度，引流后进行深呼吸和咳嗽。

3）正确掌握叩击及震动方法

A. 叩击：是用杯状手或治疗仪器给胸壁一个外在作用力，使分泌物从支气管壁松动，是一种较传统的气道廓清方式（图 10-3）。

操作要点：患者置于适当的体位引流位置，增强叩击效果；操作者呈杯状手，叩击声音是空的；节律平稳，每分钟＞ 100 次；避免叩击骨突出部位、乳房组织；用薄毛巾或长袍覆盖叩击部位皮肤。

B. 振动：是指双手重叠放置于外胸壁，靠肩部和手臂肌肉用力，在呼气的同时进行振动，帮助分泌物排出（图 10-4）。推荐呼气阶段使用，

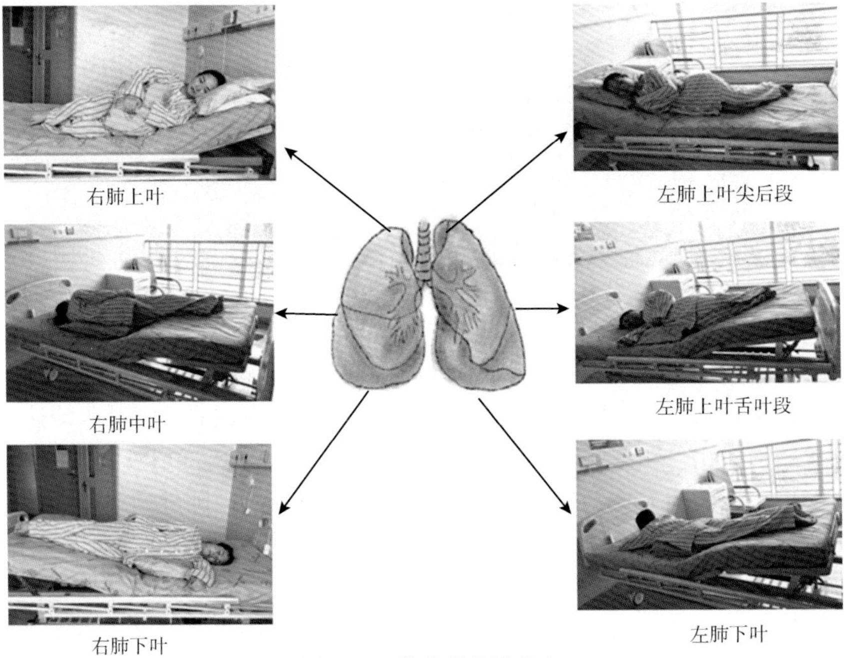

图 10-2　体位引流排痰法

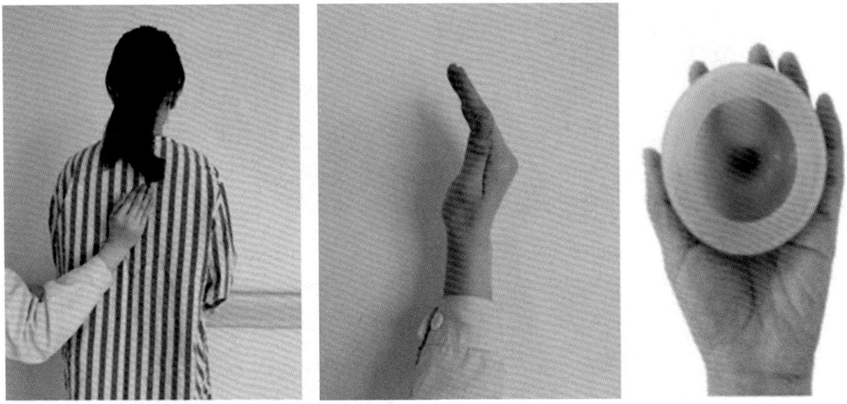

图 10-3　叩击法

患者处于适当的体位引流位置，手放在需要引流的肺叶上方，指导患者深吸气，在吸气末到呼气结束，用缓慢、有节律的弹动按压胸壁。

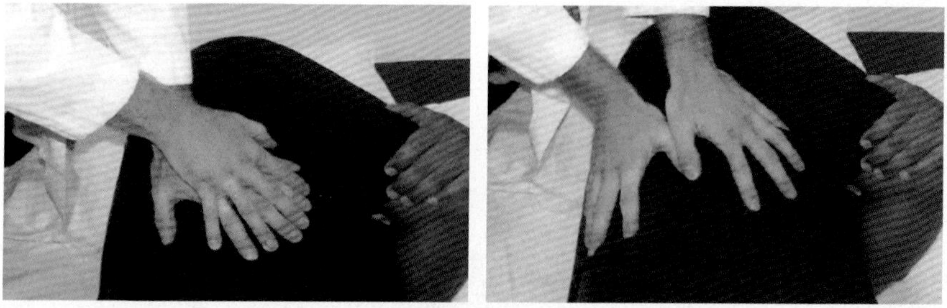

图 10-4　振动法

4）呼气正压排痰法：正常呼气时或通过正压装置呼吸气时，使呼吸道产生振动气流，在打开小气道的同时，使痰液振动并加速呼吸流速，促进痰液排出。正压呼气（positive expiratory pressure，PEP）是指呼气时对抗一定的阻力，产生气道内正压。这可使等压点向肺外周气道移动，阻止小气道的提前陷闭，减少痰液的滞留，并且可以通过旁路通道，增加被痰液堵塞的气道气体流动，促进痰液的排出。

振动 PEP 即在 PEP 的同时产生振动气流，引起呼吸道的振动，使痰液易于脱落排出。振动 PEP 装置主要有 Flutter、Acapella（图 10-5）。

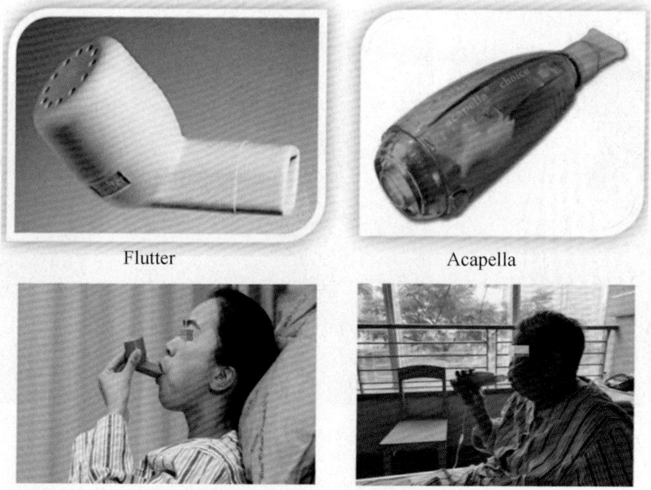

图 10-5　Flutter、Acapella 装置

Flutter 是一种小型、手持，且可产生 PEP 的排痰器，一端是硬质

塑料制成的口型含嘴，另一端是一个塑料质地的保护盖，内含高密度不锈钢球。

Acapella 是一种新型振动 PEP 通气治疗装置，有促进排痰、开放气道的作用，部分型号可同时输送雾化治疗药物，进一步促进痰液稀释排出。

5）高频胸壁振荡排痰法：高频胸壁振荡又称高频胸壁压迫，通过不同的气流速度，呼气流速＞吸气流速，使患者的胸壁发生震动，肺泡深处的痰液在震动下发生松动脱落，呼气和吸气之间的速度差产生剪切力，通过气道壁的纤毛摆动，使黏液从外周移动到中央气道排出（图 10-6）。

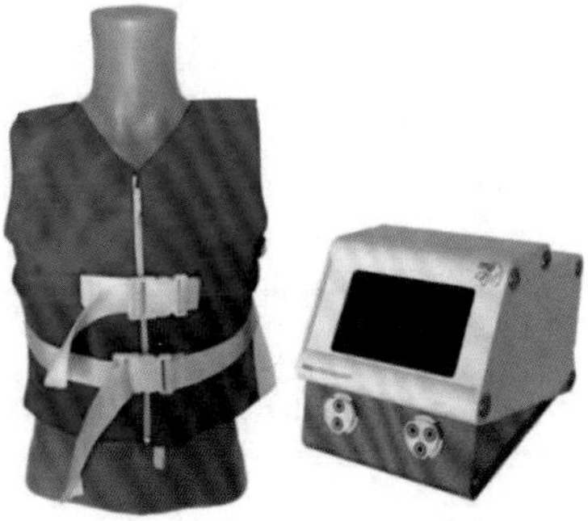

图 10-6 高频胸壁振荡排痰设备

（2）不能自行排痰的患者：掌握吸痰时机，当听诊痰鸣音、观察患者咳痰无力、监测血氧饱和度下降、呼吸机报警气管压力升高，都应该根据情况进行吸痰护理。遵医嘱进行雾化吸入治疗，必要时可行纤维支气管镜吸痰。

（3）误吸、窒息的预防：详见第十一章常见并发症的预防与护理。

2. 保证气道的湿化效果 气道湿化是指应用人工的方法将溶液或水分加热后分散成极细微粒，以增加吸入气体的温湿度，达到湿润气道黏膜、稀释痰液、保持黏液纤毛正常运动和廓清功能的一种方法。根据 GRADE 标准：主动湿化可以增加无创通气患者的依从性和舒适度（推荐级别 2B）。

（1）气道湿化是确保气道通畅的关键：正常情况下，鼻、咽腔、呼吸道黏膜对吸入气体有加温和湿化作用。气体随呼吸进入鼻腔经鼻毛滤过，鼻腔内丰富的毛细血管网及潮湿的黏膜可将吸入气体加温至 30 ～ 34℃，相对湿度可达 80%～ 90%；气体达到隆突时，则可接近体温 37℃，相对湿度可达 95%以上；至肺泡时气体温度可达 37℃，相对湿度可达 100%。气道湿化不足：破坏气道纤毛和黏膜腺；假复层柱状上皮和立方上皮的破坏和扁平化；基膜破坏；器官、支气管黏膜细胞膜和细胞质的变形。

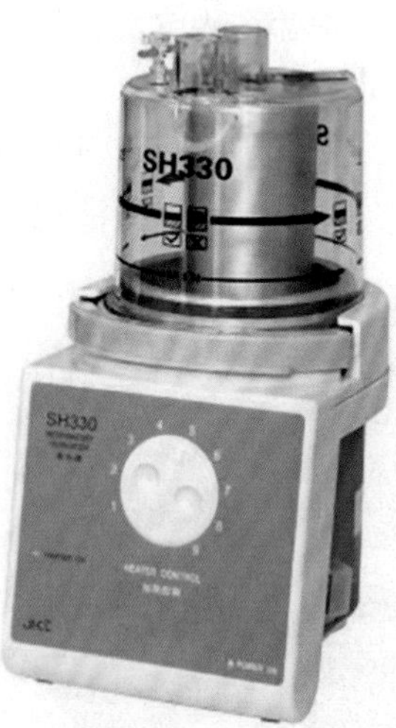

图 10-7 加热型湿化器

（2）湿化方式：加热型湿化器、热湿交换器、雾化加湿、空气湿化等。

1）加热型湿化器：将湿化液加热，产生水蒸气，与吸入气体进行混合，从而达到对吸入气体进行加温、加湿的目的。现在呼吸机上多装有电热恒温蒸汽发生器，其湿化效率受到吸入气体的量、气水接触面积和接触时间、水温及病室环境温湿度等因素的影响（图 10-7）。

加热型湿化器湿化效果的观察指标包括痰液的黏稠程度、口腔干燥的情况、面罩冷凝水的形成及患者的主诉等。

目前评价湿化效果的指标，主要通过患者气道分泌物的黏稠度与主客观观察指标来评价。痰液黏稠度判断标准如下：Ⅰ度痰液如米汤样或泡沫样，吸痰后玻璃接头内壁上无痰液滞留；Ⅱ度痰液较Ⅰ度黏稠，吸痰后有少量痰液滞留在玻璃接头内壁，易被水冲洗干净；Ⅲ度痰液外观明显黏稠，常呈黄色，玻璃接头内壁上滞留大量痰液，且不易被水冲洗。

现阶段临床上应以科学、客观的评价方法为准，利用整体性综合评价方法来判断湿化效果，其条目涵盖患者的安静舒适、肺部听诊、气道分泌物黏稠度、生命体征与血氧情况等进行综合评价。

2）热湿交换器（人工鼻）：由数层吸水材料及亲水化合物制成的细孔网纱结构的过滤器。它能模拟鼻的功能，将呼出气体中的热和水汽收集并保留下来，通过呼出气体中的热量和水分，在一定程度上对吸入气体进行加温和湿化，减少呼吸道失水。其优点包括使用方便、安全、卫生（VAP 发生率降低）、经济、避免湿化不足或过度。广泛应用于急诊、麻醉、转运、ICU 短期通气患者、脱机锻炼、呼吸道传染病（结核、非典型肺炎）等。但是，热湿交换器不同于主动加温加湿装置（加热型湿化器），它是组成呼吸环路的一部分，直接影响气道阻力和设备无效腔。由于湿化效率低、无效腔（10 ～ 90ml）及气道阻力大，根据 GRADE 标准：对于小潮气量患者，如应用肺保护性策略时，不推荐使用热湿交换器进行气道湿化，因为这样会导致额外无效腔的产生，增加通气需求及 $PaCO_2$（推荐级别 2B）。此外，脱水患者、分泌物黏稠且量大的患者、低体温患者、正接受雾化治疗应尽量避免使用。应注意热湿交换器的使用不建议超过 48 小时，如发现其被任何形式的液体污染，需要立即更换。建议应用热湿交换器以预防呼吸机相关性肺炎的发生（推荐级别 2B）（图 10-8）。

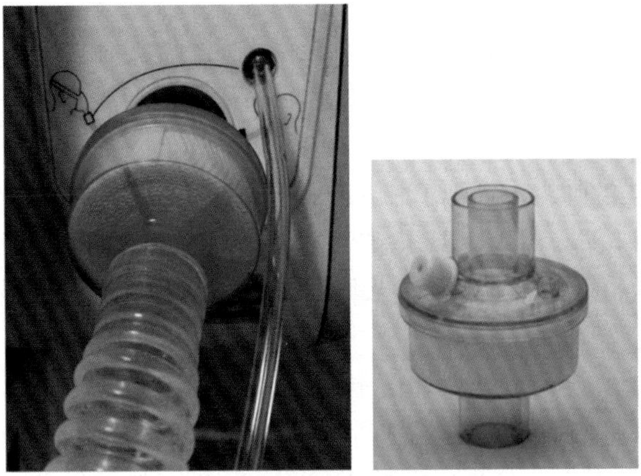

图 10-8　热湿交换器

3）雾化加湿：利用射流原理将湿化液或药液撞击成微小颗粒，悬浮在吸入气流中一起进入气道而达湿化气道的目的。与加热蒸汽湿化相比，雾化产生的雾滴不同于蒸汽，水蒸气受到温度的限制，而雾滴则与温度无关，颗粒越多，密度越大。推荐小雾量、短时间、间歇雾化法，可增加呼吸道黏膜的药物作用浓度，达到局部预防、治疗感染的目的；避免雾化时间过长，雾化液微粒进入终末气道过多而导致肺不张，增加肺内分流，引起患者血氧分压下降。

4）空气的湿化：选择空气湿化器放置于床头，使水分蒸发，提升空气湿度；采用拖地、洒水等方式经常湿润地面，维持室内温度 22℃，相对湿度 60%，但需要预防患者跌倒。

（3）湿化量：一般认为长期湿化的患者每天的湿化量 350 ～ 500ml，老年患者每天的湿化量在 200 ～ 300ml 为宜。确切的湿化量必须根据室温、空气湿度、通气量大小、体温、患者的出入量、痰液的量和性状进行适当调整。

（4）湿化液种类：临床上最常用的湿化液有灭菌注射用水、生理盐水、低渗盐水等。

1）生理盐水：是一种等渗溶液，稀释痰液的能力比低渗液差。它对呼吸道黏膜刺激性小，在一定程度上可以减轻因痰液淤积造成的感染。但是，由于水分蒸发，盐分沉积在肺泡及支气管而形成高渗状态，引起支气管水肿，加重呼吸困难。

2）灭菌注射用水：为低渗液体，因不含杂质而被广泛用于呼吸机常规湿化（加入湿化罐内）。其对痰液的稀释能力较强，利于保持呼吸道纤毛运动功能，稀释痰液，易于咳出。但是长时间使用可导致气管黏膜和支气管黏膜的肺组织细胞水肿，进而增加了气道阻力，降低了通气效果。

3）低渗盐水（0.45%氯化钠）：0.45%氯化钠为低弱酸性。通过气道内再浓缩，接近生理盐水，无刺激，不增加气道阻力，湿化气道，稀释黏稠痰液。

4）1. 25%碳酸氢钠：局部形成弱碱性环境，可使痰痂软化，黏痰变稀薄，可促进黏蛋白降解，抑制真菌生长；能改善气道酸性环境，降低黏液痰的吸附力，加强内源性蛋白酶的活性与纤毛运动，利于痰液稀释和炎症的吸收。但是当用量过大时可造成组织水肿及缺氧加重、碱中毒等不良反应。

实验证明，灭菌注射用水和低渗盐水湿化效果优于生理盐水，1.25%碳酸氢钠作为湿化液，其碱性具有皂化功能，可使痰痂软化，痰液变稀薄，其湿化效果也明显优于生理盐水。此外，真菌在碱性环境中不宜生存，故碳酸氢钠还有抑制真菌生长的作用。

（5）湿化效果判定：气道湿化效果判定标准如下所述。

1）湿化满意：痰液稀薄，能顺利吸出或咳出；气管内无痰栓，无结痂，听诊气管内无干鸣音或大量痰鸣音；呼吸道通畅，患者安静。

2）湿化过度：痰液过度稀薄，需不断吸引；听诊气管内痰鸣音多；患者频繁咳嗽，烦躁不安，发绀严重，血氧饱和度下降及心率、血压等改变。

3）湿化不足：分泌物黏稠，不易咳出或吸出；听诊气道内有干鸣音；气管内可形成痰痂；出现吸气性呼吸困难、烦躁、发绀及血氧饱和度下降。

3. 特别提示

（1）痰液管理：需指导患者及照护者掌握摘取鼻面罩的方法，以便将痰液咳出至痰杯中；如患者基础疾病为传染性疾病，应在有盖痰杯及冷凝水收集装置中增加含氯消毒制剂并及时倾倒，防止随意吐痰使痰液在空气中挥发，导致交叉感染。

（2）气道密闭：避免过多的无意漏气，才能保证气体充分湿化后送入呼吸道，从而防止口咽干燥，利于痰液排出。

（3）保证足够的水分摄入：指导患者经口间歇性饮水的方法，病情允许的情况下，保证充足的饮水量，不能自行饮水者可通过鼻饲管注入或静脉输入。

无创通气治疗时正确、合理、规范的实施气道管理，不仅有利于相关并发症的预防，保障治疗顺利进行，促进患者早日康复；同时，也提高了患者的生命质量，有较好的社会效益。

（徐　玲　曹晓琳　万群芳）

温湿化管理　　气道管理

参考文献

陈敏，朱慕云，2017. 振动 PEP 排痰法在慢阻肺患者肺康复中的应用研究进展 [J]. 临床肺科杂志，22（7）：1323-1326.

姜凤娅，李凤娴，戴月琴，2019. 正压呼气设备在肺部手术病人围术期管理中的应用效果观察 [J]. 护理研究，33（4）：639-643.

柯琼芳，廖红丽，2019. 高频率叩背联合手法震动按压对胸腔镜下肺叶切除术后排痰效果及并发症的影响 [J]. 临床肺科杂志，24（7）：1196-1198，1203.

徐春明，邹文燕，钱文霞，2018. 震荡呼气期正压对支气管扩张症患者气道清理的作用 [J]. 中外医学研究，16（31）：19-21.

Fagevik Olsén M，Lannefors L，Westerdahl E，2015. Positive expiratory pressure-common clinical applications and physiological effects[J]. Respir Med，109（3）：297-307.

Svenningsen S，Paulin GA，Sheikh K，et al，2016.Oscillatory positive expiratory pressure in chronic obstructive pulmonary disease[J]. COPD，13（1）：66-74.

第十一章　常见并发症的预防与护理

【现状】

无创通气治疗常见的并发症有口咽干燥、胃肠胀气、压疮、误吸、排痰障碍、恐惧（幽闭症）、睡眠性上气道阻塞等，部分患者可能还会存在眼部不适或刺激性结膜炎等情况。发生上述并发症后轻则导致患者不适，重则可致治疗中断，因此，积极预防并发症尤为重要。

【并发症预防及护理】

1. 恐惧、紧张　大部分患者在使用无创呼吸机辅助通气时都存在不同程度的焦虑、紧张，尤其是首次带机患者。对于清醒合作者在带机前需进行充分解释与沟通，使患者知晓治疗目的及呼吸机工作原理，强调呼吸机会自动感知患者吸气与呼气的变化而自动跟随患者切换送气压力，不需患者刻意配合呼吸机。患者对治疗方式的陌生感是导致恐惧的主要原因，病情允许的情况下，可开机送气后让患者用双手感知气流大小或先把通气介质佩戴好（氧气管供氧），待患者适应后再接呼吸机进行通气治疗。初次带机前半小时医护人员的床旁守护将显著提升患者的安全感及依从性。教会患者简单的手语沟通，如图 11-1 所示，以保证患者基本生理需求得以及时满足。

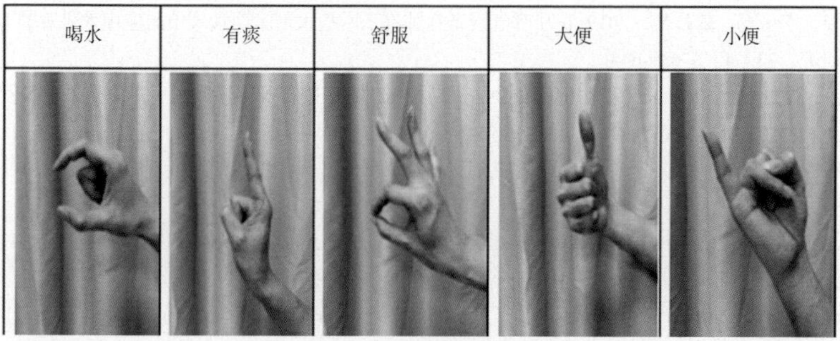

图 11-1　手语沟通图

2. 胃肠胀气　腹胀是 NPPV 最常见的不良反应，发生率为 21%～46%。

常见发生原因：

（1）通气过程中张口呼吸或反复的吞气。

（2）上气道压力超过食管贲门括约肌的压力。正常人静态贲门括约肌压力为 18.3 ～ 22cmH_2O（1cm H_2O=0.098kPa），当面罩内压力＞18.3cmH_2O，在通气过程中可打开贲门括约肌，增加患者吞气发生概率而发生胃肠胀气，加之无创通气治疗的患者由于多种原因导致胃肠动力不足，更易出现逐渐加重的胃肠胀气，最终致膈肌上移影响肺通气效果。

对策及护理：

（1）避免吸气压力过高（＜ 25cmH_2O）。

（2）嘱患者经鼻吸气，用嘴呼气，避免吞气。

（3）避免碳酸饮料及产气食物的摄入。

（4）顺时针方向按摩腹部及小茴香外敷。

（5）增加胃肠动力药物的使用。

（6）必要时留置胃管进行胃肠减压或肛管排气。

3. 压疮　NPPV 治疗时，由于鼻面部皮下组织少、局部皮肤长期受压易发生压力性损伤。研究显示，面罩通气数小时，皮肤损伤发生率 2%～ 23%，持续面罩通气 48 小时以上皮肤损伤率高达 70%，影响因素包括鼻面罩型号不合适、头带固定过紧、持续时间过长。偶见头带固定不当导致后颈部、耳廓及周围压疮的发生。

对策及护理：

（1）预防性使用减压贴。大量研究及临床实践证明：无创通气治疗时使用减压贴（水胶体敷料或泡沫敷料）以保护受压部位皮肤，可避免或降低鼻面部压疮的发生概率。减压贴需根据受压部位进行合理剪裁（图 11-2）。

（2）经济条件及病情允许的患者可选用枕形鼻塞（图 11-3）。

（3）呼吸机管路的正确固定。治疗时管道坠于床旁，使受压部位的压力增加，更易发生压疮，应注意避免（图 11-4）。

（4）增强营养摄入，提升机体及局部组织抵抗力。

（5）临床上，虽然采取了积极的预防措施，仍不可杜绝受压部位压疮的发生，发生后需积极处理，以减轻患者痛苦，必要时可请伤口护士会诊。

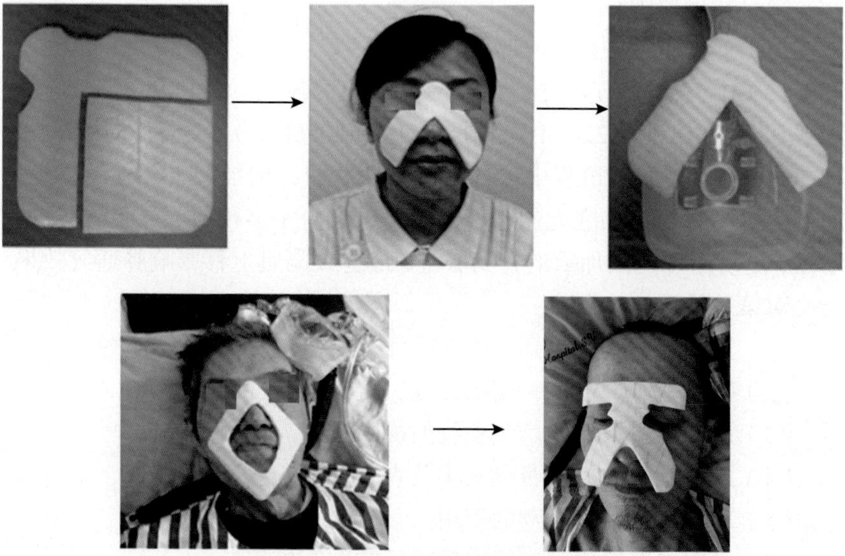

图 11-2　敷料的应用

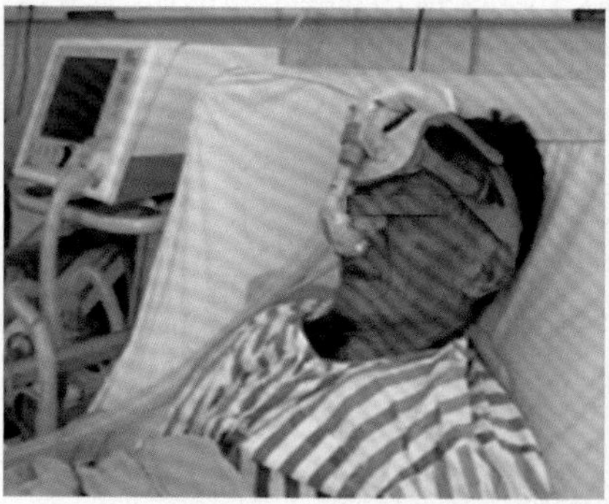

图 11-3　枕形鼻塞

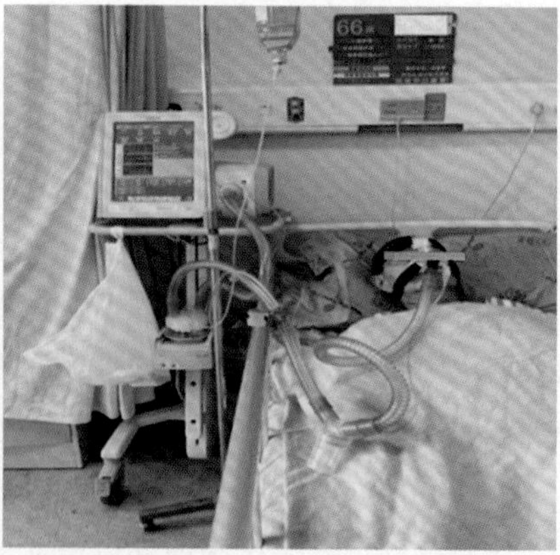

图 11-4　通气治疗过程中管道的固定

4. 误吸　口咽部分泌物、反流的胃内容物或呕吐物容易造成患者误吸，尤其是高龄、气道反应性降低者。

对策及护理：

（1）带机前应向患者及家属进行预防误吸的相关知识宣教。

（2）病情许可的情况下尽量使用鼻罩，因为鼻罩具有无效腔小、说话不受影响、呕吐时不易引起误吸的优点。

（3）体位：床头抬高至少 30° 以上，但注意骶尾部受压皮肤的保护。

（4）不带机进餐，进餐半小时后带机。

（5）必要时安置保留胃管。

（6）鼻饲患者每次管饲前须确定胃管位置，无误后才可管饲。

（7）管饲前评估有无胃潴留。鼻饲患者应在管饲前回抽并排空胃内容物，若鼻饲次数、量趋于正常的患者，管饲前回抽胃内容物超过 50ml 时应警惕胃潴留，可适当减少每次的鼻饲量、加用促进胃动力的药物或持续滴注营养液，均可降低胃潴留的发生，有利于减少误吸的危险性。若呕吐物为 4 ～ 6 小时以前摄入的食物确定为胃潴留；空腹 8 小时以上胃内残留量＞ 200ml 者也可诊断胃潴留，此时不可盲目管饲，应暂禁食，并查明胃潴留原因，避免发生呕吐、误吸。

（8）若患者在进食后带机时发生呕吐、误吸征兆时，需立即脱机、吸痰保持气道通畅，必要时行气管插管。强调的是，部分患者由于咳嗽反射弱，误吸时无明显呛咳，仅有血氧饱和度下降、发绀；也有极个别患者仅表现为气道吸引出类似鼻饲液的物质，此时应高度怀疑有误吸或气管食管瘘发生，需做进一步检查。

5. 口 / 鼻咽部干燥　实施无创通气的患者病情危重，无创通气压力较高，再加上患者呼吸频率快，每分钟通气量（MV）通常能达到 30 ～ 120L/min。人体生理气道无法对大量干燥气体进行足够的加温、湿化，使得患者口 / 鼻咽部干燥，痰液黏稠，黏液-纤毛防御系统损害，轻者治疗依从性下降，重者导致无创通气失败。

对策及护理：

（1）减少面罩漏气或指导患者经口间歇性饮水可防止口咽干燥。

（2）无创呼吸机均配置了加温湿化装置，使吸入气体湿度达到 60%～ 70%（相对湿度 100%），日常护理中，可根据管道的积水、痰液性质、患者主诉等判断湿化是否合理。

（3）空气湿化法是一种间接的湿化方法，利用加湿器或直接加热

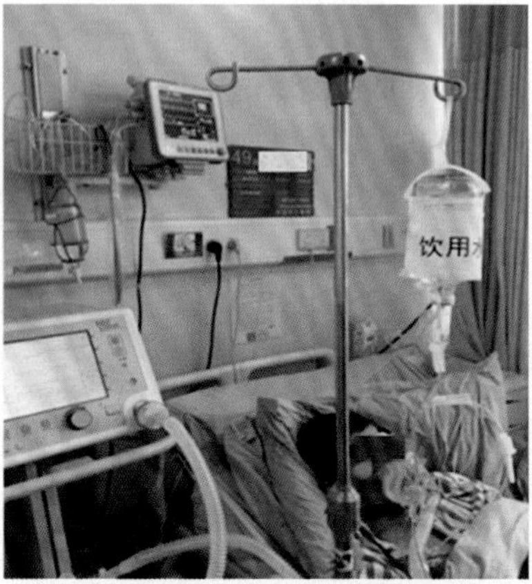

图 11-5　改良饮水装置

成蒸汽来湿化空气，湿化水不少于250ml/h。维持室内温度 22℃，相对湿度 60%。

（4）鼻部滴注生理盐水或清鱼肝油，以缓解呼吸道黏膜干燥。

（5）临床上常见晚期肺纤维化患者，虽然神志清楚，但由于病情导致完全不能脱机饮水，口咽部干燥明显且未安置保留胃管，可通过改良输液管饮水（图 11-5）。

6. 排痰障碍　佩戴无创呼吸机时，患者咳嗽气流受限，可能导致咳嗽效能下降，排痰困难，分泌物阻塞（图 11-6）。

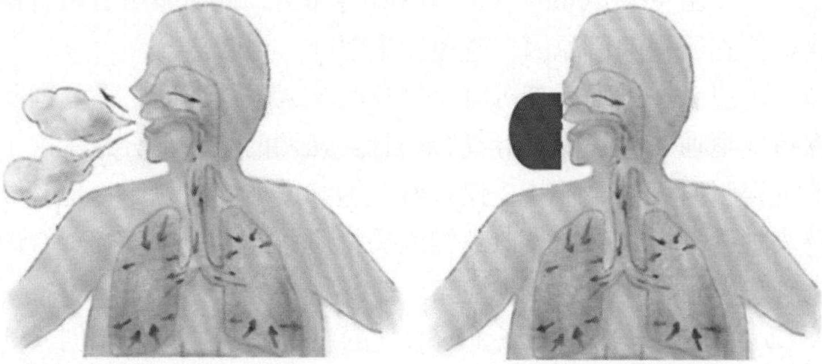

图 11-6　正常咳嗽与无创通气下的咳嗽的比较

对策及护理：

（1）NPPV 治疗间歇指导患者有效咳嗽排痰。病情允许的患者，可指导其进行自主引流、主动循环呼吸技术（ACBT）或借助辅助排痰器具，以促进气道分泌物的排出（详见气道管理章节）。

（2）遵医嘱行雾化吸入。

（3）必要时使用吸痰管负压吸痰或经床旁纤维支气管镜吸痰。

7. 幽闭症　属于恐惧症中较为常见的一种，是对封闭空间的一种焦虑症。

常见原因：

（1）解释说明不到位。

（2）对患者鼓励不足。

（3）参数设置不当。

（4）部分患者对戴面罩有恐惧心理。尤其是口鼻面罩有恐惧心理，感觉佩戴面罩后反而缺少空气、氧气的吸入，从而导致紧张或不接受 NPPV 治疗。

对策及护理：

（1）带机前耐心讲解呼吸机的作用、注意事项、不良反应及有效措施，减少患者紧张、焦虑情绪。

（2）可以让患者先观察其他成功地应用 NPPV 治疗的患者或先试戴普通面罩，待患者接受后再更换为无创通气面罩（仅适用于病情允许的患者），此有利于增强患者的信心和接受性。

（3）告知患者紧急情况下面罩连接和摘除的方法。

（4）首次带机，最初 30 分钟的床旁陪护和呼吸指导。

（5）提供纸、笔和画板，让患者把自己的要求或不适简单表达。

（6）告知患者血气指标改善情况，增强信心。

8. 漏气　是 NPPV 治疗中常见并发症之一。发生漏气容易导致带机触发困难、人机不同步和气流过大等，使患者感觉带机不适，从而影响治疗效果。漏气分以下两种情况（图 11-7）。

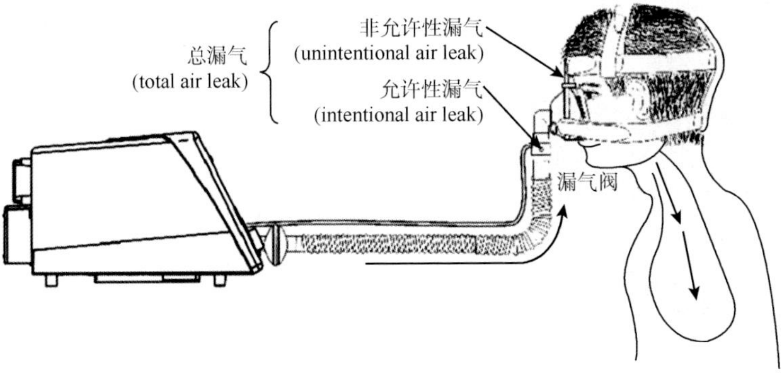

图 11-7　漏气

允许性漏气（有意漏气）：是指为避免重复呼吸，在面罩上及环路中设计呼气阀，产生的漏气量是故意的，其漏气量与其大小和设定的吸气压力或平均吸气流量成正比。

非允许性漏气（无意漏气）：是指通过面罩与皮肤的接触处及佩戴鼻罩者张口呼吸等产生的漏气量，其漏气量是未知的，在通气过程中，非允许漏气可导致触发延迟及切换困难，增加人机对抗，应尽量避免。

对策及护理：

（1）关于呼吸机的处理

1）不同品牌呼吸机呼气装置避免混用。

2）检查管路密闭性，集水杯倾倒后及时关闭。

3）定期检查管道有无破损。

4）不可常规打开面罩多功能小孔。

（2）关于患者的处理

1）缺齿患者尽量选择口鼻面罩式全面罩。

2）在面部消瘦患者的脸颊与面罩压缘之间垫减压贴。

3）用鼻罩时尝试使用下颌托协助封闭口腔。

4）根据患者脸型、疾病特点选择合适鼻面罩。

（3）3D 打印面罩“私人订制”：随着科技的发展，将实现利用 3D 扫描技术识别患者面部特点，然后进行 3D 建模及模型打印，最终做出完全符合患者面部特征需求的呼吸面罩（图 11-8）。

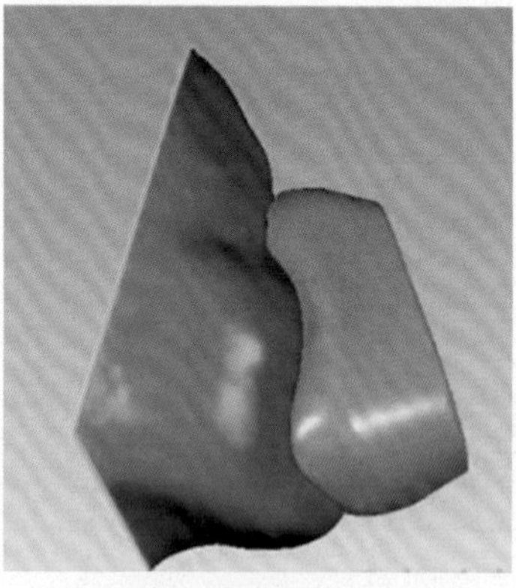

图 11-8 私人订制——3D 扫描技术

9. 睡眠性上气道阻塞 睡眠状态下，因上气道肌肉松弛可能会出现类似阻塞性睡眠呼吸暂停低通气的表现，使送气时间明显缩短，潮气量下降，影响疗效，表现为患者入睡后出现憋醒。

对策及护理：

（1）采用侧卧位通气。

（2）应用下颌托。

（3）睡眠时增加 EPAP（PEEP）水平。

（4）紧急情况时用口咽通气管、鼻咽通气管开放上气道。

10. 刺激性结膜炎

常见原因：主要是通气过程中固定带佩戴过松或鼻 / 面罩固定时导致下眼睑外翻，面罩与鼻梁部漏气刺激结膜，引起结膜充血干燥。

对策及护理：根据患者鼻面部特点、胖瘦程度等选择通气面罩，并且固定带佩戴松紧适宜，尽量避免面罩与鼻梁部漏气，佩戴好后嘱患者做睁 / 闭眼动作，观察有无眼睑外翻。同时保持无创呼吸机的温湿化以减少干燥气体的刺激。对于已发生结膜炎的患者可使用抗生素滴眼液或者减轻结膜干燥的滴眼液。

（王　新　曾奕华　曹晓琳）

减压贴的使用

参考文献

陈晓洁，张艳卿，房玮，等，2019. 自制防压疮棉罩应用于无创通气序贯治疗的循证实践 [J]. 中华危重病急救医学，1（31）：118-121.

付倩倩，2018. 集束化护理在预防呼吸衰竭患者呼吸机面罩所致不良反应的应用 [J]. 实用临床医药杂志，22（4）：27-30.

李婧闻，朱仕超，张慧，等，2019. 呼吸机相关事件及其预防的研究进展 [J]. 中国感染控制杂志，18（2）：175-180.

宋莉莉，翟艳芳，2018. 无创呼吸机面罩压疮发生的危险因素及预防进展 [J]. 中国护理管理，18（6）：813-816.

徐国娜，2018. 心理干预对呼吸衰竭患者无创呼吸机通气治疗依从性及血气分析的影响 [J]. 中国急救复苏与灾害医学杂志，1（1）：22-24.

杨艳，2019.AECOPD 患者使用无创呼吸机出现不适的原因及护理对策 [J]. 中外医学研究，17（7）：90-91.

张新超，钱传云，张劲农，等，2019. 无创正压通气急诊临床实践专家共识（2018）[J]. 临床急诊杂志，20（1）：1-12.

周春香，唐静华，叶惠芳，等，2017. 呼吸衰竭行无创呼吸机治疗患者的舒适化心理护理 [J]. 护理学杂志，32（1）：72-74.

第十二章　常见报警原因及处理

呼吸机报警是机械通气中经常发生的问题，在无创正压通气治疗中，呼吸机报警可提示患者带机过程中出现的呼吸机系统问题或患者病情变化，作为医护人员应予以及时处理。如果处理不当，不仅影响呼吸机的使用，还可能危及患者生命。因此，正确判断和及时排除报警是极为重要的。医护人员掌握导致呼吸机报警的各种原因及正确处理方法是保证患者治疗安全性和有效性的必要条件。

【呼吸机报警的分类】

1. 美国呼吸治疗学会（AARC）已推荐将呼吸机的报警按其优先和紧迫程度分为下述三级。

（1）一级报警：立即危及生命的情况（重要，需紧急处理）。

特点：报警声持续响起，音调高，报警灯光持续闪烁。

常见报警原因：呼吸机断电、窒息报警、呼吸机内部故障、呼吸机气源压力不足，管道脱落报警、压力管脱落报警、失去压力报警等。

（2）二级报警：可能危及生命的情况（重要，需及时处理）。

特点：报警声间断响起，音调较柔和，报警灯光间断闪烁。

常见报警原因：低压报警、高压报警、低呼吸频率报警、高呼吸频率报警、低分钟通气量报警、高分钟通气量报警、低氧流量报警等。

（3）三级报警：不危及生命的情况（不重要，但需关注处理）。

特点：仅有灯光闪烁，无报警声。

常见报警原因：呼吸机维护。

2. 根据报警原因可分为系统报警和非系统报警。

（1）系统报警：主要是主机检查及运行情况的报警，报警不可调节，应及时通知专业工程师维修，如电源、内置电源报警。

（2）非系统报警：主要是监测患者参数的报警，这些报警可以根据患者治疗需要在报警调节屏进行修改，如呼吸频率报警、压力报警、分钟通气量报警等。强调的是，应根据每例患者具体情况合理设置报警上、下限，避免报警线设置外围过宽，起不到警示并及时发现并处理异常情况的目的。

【常见报警原因分析及处理】

无创呼吸机报警原因主要为患者原因、机器原因、回路问题、气道问题、人为因素。呼吸机报警项目：①压力报警，包括气道高压报警、气道低压报警；②容量（呼出潮气量）报警，分为潮气量低限或高限报警；③分钟通气量报警，分为分钟通气量低限报警或高限报警；④频率报警，包括通气频率高限或低限报警；⑤窒息报警；⑥气源报警；⑦电源报警；⑧湿化器报警等。下面就报警项目对呼吸机报警的原因及处理做一简要概述。

1. 压力报警　是呼吸机具有的重要保护装置，主要用于对患者气道压力的监测。报警参数的设置主要依据患者正常情况下的气道压水平。高压设置通常较实际吸气峰压高 10cmH_2O，限定值一般不超过 45cm-H_2O。低压设定在能保持吸气的最低压力水平，一般设定低于吸气峰压 5 ～ 10cmH_2O。

（1）气道高压报警：属高危报警，发生频率最高，危害大，可直接导致通气不足、气压伤，同时提示患者病情有改变。迅速处理气道高压是有效呼吸支持的保障。

1）气道高压报警常见原因

A. 呼吸机：工作异常［吸气阀和（或）呼气阀故障、压力传感器损坏等］。

B. 呼吸机回路：管道扭曲、打折、受压、呼吸管路积水。

C. 人工气道：管腔狭窄、扭曲、打折、分泌物阻塞、人工气道脱出、插管过深、末端贴壁、气囊阻塞。

D. 患者：咳嗽、支气管痉挛、气道分泌物增多、肺顺应性降低、气胸、胸腔积液、胸壁顺应性降低、人机不协调等。

E. 人为因素：高压报警线设置不正确，如高压报警上限设置过低。

2）处理原则：应保证患者通气和氧合，避免并发症发生。高压原因判断应注意气道压与患者临床表现、查体（听诊呼吸音）及观察呼吸机波形相结合。首先观察患者生命体征是否平稳，如生命体征不平稳，应断开呼吸机，用简易呼吸器辅助通气，如通气顺利，脉搏血氧饱和度（SpO_2）维持正常，说明是呼吸机及回路因素，应注意解决呼吸机本身及呼吸机回路问题；若通气不顺利，SpO_2 不能维持正常，说明呼吸机本身及回路无问题，应再接呼吸机，继续机械通气，并进一步查体，寻找人工气道及患者因素。及时清除呼吸道分泌物，保持呼吸道通畅，避免呼吸回路或人工气道扭曲、打折及冷凝水积聚，解除支气管痉挛，必要时行气管镜吸痰等；若气道峰压增高，应及时摄胸部 X 线片观察肺部情况。如是由于患者焦虑、恐慌、疼痛，或由于其他原因（如低血容量、CO_2 潴留、休克、中枢神经系统病变等）造成的呼吸窘迫使人机对抗或不协调，应依情况综合分析后予镇静、镇痛、调整呼吸机参数［增加吸气时间、增加通气量和（或）吸氧浓度］、纠正原发原因等。

（2）气道低压报警

1）低压报警常见原因

A. 呼吸机回路漏气：管路断开，鼻 / 面罩硅胶松脱，管道破裂或有沙眼，回路连接处松动，积水杯未拧紧，湿化器注水口未盖紧，呼气活瓣封闭不严或安装不当。

B. 支气管胸膜瘘、胸腔引流导管漏气。

C. 患者吸气力量过强。

D. 呼吸机工作异常：压力传感器异常，呼吸机内部漏气（呼气阀漏气，如阀门破裂或漏气，封闭不严或连接不恰当）。

E. 下限报警阈值设置不当。

F. 气源不足造成通气量下降。

2）处理原则：当发生低压报警时应首先检查以明确患者是否在通气中，如果患者没有得到基本的通气保障，应立即将呼吸机脱离患者，用简易呼吸器替代呼吸机通气或更换其他呼吸机进行通气，在及时查找去除漏气原因后，应重新设置报警阈值，并检查设置的阈值是否恰当。当怀疑漏气时可应用模拟肺对漏气的位置进行判断，如接模拟肺时呼吸机能正常通气，说明漏气可能发生在患者端，否则寻找呼吸机回路的因素。正确选用通气介质，大小型号适宜、与鼻面部结合紧密、组织相容性较好，佩戴松紧合适。检查呼吸回路保持连接紧密，呼吸机管路无破损。避免呼吸管路受压阻塞，检查并更换细菌过滤器。

2. 容量（呼出气量）报警

（1）呼出潮气量低限报警：主要原因为患者管道回路及气道漏气（情况同吸气压力过低报警）；痰液增多，辅助呼吸时患者自主呼吸减弱致使自主潮气量降低；呼气流量传感器损害；吸气时间设置过低，流速上升速度设置过慢，触发灵敏度设置不合理，呼出潮气量报警低限设置过高等。

（2）呼出潮气量高限报警：多见于患者自主呼吸增强的情况下，如呼吸窘迫、严重代谢性酸中毒、患者病情好转但通气支持过高等，多预示患者可能存在自主呼吸与呼吸机对抗或不协调，应调整通气模式和参数，降低吸气压与呼气压。处理方法见前述高压报警。

3. 流量（每分呼出气量）报警

（1）分钟通气量低限报警

1）呼吸机回路漏气：潮气量波形显示呼气相波形无法回到基线，同时呼吸机显示测定漏气量明显增高，提示回路漏气。

处理：检查呼吸机回路有无漏气现象。①重新佩戴鼻/面罩，并调整松紧度，避免面罩端漏气。②已排除鼻面罩连接漏气但仍有低通气量报警的，注意回路连接处有无松动，积水瓶是否拧紧，湿化器注水口是否盖紧，加湿器温度探头是否脱落，并注意管路使用时间过长导致管路老化可能存在细微的漏气孔，应及时更换管路。

2）患者原因：如多次吸气压力过高报警引起（如重症哮喘患者容控时因气道痉挛严重，气道峰压达 70 ～ 80cmH_2O，气体不易吹进去）；患者病情加重，自主呼吸减弱，触发灵敏度过低而不触发呼吸机；痰液阻塞。

处理：解除痉挛，调整触发灵敏度或更换模式，吸痰等。

3）人为因素：每分钟呼出气量低限报警的限定设置过高；呼吸机模式及参数设置不当。

处理：调整参数或更换呼吸模式，同时注意依情况适当增加吸气时间、吸气流速等。

4）机器故障：如呼气流量传感器损坏，控制气体输出量的电位器故障等。

处理：通知工程师维修。

（2）分钟通气量高限报警

1）患者原因：如 ARDS 或其他原因（缺氧、通气不足、气管内吸引后、体温升高、疼痛刺激、烦躁不安）致呼吸频率增快。

处理：增加吸氧浓度，增加压力辅助力度，应用退热、镇痛、镇静药等，降低氧耗。

2）呼吸机回路或人工气道因素：呼吸机管路内积水，造成频繁的假触发，诱发呼吸机频繁送气，触发分钟通气量过高报警。

处理：及时倾倒管路中的冷凝水。

3）呼气流量传感器进水阻塞。

处理：及时清除传感器内的积水和堵塞物，注意平时要及时倒掉积水杯内的积水。

4）人为因素：潮气量或呼吸频率设置过高，呼吸机的触发灵敏度过高致呼吸频率过快，分钟通气量高限报警阈值设置过低。

处理：调整潮气量或呼吸频率，如病情需要，则调整报警上限，合理调整触发灵敏度，合理设置报警阈值。另外，机械通气同时进行雾化吸入可增加呼出潮气量而出现分钟通气量高限、呼出潮气量高限报警。

4. 通气频率报警 通气频率高限或低限报警，与分钟通气量报警一样，高呼吸机频率（呼吸机自动触发，如触发灵敏度过高或误触发）或各种原因引起的患者高自主呼吸频率均可致通气频率高限报警。窒息报警、患者病情加重致低呼吸频率、触发灵敏度过低可发生低限报警。其他：不恰当的吸气时间设置，设置吸气时间过长或过短，或由于气道阻塞产生的吸气困难；不恰当的呼气时间设置，如果呼气时间过长，可能存在漏气或窒息情况，如果呼气时间过短，表明反比通气或潜在气体陷闭。

5. 窒息报警 窒息报警表明呼吸机没有检出呼吸，既没有自主呼吸也没有呼吸机输送的通气。有些呼吸机预设窒息报警时间为 20s，有些呼吸机让操作者自行设置窒息报警时间。气源报警时常伴有窒息报警，原因及处理见气源报警相关内容，窒息报警常伴随着低压或低潮气量报警。

（1）常见原因

1）患者无自主呼吸或自主呼吸频率太低。

2）呼吸管道及连接处脱开或漏气。

3）机器故障，流量传感器检测功能不良或损坏，定时板等机械故障。

4）不恰当的触发灵敏度（或内源性 PEEP 的发生可能使患者不能触发，导致无效触发用力）。

5）设置的窒息报警参数不恰当。

6）流量传感器安装位置不合适。

7）分钟通气量设置太低。

（2）处理：首先明确患者是否正在通气，根据患者的情况，予重新连接呼吸机、更换通气模式（部分呼吸机自动转换为后备通气，一旦发现了患者自主触发，就会自动取消后备通气）、简易呼吸器辅助通气等处理；明确患者正在通气后进一步查明纠正原因（指令呼吸的频率，触发灵敏度及其他设置是否合适，依情况正确设置，纠正回路漏气，检查流量传感器功能或予以更换，必要时更换呼吸机）。

6. 气源报警　呼吸机没有足够的氧气或空气供应。

（1）机械故障：氧气 / 空气压缩机供气压力不足，空气压缩机过压或过热保护，空氧混合器故障，吸气阀脱开。检查氧气瓶或中心供气压力和空气压缩机压力，保证供气压力 3.0 ～ 5.5kg/cm^2，使过压或过热保护按钮复原，更换空氧混合器，调整吸气阀。

（2）人为因素：空气压缩机电源未接好或开关未开，空气 / 氧气插头未连接好，插头不符、滑脱，氧气开关未开足，空气压缩机进气口过滤海绵灰尘阻塞等，予相应处理。

7. 电源报警　外接电源故障或蓄电池电力不足，应立即将呼吸机与患者脱开，立即给予适宜的通气及供氧方式。建议在选购呼吸机时选购带内置电池的呼吸机，并配置稳压电源，以便在突然停电时机械通气仍可继续进行。

8. 窒息报警　常见原因：管道脱落、患者无呼吸或呼吸不能触发呼吸机送气及窒息报警时间设置不当引起。

处理：检查呼吸回路是否有脱落、重新评估患者进行通气模式或参数设置，通常窒息报警时间设置为 15 ～ 30s。

9. 其他报警

（1）无创呼吸机不启动

表现：呼吸机开机后主机不启动，显示屏及电源指示灯不亮。

原因：呼吸机主机电源故障或外置电源故障（呼吸机与电源插头接触不良或保险丝烧毁、病房设备带无供电）。

处理：检查供电源是否正常，重连呼吸机电源，重启呼吸机。外置电源故障排除后，则有可能就是呼吸机内部电源损坏导致呼吸机无法使用，应通知专业工程师维修。

（2）运行过程中突然停止工作，电源指示灯不亮并伴有报警声。

表现：运行过程中突然停机，电源指示灯不亮并伴有高调报警声，有的仪器显示为红色维修指示键灯亮并伴随有啸叫声。

原因：电源插头松脱、停电、呼吸机内部电源故障。

处理：立刻断机，根据患者病情选择其他辅助呼吸方式，如面罩或鼻导管吸氧、简易呼吸球囊等。关机后立刻检查供电源和呼吸机电源插头、更换呼吸机

（3）呼吸机断开报警、湿化温度报警：呼吸机与患者之间的连接中断会触发呼吸机断开报警，此时通常伴随其他报警，如窒息报警、分钟通气量报警、潮气量报警等。部分呼吸机有温度监测系统，当监测到温湿化器的温度或呼吸回路的温度大于设定值时触发温度报警。

特别提示：呼吸机发生报警时，要尽快查明原因，及时准确地排除故障，对提高患者无创正压通气治疗的救治水平十分重要。但绝不能只顾查找报警原因，而不顾患者安危，必须首先观察患者生命体征是否平稳，在保证患者安全的前提下再行故障排除。

（王　新　杨义益　杨谨羽）

报警的原因及处理

参考文献

曹飞，上官林峰，陈晓飞，2019. 呼吸机常见故障及预防性维护 [J]. 世界最新医学信息文摘，19（20）：254-255.

段磊，2017. 探究呼吸机本机在计量检定及校准中的非常态报警分析及排除 [J]. 中国标准化（6）：65.
季顺民，陈瑜，钱勇，等，2015. 机械通气时呼吸机常见报警原因分析及处理方法 [J]. 江苏医药，41（17）：2091-2092.
李辉，2017. 智能化呼吸机的故障报警原因及对策分析 [J]. 信息记录材料，18（10）：77-78.
李天庆，陈学斌，王华庆，等，2019. 呼吸机假阳性报警的现状与应对策略探讨 [J]. 医疗卫生装备，40（5）：61-65.
孙花，2019. 浅谈无创呼吸机故障表现及维保措施 [J]. 中国设备工程（19）：62-63.
孙龙凤，谭伟，2013. 加强机械通气管理对呼吸机报警的影响 [J]. 护理研究，27（35）：4032-4034.
万晟霞，石斌，王晶，等，2013. 呼吸机报警的临床分析 [J]. 临床肺科杂志，18（9）：1724-1725.
王晓敏，2016. 呼吸机常见故障分析及维修方法研究 [J]. 中国医疗器械信息，22（2）：66-67.
王新平，曹国辉，2015. 呼吸机常见报警原因分析及处理措施 [J]. 医学研究与教育，32（1）：70-75.
王英英，2012. 德尔格 e360 呼吸机供气压力低报警处理 [J]. 医疗装备，25（8）：11.
张历，赵发启，王明春，2018. 心肺复苏持续胸外心脏按压时呼吸机分钟通气量与气道高压报警值设置的研究 [J]. 中国社区医师，34（31）：59-61.
Cvach M M，Stokes J E，Manzoor S H，et al，2020. Ventilator alarms in intensive care units：frequency，duration，priority，and relationship to ventilator parameters[J]. Anesth Analg，130（1）：e9-e13.

第十三章　无创正压通气的病情评估和效果评价

【概述】

目前，无创正压通气技术逐渐发展成熟，治疗效果得到一致认可。但是，通气效果仍受到多种因素影响，医护人员应严格掌握无创正压通气的应用指征、全面收集患者的病情信息，对患者进行全面的评估和判断，为无创正压通气治疗提供依据，以提高无创正压通气的成功率。对患者进行反复的评估和效果评价是整个无创通气治疗的基础，也是最关键的步骤，其贯穿于整个无创通气治疗的始终。

【预期目标】

1. 纠正低氧血症，改善氧合，降低二氧化碳分压，改善高碳酸血症。

2. 合理的压力支持，缓解呼吸困难。

【病情评估】

无创正压通气治疗前应首先评估患者是否具备应用指征（详见第四章无创正压通气的临床应用指征），再进行如下病情评估。

1. 病史　询问患者发病时的情况，如呼吸困难、胸闷及咳嗽的程度和持续时间；了解既往的治疗经过和病情程度；了解患者是否接受过无创正压通气治疗及其治疗效果；评估疾病对患者日常生活和工作的影响。

2. 一般情况　评估患者的意识、精神状态、生命体征、有无痛苦表情等；观察唇、面、肢端是否发绀，球结膜是否水肿，面部有无畸形或皮肤损伤，口腔有无异物或义齿，评估胸部体征、有无胸壁塌陷等。

3. 心理-社会状况　评估患者有无烦躁、焦虑、恐惧、悲观情绪，是否对疾病失去治疗信心等心理反应；应注意评估患者的配合程度；家属对患者的关心程度、经济情况和社区服务状况等。

4. 辅助检查

（1）动脉血气分析：根据动脉血气分析结果判断患者是否有呼吸衰竭，以及呼吸衰竭的类型。

（2）肺功能检查：根据肺功能检查结果判断气流受限的程度。

（3）痰液检查：检查痰液的性质，是否检查出病原菌或耐药菌。

（4）胸部影像学检查：检查肺纹理是否改变，是否出现肺大疱及气胸征象。

（5）其他实验室检查：血常规、肝肾功能情况等。

5. 无创呼吸机的选择　熟悉无创呼吸机的性能及治疗参数数据，有助于正确选用无创呼吸机（表 13-1）。

表 13-1　医用无创呼吸机的性能要求

基本性能要求	更好的性能要求
压力控制	压力支持≥ 30cmH_2O
辅助 / 控制和双水平	能提供较短的压力上升时间
气道正压模式	可调节压力上升时间
通气频率≥ 40 次 / 分	可调节的吸气触发
敏感的流速触发装置	可调节的呼气触发
通气管道断开（脱管）报警	在辅助 / 控制模式中可调节的吸呼比
漏气补偿功能	可暂停取消报警的装置
	内置电池可持续使用至少 1 小时
	控制面板易于操作并可锁定
	控制旋钮简洁
	漏气补偿≥ 60L/min
	空氧混合模块

6. 环境评估　评估病房环境是否适宜放置无创呼吸机；病房温湿度是否适宜；供氧装置是否完好等。

7. 撤机前评估　根据患者的主观感受、症状、体征、辅助检查等指标及有无并发症等情况判断无创正压通气的效果，以此作为撤机或间断撤机的依据。

【效果评价】

无创正压通气治疗 1 ～ 2 小时后是评价通气效果的关键时段，但因无创正压通气的应用指征缺乏公认的统一指征和成败衡量指标，也受众多因素的影响，因此临床中多采用动态决策策略，动态判断无创正压通气的成败，评价内容如下所述。

1. 症状 患者主观感受是否好转，呼吸困难是否缓解或减轻；辅助呼吸肌运动是否减轻或反常呼吸是否消失；呼吸频率和心率是否减慢；咳嗽咳痰是否顺畅等。

2. 体征 意识、精神状态是否好转；脉搏血氧饱和度；皮肤、黏膜发绀是否减轻或消失；呼吸形态是否正常；胸部体征是否正常等。

3. 辅助检查 评价血气指标是否好转或正常；根据肺功能检查结果评价通气效果，气流受限是否有所改善；检查痰液是否黏稠，以评价无创正压通气过程中的湿化效果等。

4. 并发症 鼻面部有无压力性损伤；有无口鼻咽部干燥或排痰不畅；是否出现胃肠胀气；是否出现气胸征象；是否出现人机对抗、意识障碍等情况。

如果出现以下情况，应及时进行气管插管，以免延误救治时机：①意识恶化或烦躁不安；②不能自主排痰；③无法耐受连接方式；④血流动力学指标不稳定；⑤氧合功能恶化；⑥二氧化碳潴留加重；⑦治疗1～2小时后无改善或加重等。

【经验探讨】

尽管无创正压通气的临床价值已经得到学术界的公认，但提高无创正压通气成功率仍需重视以下问题。

1. 重视人员培训和队伍建设 实施者的技能水平对无创正压通气治疗的依从性和成败均有非常显著的影响，指定专人（接受过专业培训并通过考核的人员）负责，住院医师或护士负责日常的实施和监管工作，构建这样的团队才能使无创正压通气的临床应用常规化和规范化。

2. 开展无创正压通气的平台建设 无创正压通气的平台建设主要包括无创正压通气的设备、监护设备、应急处理与紧急插管的条件、工作场所和人力资源配备等。

3. 感染的控制和设备安全 应建立医院感染的预防和控制措施，以减少交叉感染的可能性，重视配件重复使用的风险，定期由工程师检测呼吸机的性能。

4. 探索无创正压通气治疗的成败　如何判断无创正压通气治疗成功的可能性，及时发现失败的病例，对提高无创通气治疗水平有重要意义。

（陈碧蓉　连亨宁　万群芳）

参考文献

梁名吉，2017. 呼吸内科急危重症 [M]. 北京：中国协和医科大学出版社 .

吴美芹，2016. 重症慢阻肺合并呼吸衰竭的无创正压通气治疗与疗效评估 [J]. 中外女性健康研究，（19）：43-44.

吴小玲，黎贵湘，2015. 呼吸内科护理手册 [M]. 北京：科学出版社 .

许继宗，2018. 慢阻肺合并重症呼吸衰竭患者应用无创呼吸机治疗的临床效果 [J]. 医药前沿，（9）：251-252.

尤黎明，吴瑛，2013. 呼吸内科护理学 [M]. 第 5 版 . 北京：人民卫生出版社 .

第十四章　有创无创序贯通气治疗

【概述】

实施有创通气建立人工气道后，由于带有气管内导管，可造成细菌沿气管-支气管树移行、气囊上滞留物下流，加之吸痰等气道管理操作污染、呼吸道管道污染等，易于引起下呼吸道感染和呼吸机相关性肺炎（ventilator-associated pneumonia，VAP），造成病情反复、上机时间延长和撤机困难。若能在保证通气效果的前提下，尽可能缩短留置气管导管的时间，将有助于减少治疗中并发症和呼吸机依赖，提高治疗效果。当呼吸衰竭病因去除，患者自主呼吸能力恢复适当水平时，就应及时撤机。

无创正压通气（NPPV）在不同疾病，尤其是呼吸系统疾病中应用较为广泛。目前在诸多指南、临床规范及诊治建议中，推荐 NPPV 可用于下列患者，包括慢性阻塞性肺疾病急性加重、稳定期慢性阻塞性肺疾病、心源性肺水肿、免疫功能受损合并呼吸衰竭、支气管哮喘急性严重发作、NPPV 辅助撤机、辅助纤维支气管镜检查、术后呼吸衰竭；肺炎、急性呼吸窘迫综合征、胸壁畸形或神经肌肉疾病、胸部创伤、拒绝气管插管的呼吸衰竭、以及其他疾病。有创通气患者尽早实施撤机，对减少因人工气道和呼吸机使用引起的相关并发症具有重要意义。研究证实，NPPV 作为过渡性或降低强度的辅助通气方法，可帮助实现有创通气患者的提早撤机拔管，并减少撤机失败率。

【有创通气后实施无创通气的方式】

部分患者，尤其是有慢性肺疾病的患者在撤机过程可能会遇到困难，需设计和实施周密的撤机方案。NPPV 已被用于帮助早期撤机，并取得初步的良好效果。目前临床上应用较多的 NPPV 辅助撤机方案有两种，一种是按常规撤离有创通气后转为 NPPV，另一种是早期气管拔管后序贯使用 NPPV，后者就是有创无创序贯通气策略。还有一种情况是气管拔管后常规氧疗，当患者出现呼吸衰竭加重后再使用 NPPV 辅助通气，称为 NPPV 补救策略。

1. 常规撤离有创通气后转为 NPPV 研究发现，与有创机械通气撤机策略相比，气管拔管后早期应用 NPPV 能降低患者的全因死亡率。而亚组分析显示，呼吸衰竭合并 COPD 患者的死亡率改善最为明显，入住 ICU 时间、住院时间减少，VAP 发生率降低。同时，气管拔管失败和再气管插管风险没有增加。

Ferrer 等进行了随机对照研究，纳入了 162 例有创通气后常规撤机但具有较大再气管插管风险患者作为研究对象，约 30%是 COPD 患者。撤机后随机分为无创通气组和常规治疗组。研究发现，与常规治疗组相比，无创通气组 ICU 死亡率降低，但再气管插管率、医院死亡率和 90 日死亡率没有差异。而亚组分析发现在气管拔管前自主呼吸试验中存在高碳酸血症的患者在 NPPV 治疗中获益明显，其中 98%的患者存在慢性肺疾病。

按常规方法进行停机和气管拔管评估、有序撤机是目前大部分有创通气患者的撤机方案。但是否需要继续进行 NPPV 治疗需要从基础疾病、患者目前呼吸状态、疾病可能转归等方面进行综合评估。

2. 早期气管拔管序贯 NPPV（有创无创序贯通气治疗） 有创无创序贯通气策略是指接受有创通气的急性呼吸衰竭患者，在未达到气管拔管撤机指标之前即撤离有创通气，继之以 NPPV，从而减少有创通气时间及与之相关的并发症的一种撤机方式。

目前研究中，支持在 COPD 患者中应用有创无创序贯通气治疗的依据较多。当使用一定的评估标准，早期停机气管拔管、序贯 NPPV 治疗后，与常规治疗的对照组患者相比，序贯组患者的有创通气时间、VAP 发生率、总机械通气时间、入住 RICU 时间、院内死亡率均有显著性降低。如何评估和确定序贯通气治疗的时间点，仍然是研究的热点之一。

3. 常规撤离有创通气，呼吸恶化使用 NPPV 与前面两种方式不同的是，目前认为，如果在气管拔管后再次出现呼吸衰竭才开始应用 NPPV，NPPV 可能无效甚至有害。从气管拔管到再气管插管的时间越长，预后越差，再气管插管的延迟与接受 NPPV 患者的更差的生存率相关。

Esteban 等的研究纳入了 221 例患者，患者在气管拔管后再次发生呼吸衰竭时被随机分配至常规内科治疗组或者常规内科治疗 +NPPV 组。结果显示，再气管插管率、HAP 发生率、机械通气时间、住院时间两组间并无差异，NPPV 组全死因死亡率增加，认为死亡率增加可能与延迟再气管插管有关。这一结果也导致该研究提前结束。因此，早期应用 NPPV 似乎对于避免气管拔管后呼吸衰竭和因此而重新气管插管至关重要。

因此，该方案目前在临床上并不被推荐，仅考虑用于气管拔管后呼吸恶化、不愿再行气管插管的部分患者。

【有创无创序贯机械通气治疗切换点】

目前，普遍的观点认为有创无创序贯机械通气的方式实际上是将支气管-肺部感染和通气功能不全、呼吸肌疲劳这两大影响上机和撤机的问题分两个阶段，分别采取不同的方法解决。第一阶段，即机械通气初期。感染和通气功能不全同时存在时，采用建立人工气道、有创通气治疗，有效引流痰液，改善通气，迅速解决感染和严重通气不良的问题。第二阶段，当感染控制后。这一阶段通气不良虽有缓解但仍需机械通气辅助，及时拔除人工气道改为无创机械通气，继续解决呼吸肌疲劳和通气功能不良问题。

因此，序贯通气策略的关键就是及时、准确地把握有创无创序贯治疗切换时机。然而，这个问题在专业领域的研究已有 20 余年，对多个切换点进行了研究。

1. 呼吸力学指标 Nava 和 Girault 等研究发现，在气管插管上机 48 小时后，对经 2 小时 T 管撤机试验显示难于有效自主呼吸的患者（T 管撤机试验失败），早期拔除气管导管，继以无创机械通气，可以有效维持患者通气功能。较早采用无创通气可以显著降低 HAP 发生率，总机械通气时间和住 ICU 时间均显著缩短，同时序贯通气患者死亡率较常规治疗患者降低。但该方案实施的难度较高，临床上应用受限，并未得到广泛推广。

2. 肺部感染控制窗（pulmonary infection control window，PIC 窗） 研究者认为，在支气管-肺部感染加重所致的 AECOPD 患者 PIC 窗的出现意味着患者的主要矛盾已经集中于通气功能不良，气道分泌物引流的问题已经退居次要位置，提出只要采取能够支持患者通气，特别是解决呼吸肌疲劳问题的措施，即可稳定并进一步改善病情。当 PIC 窗出现后，通过评估的患者即可考虑停机拔管、序贯 NPPV 治疗。以 PIC 窗为切换点实施序贯通气策略可缩短有创通气时间，显著改善 AECOPD 伴呼吸衰竭患者的预后。

3. 呼吸泵衰竭改善　大部分 AECOPD 合并呼吸衰竭患者的 PIC 窗出现多在有创通气 6 ～ 7 天或更长时间后才出现，而呼吸泵衰竭的改善，可表现在 PIC 窗出现之前。只要 AECOPD 患者的呼吸肌疲劳有所改善，所需呼吸机支持水平降低，有触发无创呼吸机和自主咳嗽咳痰的能力，就可以脱机改为 NPPV 序贯治疗。临床研究显示，在患者气管拔管后 NPPV 能达到支持肺泡通气、改善并维持氧合、缓解呼吸肌疲劳的目的，减少患者有创通气时间和总机械通气时间，缩短住 ICU 时间和总住院时间，降低患者的 VAP 发生率。

如何把握呼吸泵衰竭改善的时机，是目前争议较多的问题，国内外对呼吸泵衰竭改善的标准也不尽相同（表 14-1）。因此，以呼吸泵衰竭为切换点的序贯方法还需进一步研究。

表 14-1　有创无创序贯通气治疗不同切换点的判断标准

切换点指标	呼吸力学指标	PIC 窗	呼吸泵衰竭改善
评估内容及标准	T 管撤机试验 1. 行 T 管试验前患者需具备如下条件: a. 神志清楚，插管状态下格拉斯哥昏迷评分（GCS）≥ 7+ETT b. T ≤ 37.2℃ c. 血流动力学稳定 d. FiO_2 ≤ 40%，SpO_2 ≥ 90% 2. 断开呼吸机管路与气管插管的连接，接 T 管 2 小时。调节氧流量，使 SpO_2 保持断开呼吸机前水平 3. 观察如下指标，若 2 小时内达到其中之一即停止试验，判断为 T 管试验失败。反之，即为 T 管试验成功 a. 呼吸频率≥ 35 次 / 分或增加≥ 50%	PIC 窗的判断标准: 1. 支气管-肺部感染影较前明显吸收，无明显融合斑片影 2. 机械通气支持水平可下调至 SIMV 频率10～12次/分,PSV 水平 10 ～ 12 cmH_2O 3. 至少伴有下述指标中一项: a. 体温较前下降并低于 38℃	呼吸泵衰竭改善期判断标准: 1. 呼吸频率≤ 12次/分, PSV ≤ 20cmH_2O, FiO_2 ≤ 50% 2. 气道闭合压（P0.1）≤ 6cmH_2O 3. 浅快呼吸指数（f/VT）≤ 105 次 /（分·升） 4. pH ≥ 7.30，PaO_2 ≥ 60mmHg，$PaCO_2$ ≤ 60mmHg，或恢复至缓解期水平

续表

切换点指标	呼吸力学指标	PIC 窗	呼吸泵衰竭改善
评估内容及标准	b. $SpO_2 \leqslant 90\%$ 或 $PaO_2 < 60mmHg$ c. pH < 7.35 d. 心率≥ 145 次 / 分或持续较脱机前增加≥ 20% e. 严重心律失常 f. 收缩压≥ 180mmHg 或< 90mmHg，或较脱机前升高≥ 20% g. 焦虑、易激惹、大量出汗 4. 停止 T 管试验后，再接呼吸机行有创通气，使患者心率、血压、呼吸频率、血气指标恢复试验前水平 序贯撤机患者稳定 4 ～ 12 小时后拔管	b. 外周血 WBC < 10 $\times 10^9/L$ 或较前下降 $2\times 10^9/L$ c. 痰量较前明显减少，颜色转白或变浅，黏度降低	5. 神志恢复，生命体征平稳，有自主触发呼吸机能力和咳嗽能力 6. 呼吸节律正常，无腹壁矛盾呼吸 其他指标： 最大吸气压（MIP）$\geqslant 20cmH_2O$ 平静呼吸的跨膈压（Pdi）/ 最大跨膈压（Pdimax）≤ 0.4

【如何实施序贯通气治疗】

1. 患者选择和评价 首先患者需要满足 NPPV 使用的基本条件（表 14-2）。有创无创序贯通气治疗在 AECOPD 合并呼吸衰竭患者应用较多，其他情况下是否适用于序贯通气治疗需根据患者基础疾病，以及 NPPV 是否能解决患者后续问题来决定。选择合适的切换点评价指标。有研究者建议，当患者肺部感染不明显时，可选用呼吸力学指标进行评估，而支气管-肺部感染明显的患者，以 PIC 窗的出现作为切换点，更符合 AECOPD 的治疗规律。

表 14-2 NPPV 用于 AECOPD 的基本条件

项目	表现
合作能力	意识基本清楚，依从性好，有一定的配合和理解能力
气道保护能力	分泌物少，或自主咳嗽、咳痰能力较强
血流动力学	稳定，或仅需少量的血管活性药物维持

2. 通气模式选择和参数设置 包括撤机前有创通气和序贯无创通气

后的通气模式选择和相应参数设置。

3. 实施过程中的监测和评价　注意 NPPV 的正确操作。患者在拔除气管导管后对使用鼻罩或口鼻面罩均有一个适应过程，尤其是未接受过 NPPV 的患者，需要实施者进行指导。另外，操作者也应熟悉无创呼吸机的原理、操作和监测特点。

【有创无创序贯通气治疗的临床应用及注意事项】

有创无创序贯通气治疗的实施需结合不同患者及不同呼吸衰竭病因综合考虑。选择合适的患者进行，可以增加治疗成功率，节约医疗费用。最可能从气管拔管后早期进行有创无创序贯通气治疗获益的患者包括气管拔管后呼吸衰竭风险高的患者，尤其是在气管拔管前自主呼吸试验中出现代偿性高碳酸血症的患者，如慢性阻塞性肺疾病患者。此外，如果患者在气管拔管后很快出现急性高碳酸血症型呼吸衰竭倾向，或患者有充血性心力衰竭或严重合并症，也可以尝试进行 NPPV 治疗。对于具有气管拔管后发生呼吸衰竭高危因素的患者，可早期预防性使用无创通气治疗。

对于切换点不明确或序贯后失败的患者，仍应考虑使用传统撤机方法。当患者序贯治疗尝试失败或者 NPPV 开始前患者就发生明确的急性呼吸衰竭，应立即进行气管插管。因此，序贯治疗不建议常规用于所有呼吸衰竭患者。

近年来，高流量鼻套管（high-flow nasal cannulae，HFNC）在有创通气患者气管拔管后的应用也有研究。HFNC 可改善供氧，同时提供少量呼气末正压通气（PEEP），且患者耐受性更好。部分研究显示，与传统低流量氧疗相比，HFNC 降低了 72 小时再气管插管率和呼吸衰竭发生率。但由于目前试验存在一些方法学缺陷，尽管结果令人鼓舞，但该试验并不支持气管拔管后常规使用 HFNC 治疗。

（王茂筠　倪　忠　曾奕华）

参考文献

李为民，刘伦旭，2017. 呼吸系统疾病基础与临床 [M]. 北京：人民卫生出版社 .

龙胜泽，秦志强，胡克，等，2007. 以呼吸泵衰竭改善为切换点序贯通气治疗慢性阻塞性肺疾病呼吸衰竭的研究 [J]. 中国呼吸与危重监护杂志，6（6）：428-432.

王辰，商鸣宇，黄克武，等，2000. 有创与无创序贯性机械通气治疗慢性阻塞性肺疾病所致严重呼吸衰竭的研究 [J]. 中华结核和呼吸杂志，23（4）：212-216.

有创-无创序贯机械通气多中心研究协作组，2006. 以肺部感染控制窗为切换点行有创与无创序贯机械通气治疗慢性阻塞性肺疾病所致严重呼吸衰竭的随机对照研究 [J]. 中华结核和呼吸杂志，29（1）：14-18.

中华医学会呼吸病学分会慢性阻塞性肺疾病学组，2013. 慢性阻塞性肺疾病诊治指南（2013 修订版）[J]. 中华结核和呼吸杂志，36（4）：255-264.

Esteban A，Frutos-Vivar F，Ferguson ND，et al，2004. Noninvasive positive-pressure ventilation for respiratory failure after extubation[J]. N Engl J Med，350：2452.

Ferrer M，Sellarés J，Valencia M，et al，2009. Non-invasive ventilation after extubation in hypercapnic patients with chronic respiratory disorders：randomised controlled trial[J]. Lancet，374：1082.

Girault C，Bubenheim M，Abroug F，et al，2011. Noninvasive ventilation and weaning in patients with chronic hypercapnic respiratory failure：a randomized multicenter trial[J]. Am J Respir Crit Care Med，184：672.

Maggiore SM，Idone FA，Vaschetto R，et al，2014. Nasal high-flow versus venturi mask oxygen therapy after extubation. Effects on oxygenation，comfort，and clinical outcome[J]. Am J Respir Crit Care Med，190：282.

Nava S，Gregoretti C，Fanfulla F，et al，2005. Noninvasive ventilation to prevent respiratory failure after extubation in high-risk patients[J]. Crit Care Med，33：2465.

第十五章　无创正压通气：是否需要镇静药

【概述】

目前，临床实施无创正压通气（NPPV）时人机连接方式多样，常见方式有鼻枕式、鼻罩式、口鼻面罩式或头盔式等，不同的连接方式会给患者带来不同程度的不适感，甚至痛苦。因此，在某些特定因素或条件下，是否应给患者使用合适的镇静药，值得我们讨论及关注。

【镇静药是否需要？是！】

对于那些在重症监护室（ICU）的患者，短时间内上机会出现不适、焦虑或者躁动，甚至感到疼痛，他们可能会从镇静过程中获益。对于那些呼吸困难较重，以及治疗效果与预期不符的患者也是可以通过镇静达到无创通气治疗的目的。早在 2010 年，Senoglu 等开展了比较无创通气期间使用右美托咪定或咪达唑仑镇静效果的随机、双盲、前瞻性研究，发现两种镇静药物辅助 NPPV 后，患者气体交换功能、心率及血压明显改善，两组药物间无明显差异。这两组治疗方案对于患者的心肺功能及对无创机械通气的配合度都有明显改善，此研究说明单药镇静剂使用的有效性。

2015 年，在 *Intensive Care Med* 上，Hilbert 等表明 NPPV 时的镇静安全有益。面罩引起的疼痛、不适，幽闭症引起的面罩不耐受等可能导致患者拒绝 NPPV，使最终气管插管的概率升高。对于这些患者，为避免气管插管，NPPV 期间镇静可能是一个重要的方式。多项临床研究证实，NPPV 期间应用镇静药安全有益，镇静-镇痛可以治疗因不适导致的 NPPV 不耐受，维持清醒的镇静程度，可以避免高达 55%～70%的气管插管概率。

不论使用何种药物，镇静水平的目标是患者清醒、可唤醒和舒适。试验研究建议单药持续应用镇静药物可以减少患者的不适感，并且对呼吸的驱动、呼吸形式和血流动力学没有明显的不良影响，且有利于气体交换。目前 NPPV 期间镇静的理想指征还没有统一标准，但可能是因为不耐受和（或）缺乏配合而导致患者拒绝继续 NPPV。镇静的目的则是为了避免气管插管。虽然仍有待随机临床对照研究进一步明确镇静–镇痛的作用、模式和指征，但目前认为使用单药镇静或镇痛来治疗由于不适而引起的 NPPV 不耐受是临床实践中明智的建议。

【镇静药是否需要？否！】

在 *Intensive Care Med* 同一期，Conti 等则认为 NPPV 期间不需要镇痛镇静。原因是镇静镇痛药物的副作用，即呼吸抑制，其程度取决于药物的选择和剂量、患者对药物的敏感性，以及患者对药物的代谢能力等。常用的镇静镇痛药物为 γ- 氨基丁酸（GABA）受体激动剂（包括咪达唑仑或丙泊酚等）和阿片类药物（包括吗啡或瑞芬太尼等），其中丙泊酚的呼吸抑制作用尤为显著。鉴于镇静镇痛药物的呼吸抑制作用，Conti 等认为 NPPV 期间尽量不用镇静镇痛药物，可以通过轮换策略（面罩、鼻罩和密封性头罩等轮替使用）改善患者耐受；还可通过开发具有新算法的软件，改善患者和呼吸机的同步协调性，提高耐受性。若上述方法对患者不耐受没有作用，必须使用一定程度的镇静镇痛时，对呼吸抑制作用较小的右美托咪定可能为 NPPV 镇静镇痛过程中的优选药物。

Matsumoto 等在 2015 年 BMC 上的研究证实，镇静会引起不良作用，如过度镇静、低血压、谵妄及呼吸抑制，并导致二氧化碳分压升高。临时及长期镇静甚至持续镇静，上述不良反应发生率会更高。

【NPPV 期间镇静药的选择】

临床可选择的镇静药有很多，不同药物的临床镇静作用具有明显差异。最常用的两类药物是 GABA 激动剂（常用咪达唑仑或丙泊酚）或阿片类药物（常用吗啡或瑞芬太尼）。经研究证实的辅助 NPPV 的镇静药包括吗啡、瑞芬太尼、咪达唑仑，右美托咪定、丙泊酚等（表 15-1）。NPPV 初始可使用吗啡、右美托咪定、咪达唑仑，NPPV 适应较差时可使用瑞芬太尼、咪达唑仑、右美托咪定、丙泊酚。但是，需根据患者的具体情况调整药物的剂量。因此，镇静药选择的目的为缓解疼痛焦虑、减轻有害的应激性反应、降低氧耗、提高患者的舒适度和安全性、提高患者治疗的依从性。

表 15-1　辅助 NPPV 的代表性镇静药

药　物	配合 NPPV 使用时的适应证
吗啡	急性呼吸衰竭
瑞芬太尼	急性呼吸衰竭，急性高碳酸血症呼吸衰竭
咪达唑仑	急性呼吸衰竭，急性高碳酸血症呼吸衰竭，慢性阻塞性肺疾病，急性心源性肺水肿
右美托咪定	急性呼吸衰竭，严重哮喘发作，慢性阻塞性肺疾病，急性心源性肺水肿
丙泊酚	急性呼吸衰竭，急性高碳酸血症呼吸衰竭

Gonzalez 等的研究发现，静脉注射咪达唑仑后患者的分钟通气量、潮气量都会下降，而呼吸频率早期代偿性上升。而随着时间延长，三项指标都明显下降。分析发现，与年轻人相比，老年人这三项指标的下降幅度更大，因此镇静药对老年人具有更大的呼吸抑制作用。因此，老年患者的镇静药使用尤其需要谨慎。

还有临床研究发现，使用右美托咪定镇静时，其剂量从 0.5μg 增加至 8.0μg，健康志愿者的血氧饱和度、呼吸频率、动脉血氧分压和二氧化碳分压均无明显的降低。临床医生在实际工作中也可见，右美托咪定使用过程中并没有出现显著的不良反应。此外，一项咪达唑仑和右美托咪定的对照研究发现，右美托咪定的气管插管时间和呼吸系统感染情况均优于咪达唑仑，而呕吐等副作用则很小。另一篇关于镇静药选择的循证研究发现，在遗忘、抗焦虑、血流动力学稳定性、镇痛、呼吸中枢驱动的保留、避免上呼吸道的梗阻、提升睡眠质量、气管拔管的稳定性及谵妄的处理所做的评分中，右美托咪定分数最高。因此，在镇静方面，右美托咪定具有临床优势。

而右美托咪定是一种具有不同作用机制的 α_2 肾上腺素能受体激动剂。通过蓝斑核产生镇静和抗焦虑作用，通过脊髓的受体产生镇痛作用镇痛受体，降低应激反应，且无明显呼吸抑制。由于没有这种呼吸抑制的副作用，所以更适合接受 NPPV 的患者。因此可见，右美托咪定较大多数镇静药而言，在 NPPV 的过程中，其用量及镇静深度均优于其他药物，是 NPPV 期间镇静药的适宜选择，但仍需要更多的临床数据来进一步证实。

【NPPV 过程中镇静药的使用原则】

对于行 NPPV 患者使用镇静药的临床应用，应遵从以下流程：

（1）确定患者 NPPV“不适”的原因（如激动、焦虑疼痛、呼吸困难、心理因素等）。

（2）通过结构化评估明确导致失败的患者方面因素（如接受度，依从性）。

（3）尝试非药物治疗 NPPV 的“不适”[如在 NPPV 之前进行躯体学和（或）患者教育]，如面罩（类型、尺寸和贴合度）、呼吸机设置、气体泄漏的控制、人机不同步等。

（4）如果仍存在 NPPV 不适，需谨慎权衡镇静辅助 NPPV 的可能益处。

镇静措施会让部分对 NPPV 不耐受的患者获益，因此，临床医生应该选择适宜的镇静药并监测用药期间的呼吸参数以确保治疗期间的安全。在 NPPV 期间应用镇静、镇痛药物，需要频繁的剂量调整、安全的环境和严密的监测。而 NPPV 期间的镇静策略与其他的镇静并没有特殊的差异。如果在没有明确的人工气道保障情况下，镇静药对中枢呼吸驱动的抑制和通气影响需要高度注意，避免引起患者呼吸抑制，也要注意镇静药引起上呼吸道梗阻的问题。

通常情况下，ICU 的医生和护士对于镇静和镇痛药物的使用很有经验。但由于患者对药物的敏感性和代谢率的个体差异，这些药物剂量是很难掌握的。例如，长期使用苯二氮䓬类或阿片类药物的患者对于药物有很强的耐受性，通常需要较大的剂量。而很少使用的，特别是呼吸衰竭和慢性二氧化碳潴留的患者，可能在使用很小的剂量时出现严重的呼吸抑制。应该注意，静脉注射也许会非常危险。

因此，镇静和镇痛应该由有经验的医生实施，应给予可以达到耐受程度的镇静目标的最小剂量，避免镇静过度。治疗的环境则应具备心电监护、人工气道保障等，能够连续监测患者心率及血氧，必要时实施气管插管。同时，镇静评分（量化）的方法可能有助于确保最小化的镇静程度，但是这些治疗需要训练有素的医务人员。

2016 年 3 月，英国胸科协会（BTS）、英国重症监护协会（ICS）联合发布了《成人急性呼吸衰竭的通气管理指南》，其中对 NPPV 的镇静提出了 3 条推荐意见（表 15-2）。

表 15-2　BTS 对于 NPPV 患者使用镇静建议

《成人急性呼吸衰竭的通气管理指南》（BTS）对于 NPPV 患者使用镇静的建议
1. 无创通气时，镇静药只能在密切监护下使用（D 级）
2. 无创通气时，静脉输注的镇静或抗焦虑药物只能在高依赖康复病房（HDU）或 ICU 中应用（D 级）
3. 对于疼痛或者躁动的患者，若不打算气管插管，但无创通气又难以实施，可使用镇静 / 抗焦虑药物控制症状（D 级）

【总结】

NPPV 期间进行镇静是安全有益的吗？答案是肯定的。NPPV 期间镇静的理想指征目前还没有统一定论，但可能是因为不耐受和（或）缺乏配合而导致患者拒绝继续 NPPV。因此目标很明确，为了避免气管插管。在镇静药物的选择上，苯二氮䓬类药物一定是尽量避免使用，而右美托咪定具有最适合的几乎全部条件。虽然仍有待进一步的随机对照研究明确 NPPV 期间镇静的作用、模式和指征，但我们认为单药使用的镇静或镇痛药物来治疗由于不适而引起的 NPPV 不耐受是明智的建议。

（李亚伦　万群芳　曾奕华）

参考文献

Conti G，Hill NS，Nava S，2015. Is sedation safe and beneficial in patients receiving NPPV? No [J]. Intensive Care Med，41（9）：1692-1695.

Davidson AC，Banham S，Elliott M，et al，2016. BTS/ICS guideline for the ventilatory management of acute hypercapnic respiratory failure in adults [J]. Thorax，71 Suppl 2：ii1-35.

Gonzalez Castro LN，Mehta JH，Brayanov JB，et al，2017. Quantification of respiratory depression during pre-operative administration of midazolam using a non-invasive respiratory volume monitor [J]. PLoS One，12（2）：e0172750.

Hilbert G，Navalesi P，Girault C，2015. Is sedation safe and beneficial in patients receiving NPPV? Yes [J].

Intensive Care Med，41（9）：1688-1691.

Huang Z，Chen YS，Yang ZL，et al，2012. Dexmedetomidine versus midazolam for the sedation of patients with non-invasive ventilation failure [J]. Intern Med，51（17）：2299-2305.

Longrois D，Conti G，Mantz J，et al，2014. Sedation in non-invasive ventilation：do we know what to do（and why）? [J]. Multidiscip Respir Med，9（1）：56.

Matsumoto T，Tomii K，Tachikawa R，et al，2015. Role of sedation for agitated patients undergoing noninvasive ventilation：clinical practice in a tertiary referral hospital [J]. BMC Pulm Med，15（1）：71.

Senoglu N，Oksuz H，Dogan Z，et al，2010. Sedation during noninvasive mechanical ventilation with dexmedetomidine or midazolam：A randomized，double-blind，prospective study [J]. Curr Ther Res Clin Exp，71（3）：141-153.

第十六章　无创正压通气与呼吸康复护理

【概述】

呼吸康复（respiratory rehabilitation）是一种基于对患者全面评估并量身定制的综合干预措施，其包括但不限于运动训练、教育及行为改变，旨在改善患者的身心状况，并促使患者长期坚持促进健康的活动。英国胸科协会成人肺康复指南推荐，只要具备肺康复条件的患者都可以尝试肺康复联合长期家庭无创通气。慢性阻塞性肺疾病全球倡议（the global initiative for chronic obstructive lung disease，GOLD）就慢性阻塞性肺疾病管理指出，呼吸康复及 NPPV 是非药物治疗的重点。

【适用人群】

呼吸康复的对象主要是慢性阻塞性肺疾病患者，同时，也包括其他慢性呼吸系统疾病患者和胸外科围术期康复患者。运动训练是肺康复的基石，但并不是所有的患者都适合运动训练，如不稳定型冠心病、心肌梗死急性期、重度肺动脉高压、肺纤维化急性加重期、影响运动的骨关节病、糖尿病酮症、血氧饱和度＜ 85％、学习认知能力障碍及精神疾病等均为肺康复运动训练的相对禁忌证。

GOLD2017 指南指出无创通气应用指征为呼吸性酸中毒、严重呼吸困难伴呼吸肌疲劳、呼吸做功增加或者两者共存（如使用辅助呼吸肌、肋间隙凹陷等）。2001 年，ATS/ERS 将下列条件作为慢性阻塞性肺疾病患者长期使用无创通气的指征：①伴有乏力、呼吸困难、嗜睡症状；②动脉血 $PaCO_2$ ≥ 55mmHg 或者在低流量吸氧情况下，$PaCO_2$ 在 50 ～ 55mmHg，伴有夜间 SaO_2 ＜ 88％的累计时间占监测时间 10％以上；③对支气管舒张剂、糖皮质激素和氧疗等治疗无效。

总之，患者具备长期 NPPV 及肺康复指征，且没有运动训练禁忌证即可尝试在长期 NPPV 治疗的同时进行肺康复。

【康复策略】

目前国内外针对NPPV+肺康复（PR）结合的呼吸康复研究一般分为两种：一种是在肺康复训练中使用NPPV（日间NPPV+PR）；另一种是在日间进行运动训练，夜间使用NPPV（夜间NPPV+PR）。JRS（Japanese Respiratory Society）2016《无创正压机械通气指南》指出，日间及夜间NPPV+PR均能使慢性阻塞性肺疾病患者的呼吸肌得到休息，改善肺功能，提升运动耐力（B级推荐）。

1. 日间NPPV+PR 在日间呼吸康复训练过程中进行NPPV可以改善肺功能，增加气体交换，提升患者运动耐力，使严重呼吸功能受损的患者能够在更长的时间进行高强度的训练。这种治疗方法对于接受4～8周运动训练方案的严重慢性阻塞性肺疾病患者特别有效。有国外研究将GOLD分级Ⅳ级的慢性阻塞性肺疾病患者分为两组，干预组在日间进行NPPV+PR，对照组仅进行肺康复，显示NPPV+PR组患者运动能力明显改善，避免了因运动引发的SaO_2下降，高碳酸血症及呼吸困难症状也明显减轻。但有学者认为，在运动同时进行NPPV，可操作性及患者依从性差，很难成为常规肺康复手段。

2. 夜间NPPV+PR 日间进行运动训练联合夜间使用NPPV，这种方式充分利用夜间无创通气能提高慢性阻塞性肺疾病患者日间SaO_2、降低$PaCO_2$、改善日间运动耐力、改善夜间低通气、改善睡眠质量的特点，增加患者日间运动耐力、延长运动时间，同时可避免NPPV与运动训练同时进行的某些弊端，从而提高患者的依从性及生活质量。然而，JRS2016《无创正压机械通气指南》指出这种方案更适用于患有高碳酸血症且长期使用呼吸机的患者，对于是否适用于轻微呼吸系统受损的病例仍需进一步研究。

【通气模式及参数设置】

1. 通气模式 PR中常用的无创通气模式有持续正压通气模式（CPAP）、压力支持通气模式（PSV）、双相气道正压通气，以及比例辅助通气模式（PAV），但目前还没有哪种通气模式更优于其他模式的对照性研究，三种模式均可减少患者运动时的呼吸困难，增加运动耐量。总的来说，要结合患者基础病情、设备情况、操作者经验来决定运动训练期间的通气模式。

2. 参数设置　NPPV 在 PR 中的应用目的是改善通气和临床症状。动态过度充气状态（dynamic hyperinflation，DH）是慢性阻塞性肺疾病患者肺康复过程中出现的一种较为常见的病理生理变化。理论上，慢性阻塞性肺疾病患者在运动过程中，呼吸频率增加，呼吸周期缩短，呼气时间缩短，会进一步加重 DH。肺康复过程中调节参数的目的是达到有效的通气和缓解 DH，增加深吸气量（inspiratory capacity，IC）。过高及过低的压力均不利于气体交换。但是 NPPV 是否能减轻 DH 或增加 IC，目前各研究结论不一致。有研究报道，在常规的参数下进行 NPPV 支持肺康复，IC 下降，DH 不能有效缓解。但另有研究报道，患者在进行上肢训练过程中，增大 PEEP（$4cmH_2O$），发现患者潮气量有显著增加。也有研究报道，PSV+PEEP 能减少交感神经兴奋，或者呼吸机参数设置遵循由低到高、循序渐进的原则。IPAP 设置范围在 10 ～ $20cmH_2O$，EPAP（PEEP）为 4 ～ $8cmH_2O$，能维持患者理想的潮气量。有学者对阳性结果的研究进行证据总结，认为对于高二氧化碳（$PaCO_2$ > 55mmHg）患者，运动过程中使用高参数（IPAP 至少 $15cmH_2O$，甚至 $18cmH_2O$）可达到满意的肺康复效果。在患者每日治疗时间和总体治疗时间上，暂未有指南给出明确建议或标准。根据目前临床多数研究，建议 NPPV 治疗 3 ～ 6 小时 / 次，1 ～ 3 次 / 日，夜间 NPPV 治疗保证在 6 ～ 8 小时为宜。另外，还要注意由于临床医生操作经验、呼吸机性能及患者病情程度差异等因素，导致患者结局的不同。

【运动方案】

ATS/ERS 在 2013 版肺康复指南中指出慢性呼吸系统疾病患者的运动训练与普通人无异，必须超过个体在日常生活中遇到的负荷，以改善有氧能力和肌肉力量。锻炼内容应当包括耐力（有氧）锻炼、抗阻（力量）锻炼、呼吸肌锻炼和肢体功能锻炼（肢体锻炼方案应涵盖有氧及力量训练）。

1. 上肢功能锻炼　患者的日常生活问题很多涉及上肢，包括穿衣、洗澡和许多家务等。上肢训练能提升患者的日常生活能力，另外，上肢功能锻炼能增加前臂运动能力，减少患者通气需求。上肢训练也可分为主动训练与被动训练，以及耐力及力量的训练（图 16-1）。研究证明，与单纯的上肢训练相比，合并上下肢训练或者呼吸肌训练协同上肢训练，更能显著改善运动能力和生活质量。

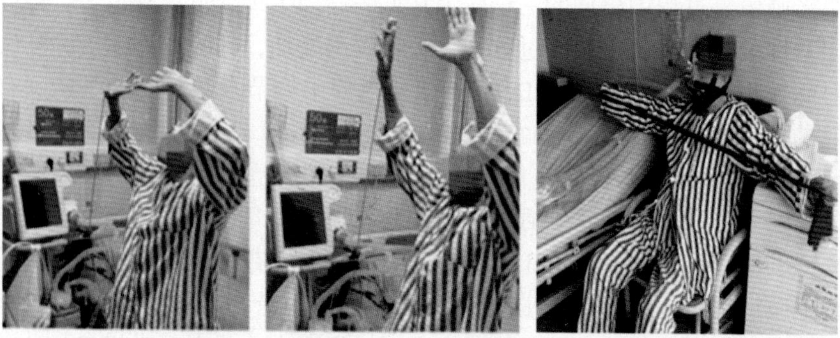

上肢主动训练　　上肢抗阻弹力带训练

图 16-1　上肢功能锻炼

2. 下肢功能锻炼　传统观念认为呼吸危重症患者，尤其是接受 NPPV 治疗患者应当卧床休息。而研究显示，在这些卧床静养的患者当中，真正需要卧床休息的患者只占 9%，卧床休息会导致患者肌量每周减少 5%，3 ～ 5 周肌力下降可达 50%。研究发现，慢性阻塞性肺疾病患者大腿中部横截面积小于 70cm^2，死亡率增加 4 倍。应鼓励 NPPV 患者进行床上主动肢体功能锻炼或协助被动下肢功能锻炼，逐步过渡到床椅转移训练、站立训练，并增加抗阻训练，如弹力带，病情允许者应尽早下床活动（图 16-2）。

3. 呼吸肌锻炼　慢性呼吸系统疾病患者由于长期低氧血症、高碳酸血症等导致呼吸肌长期超负荷运转，出现呼吸肌疲劳。同时又因为长期营养不良或糖皮质激素的使用，导致肌肉的丢失与合成减少。呼吸机提供的额外压力支持能减少患者呼吸肌做功，从而有利于呼吸肌的休息和康复。然而，呼吸机的使用又是一把双刃剑，控制性机械通气模式可使膈肌完全无活动，出现快速的弃用性萎缩，称为呼吸机相关性膈肌功能障碍（ventilation induced diaphragmdysfunction，VIDD）。机械通气期间，膈肌、肋间肌、腹肌的整体锻炼，可促进患者用力吸气和呼气，从而有效预防呼吸肌的弃用。另外，体位管理有利于膈肌的下降（直立或端坐位可使膈肌发挥最大作用），增大胸腔容积，提升患者的有效通气量。常用的呼吸训练方法有呼吸训练器（图 16-3，图 16-4）、吸气末屏气等。

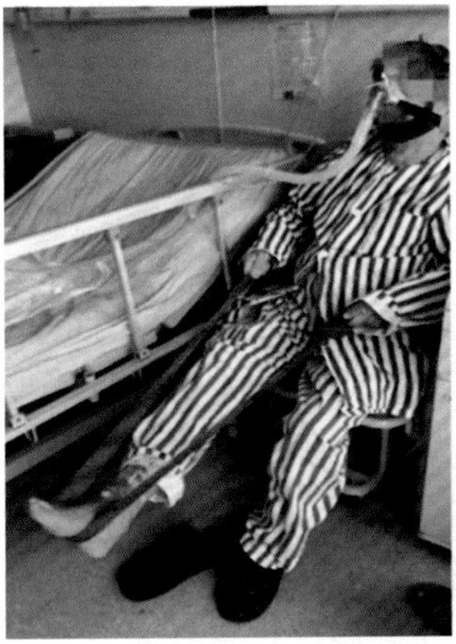

下肢弹力带的抗阻训练

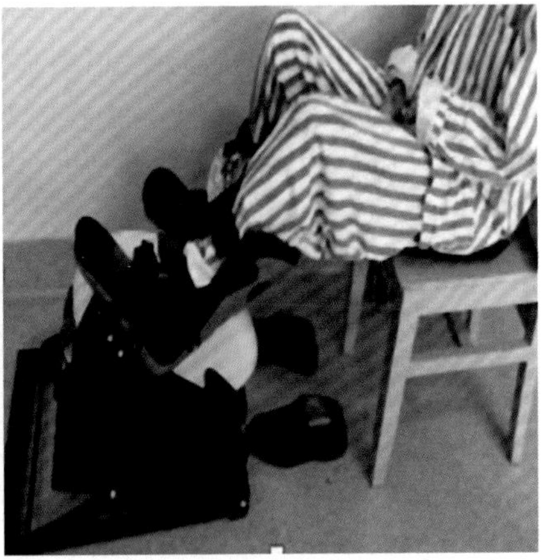

下肢功能-自行车训练

图 16-2　下肢功能锻炼

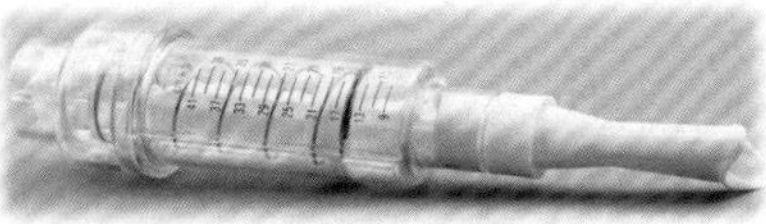

图 16-3　呼吸肌阻力训练器

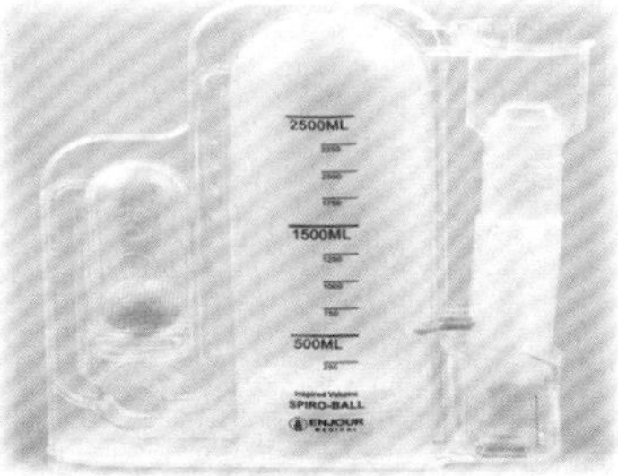

图 16-4　呼吸训练器

【护理要点】

1. 呼吸机罩　患者在高强度运动过程中需要高通气水平的支持，一些患者可能通过张口呼吸来增加通气量，但与此同时也会导致漏气量的增加（尤其是使用鼻罩的患者），因此需要使用鼻面罩、全面罩。但鼻面罩、全面罩舒适度较鼻罩低，可能会降低患者的康复锻炼依从性。

2. 合并症　慢性呼吸系统疾病患者通常有较多合并症，如缺血性心脏病等。使用无创呼吸机后呼吸困难的缓解可能导致某些未被识别的心肌缺血患者在高于其冠状动脉缺血阈值的负荷下进行运动，导致心血管意外的发生，因此在进行 PR 之前，应加强对患者合并症的识别与管理。对于糖尿病患者，也要加强在运动训练中，对低血糖的观察与防范。

3. 复杂性 大量研究显示，由于缺乏依从性，NPPV 患者的 PR 退出率很高。究其原因，NPPV+PR 在实际操作过程中需要操作者花费更多的时间检查面罩、漏气量、参数调整等，医护人员参与度的增加导致成本的上升。

4. 观察要点 患者带机进行 PR 的过程中，要加强对患者的病情监测，包括患者的一般生命体征、血氧饱和度、锻炼效果、呼吸困难程度及患者主诉。

5. 终止指标 若患者出现意识状态恶化、反应迟钝、面色苍白、呼吸频率较基线增加大于 10 次 / 分、心率较基线增加 20% 或明显降低，负重能力下降、疲劳、大汗淋漓等表现，应立即停止康复训练。

6. 运动处方 每例患者的 NPPV+PR 方案都应针对患者病情由医生或康复治疗师个性化订制（图 16-5），一个完整的运动康复处方应当包括运动类型、运动强度、运动时间和运动频率，护理人员在执行康复训练过程当中，应当严格按照医嘱执行。

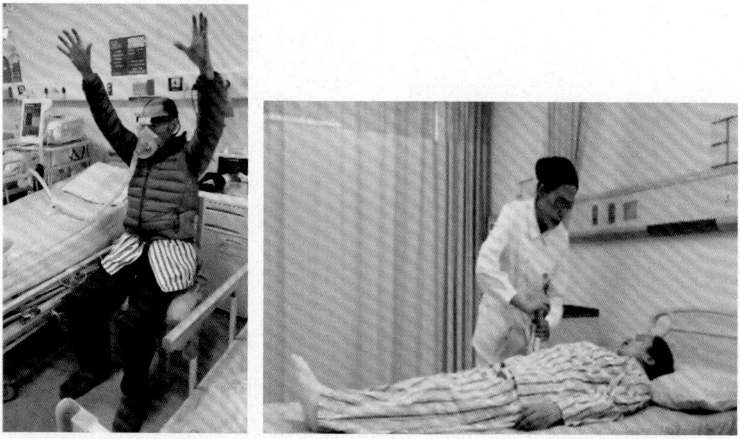

图 16-5 华西呼吸康复操及华西重症患者肺康复训练

（吴 颖 朱 晶 孙程程）

肺康复

参考文献

韩博学，张睢扬，韩永仕，2018. 慢性阻塞性肺疾病患者肺康复的研究进展 [J]. 中国康复医学杂志，33（9）：1129-1133.

姜芬，蔡珊，2018. 无创通气在慢性阻塞性肺疾病患者肺康复中的应用 [J]. 中华呼吸结核杂志，41（1）：60-61.

徐建宁，冯洁惠，汪国建，2010. 运动疗法应用于慢性阻塞性肺疾病机械通气患者的效果分析 [J]. 中华护理杂志，45（8）：706-708.

Akashiba T，Ishikawa Y，Ishihara H，et al，2017. The Japanese Respiratory Society Noninvasive positive pressure ventilation（NPPV）guidelines（second revised edition）[J]，Respir Investig，55（1）：83-92.

Ambrosino N，Xie L. The use of non-invasive ventilation during exercise training in COPD patients[J]. COPD，14（4）：396-400.

Bohon CE，Bevan-Smith EF，Blakey JD，et al，2013.British Thoracic Society guideline on pulmonary rehabilitation in adults[J]. Thorax，68 Suppl2：ii1-30.

Chen YH，Lin HL，Hsiao HF，et al，2015.Effects of an additional pressure support level on exercise duration in patients on prolonged mechanical ventilation[J].J Formos Med Assoc，114（12）：1204-1210.

Choi J，Tasota FJ，Hoffman LA，2008.Mobility interventions to improve outcomes in patients undergoing prolonged mechanical ventilation：a review of the literature[J].Biol Res Nurs，10（1）：21-33.

Pessoa IM，Costa D，Velloso M，et al，2012.Effects of non-invasive ventilation on dynamic hiperinflation of patients with COPD during activities of daily living with upper limbs[J].Rev Bras Fisioter，16（1）：61-67.

Spruit MA，Singh SJ，Garvey C，et al，2013.An official American Thoracic Society/European Respiratory Society statement：key concepts and advances in pulmonary rehabilitation[J].Am J Respir Crit Care Med，188（8）：e13-e64.

Vitacca M，Scalvini S，Volterrani M，et al，2014.In COPD patients on prolonged mechanical ventilation heart rate variabillty during the T-piece trial is better after pressure support plus PEEP：a pilot physiological study[J].Heart Lung，43（5）：420-426.

第十七章　无创正压通气治疗的细节管理

【概述】

大量国内外文献显示，无创正压通气治疗成败与患者的接受度及依从性关系密切；同时，实践证明，医护人员做好细节管理可直接提升患者的接受度与依从性，且能提升治疗的有效性及安全性。因此，本章将阐述无创正压通气治疗中不容小觑的一些细节问题。

【容易忽略的细节】

1. 初次带机前充分的床旁监测与指导尤为重要　初次带机患者，由于对 NPPV 治疗认识不足，容易因紧张、恐惧而导致人机不协调，呼吸频率及节律紊乱，甚至发生严重憋闷或呼吸困难，部分患者甚至拒绝 NPPV 治疗。目前，虽然较多的大型医院配有呼吸治疗师，但呼吸治疗师多分布在重症监护病房，普通病房的呼吸治疗及管理只得依靠本科室的医护人员，通过对患者进行带机前的全面评估及耐心的健康教育来提高患者带机的依从性。带机初期，医护人员床旁 15 ～ 30 分钟的守护与呼吸指导尤为重要：指导患者进行深而慢、有节律的放松呼吸，尽量闭口用鼻吸气，给予良性心理暗示减轻患者焦虑和紧张的情绪。同时观察患者病情变化与适应情况，根据患者适应程度及时调整呼吸机参数，增强患者依从性及信心。

2. 通气介质的正确佩戴是决定无创正压通气成败的关键因素　通气介质的种类及大小的选择详见第七章无创正压通气的介质选择。

（1）通气介质具体佩戴要点及技巧（图 17-1）。

（2）佩戴前患者需闭眼、闭口（能完成的情况下），佩戴好以后嘱患者睁开双眼，观察面罩是否压到眼睑、鼻翼及口唇。

（3）为避免通气过程中佩戴通气介质，推荐以下两种操作方法。

1）佩戴面罩→连接管路→开机 / 送气→调整参数，此法适用于患者可耐受一定时间的脱机 / 断氧。

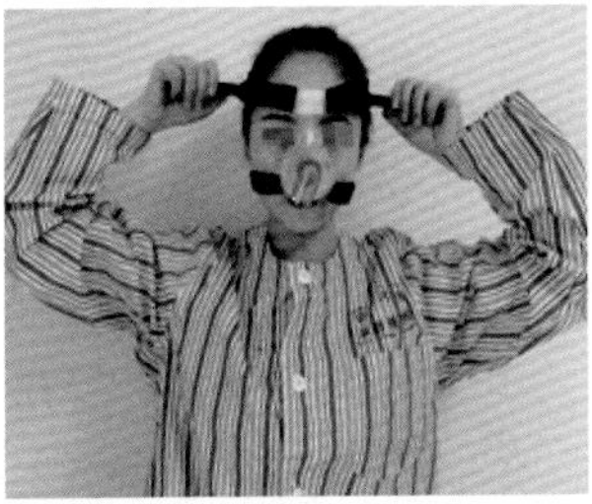

A. 固定头带时建议左右两侧系带同时调节、固定，确保头带左右受力均匀，避免鼻/面罩的歪斜

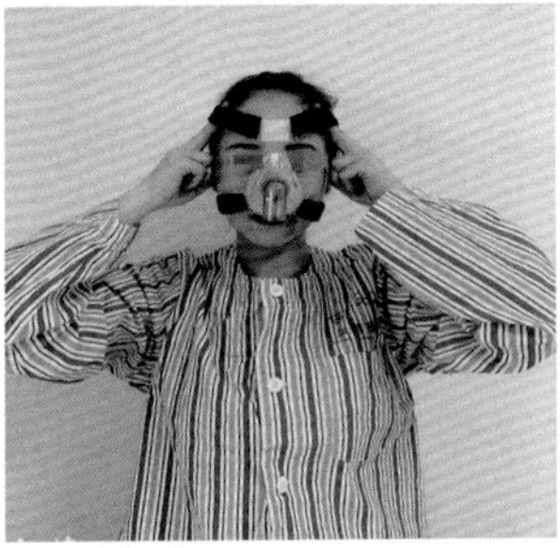

B. 松紧度以能伸入1～2 横指为宜

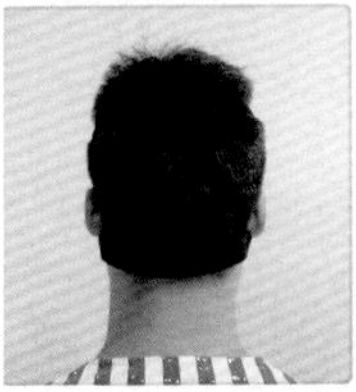

C. 三角空间对应使用者的后脑勺，头戴佩戴服帖，不因头部移动造成面罩松动

图 17-1　通气介质佩戴要点及技巧

2）连接管路→开机→调整参数→启动暂停送气键→佩戴面罩→呼吸机送气，此法适用于具备暂停送气功能的呼吸机，且患者不能耐受较长时间的脱机 / 断氧。

3）开机→调整参数→关机→佩戴面罩→连接管路→开机 / 送气，此法适用于不具备暂停送气功能的呼吸机，且患者不能耐受较长时间的脱机 / 断氧。

3. 鼻面部压力性损伤的预防

（1）不同通气介质减压贴的剪裁与固定：减压贴应根据患者面部受压部位进行裁剪，佩戴鼻罩的患者可将泡沫贴裁剪为“∧”形状（图 17-2）；佩戴面罩的患者可将泡沫贴裁剪为“◇”形状（图 17-3）；敏感皮肤或已发生鼻梁部压力性损伤患者可使用鼻枕 / 鼻塞以避免鼻面部继续受压。

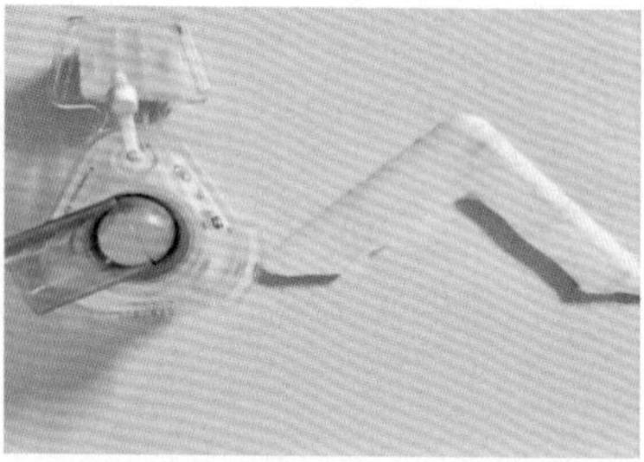

图 17-2　鼻罩减压贴的剪裁与固定

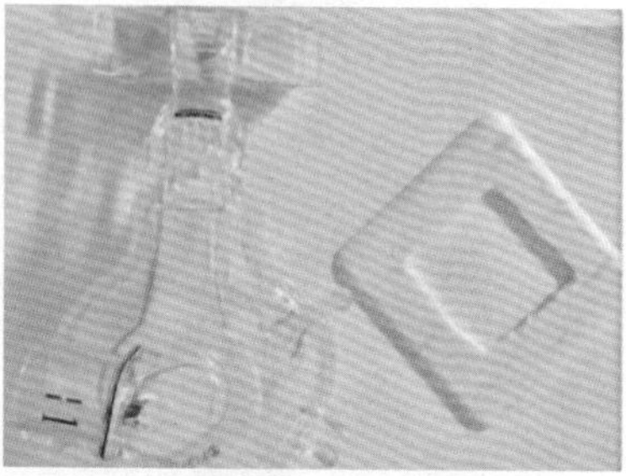

图 17-3　面罩减压贴的剪裁与固定

（2）治疗时管道坠于床旁，使受压部位的压力增加，更易发生压疮，应注意避免。临床使用无创呼吸机时可用支架将呼吸机管道固定于床旁，如图 17-4 所示，但没有支架或管道与支架不匹配时可以采用图 17-5 的方法固定。

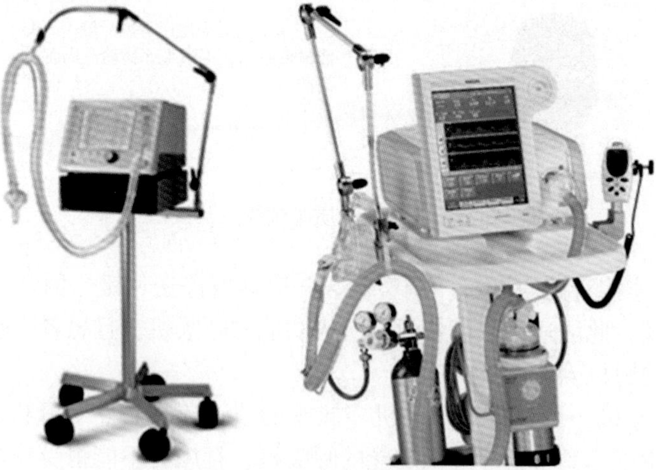

图 17-4　通气过程中管道的固定（支架）

4. 氧源接口连接不能错　医用中心供氧系统的应用和实施，是现代化医院的标志，整套系统具有供氧安全性、稳定性和可靠性的特点，通过终端可与呼吸机实行对接，为抢救患者生命和维护患者健康提供快捷而有效的途径。为保证有效通气，在使用呼吸机前，首先得正确连接氧源接口，虽然这种看似简单的问题不值一提，但是由于多数医院在病房医用设备带的设计上，中心供氧接口与中心负压接口通常是紧密相邻的，在临床抢救患者的过程中氧源错插入负压接口的案例也偶有发生，因此在安置无创呼吸机时，我们应该仔细辨别氧气接口，避免发生源头上的错误（图 17-6）。

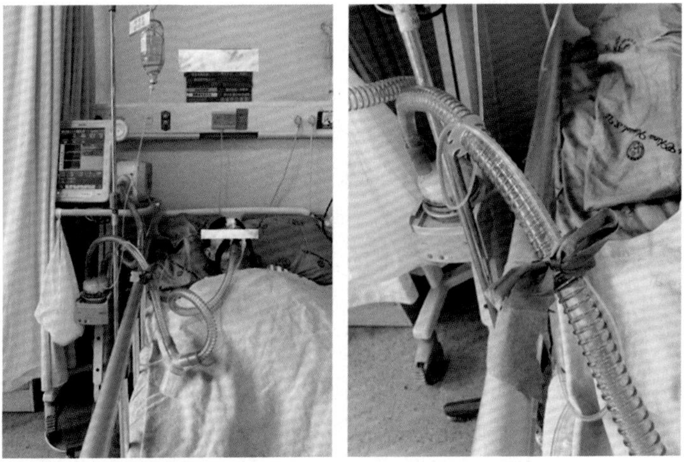

图 17-5　通气治疗过程中管道的固定

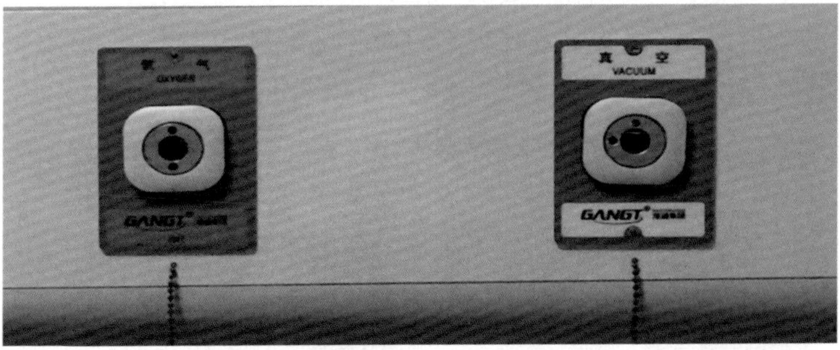

图 17-6　医用设备带上氧源与负压接口（左为氧源，右为负压）

5. 带机初期参数调节的技巧　由于正压通气模式有别于人体正常呼吸，因此带机初期且病情允许的患者通气压力应从低到高逐渐调节至目标治疗压力，推荐 CPAP 初始压为 4 ～ 6cmH_2O，双水平通气治疗的初始压为 IPAP 8 ～ 10cmH_2O，EPAP 4 ～ 6cmH_2O，以免初始压力过高，峰流速太大，患者不耐受；初始压力过低，会使患者出现“憋闷感、窒息感”；同时，合理设置压力上升时间及压力延迟上升时间，以提高患者带机的舒适性和依从性。

6. 上机后，患者不舒服就立马停用呼吸机吗？ 上机后，患者一有不适感就立即停用呼吸机，这种做法是欠妥的。如同初戴眼镜者会不习惯一样，任何人戴上面罩呼吸都会有憋闷不适感，特别是初次带机者更为明显，而真正能使患者感觉舒服的实质是病情的改善。因此，操作者应首先通过上机前的充分沟通与交流向患者说明呼吸机治疗过程中可能出现的不适感，鼓励患者不要轻易放弃，消除患者紧张、恐慌和抵触情绪。同时关注患者血气分析、潮气量及呼吸波形，合理调整呼吸机治疗参数，通常经过合理治疗，随着病情的好转，患者不适感会得以改善。

7. 不可常规打开鼻/面罩上的多功能小孔 多功能小孔一般位于鼻/面罩的上方或两侧（图17-7红圈标注处），主要作用是为了连接外源氧气或测压管，必要时应用于协助二氧化碳的排除。任何非故意漏气量的增加，都会增加患者吸气负荷，所以多功能小孔不可常规打开。当患者二氧化碳严重潴留，经过无创呼吸机模式、参数及面罩选择等仍居高不下时，在确保鼻/面罩与患者脸部严密贴合，漏气量很小的情况下可以将小孔打开增加非故意漏气量。这部分漏气量可以减少面罩内无效腔，减少二氧化碳的重复呼吸，但需注意监测漏气量，不宜过大，否则会影响人机同步性及舒适性。

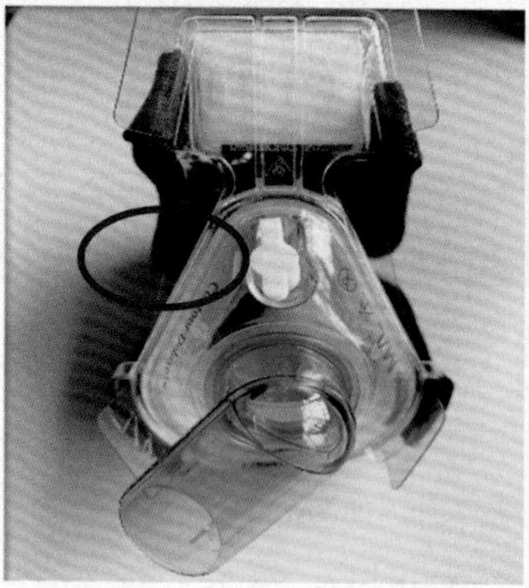

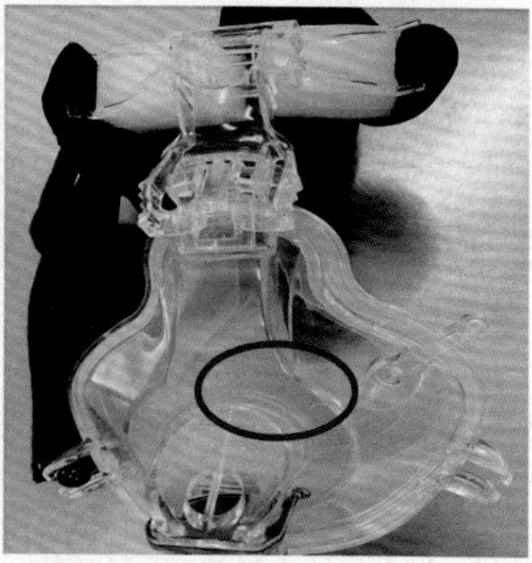

图17-7 鼻/面罩上的多功能小孔

8. 关注侧孔呼气阀开口的方向　临床上，大多数无创呼吸机均采用单回路通气，侧孔呼气阀为固定大小的排气孔（图 17-8 红圈标注处），位于靠近患者端的管道上。在无创通气治疗过程中，我们应该关注侧孔呼气阀开口的方向，首先，不要正对向患者，否则排出的气体会吹拂患者面部、颈胸部，可能引起患者感冒头痛或其他不适；其次，为更好地落实职业防护，呼气阀开口应避免正对医务人员，防止呼吸道传染病患者呼出的气溶胶造成医务人员院内感染的发生。推荐方法：侧孔呼气阀的开口朝向患者侧面、医务操作者的对面排气。

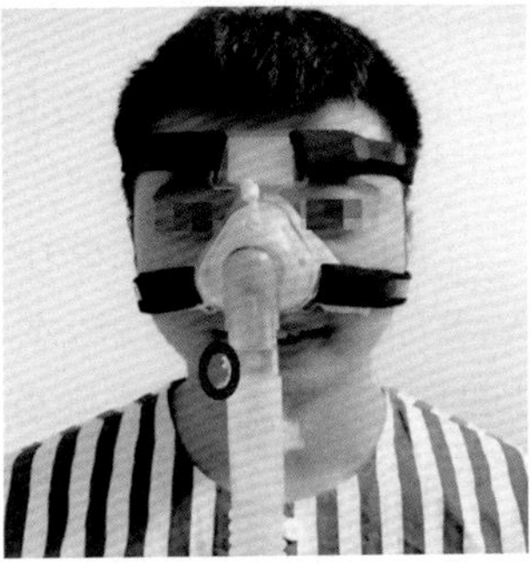

图 17-8　侧孔呼气阀

9. 加强无创呼吸机外置管路的管理　在呼吸机使用过程中，加强对呼吸机外置管路的管理，可以提高患者带机的安全性和有效性。

（1）呼吸机管路的更换：呼吸机管路更换的时间一直是国内外学者研究的热点，在参考相关指南和循证医学的基础上建议使用一次性呼吸机管道，一般患者每 7 天更换 1 次呼吸机管道，感染严重患者视情况增加更换的次数。

（2）呼吸过滤器的使用及更换：一次性呼吸过滤器（图 17-9）对细菌有过滤和静电吸附作用，在无创通气中能降低管路被细菌污染的危险，有效预防呼吸回路中的细菌污染，而且能防止冷凝水在呼吸机管路中聚集，减少细菌定植，可降低呼吸机相关性肺炎的发生率，同时可切断患者呼出气体中致病菌对环境的污染，防止院内交叉感染。使用时建议每周至少更换一次，发生污染或堵塞时随时更换。

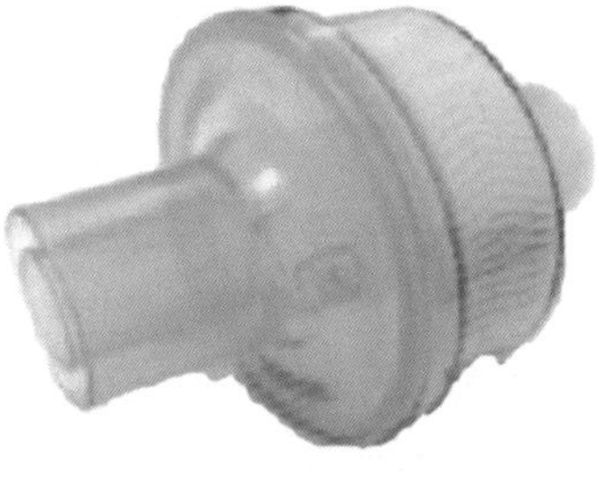

图 17-9　一次性呼吸过滤器

（3）冷凝水的管理：研究证明，呼吸机积水杯内的冷凝水是细菌繁殖的重要场所，细菌培养阳性率高达 86.7%。

1）减少呼吸机回路中冷凝水的产生：使用呼吸机的过程中采用加

热导丝型湿化器，可减少冷凝水的生成。此外，选择合适的加热温度，适当长度的呼吸机管路和正确的呼吸机模式等，均对冷凝水的生成产生一定影响。

2）及时倾倒回路中的冷凝水：由于呼吸回路中的冷凝水是引起VAP的重要因素，冷凝水积聚可导致气道阻力增加，增加患者吸气做功，同时，集聚的冷凝水随着气流来回震荡可导致误触发的发生，因此集水杯中的冷凝水应及时清除，积水杯保持垂直向下，位于管路最低处，防止冷凝水倒流至呼吸机管道或通气介质及患者气道内，冷凝水倾倒后，积水杯下方的螺旋开关应及时关闭。

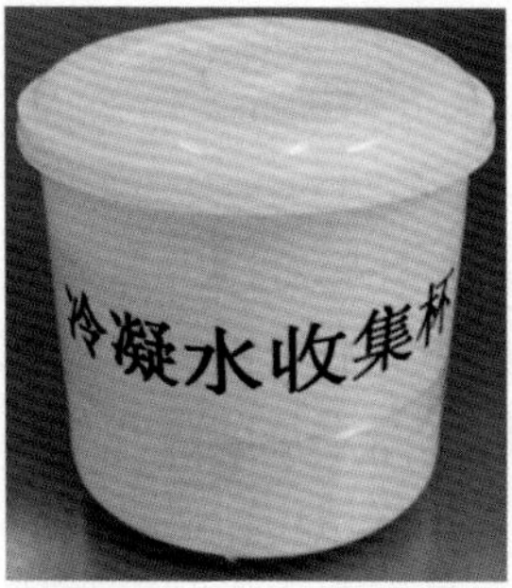

图 17-10　冷凝水收集杯

3）重视冷凝水的无害化处理：冷凝水属于高污染液体，必须将冷凝水排入专门的污水处理管路或收集于装有含氯消毒剂（普通患者500mg/L，多重耐药菌感染及呼吸道传染病患者调整为2000mg/L）的容器内（图 17-10），进行无害化处理后再倒入下水管，防止含菌的冷凝水挥发至空气中，造成空气污染。

10. 上机时间和进餐时间的合理安排　无创通气治疗前，患者应避免过饱饮食，如病情允许，协助患者采取半卧位，建议最好进餐后至少30分钟再带机，以免进食后呃逆、呕吐等症状导致患者误吸的发生，应特别关注误吸高风险及反应较差的老年患者。

11. 白天带机，夜间不用不可行　临床上，不少患者及家属都认为，无创呼吸机白天使用即可，夜间停用利于患者好好休息。然而，患者夜间入睡后，由于迷走神经张力增高，呼吸中枢更容易受到抑制，呼吸代谢问题会更严重，尤其是合并二氧化碳潴留或阻塞性睡眠呼吸暂停低通气综合征的患者。因此，夜间无创通气治疗可以改善肺的通气量，有利于吸入氧气的弥散和 CO_2 排出，改善患者在睡眠期对低氧化学性刺激的敏感性。同时，患者呼吸困难症状得到改善，可以显著减轻影响睡眠的不利因素。因此，夜间带机带来的益处和帮助更大。

12. 呼吸机故障可能与湿化装置使用不当有关　加温湿化器是呼吸机常用的温湿化设备，正常使用情况下，呼吸机供给的气体会首先通过加温湿化器处理后再输送给患者。在呼吸机正常工作过程中，由于管路中始终有压力和气流存在，湿化器中产生的潮湿气体无法回流到呼吸机内部，但是当呼吸机关闭后湿化器如果仍然处于工作状态，其中的潮湿气体就有可能进入呼吸机内部，造成呼吸机故障的发生。因此，推荐正确的操作方法如下：在呼吸机开机时，先开呼吸机电源，再开湿化器电源；关机时，先关湿化器电源，再关呼吸机电源。呼吸机停用时，一定确保湿化器电源的关闭。

湿化罐内无湿化液的情况也时有发生，不仅增加患者气道干燥、灼伤的风险，也会损坏湿化罐，因此应加强巡视及时添加湿化液，条件允许者推荐使用一次性自动给水湿化装置（图 17-11）。

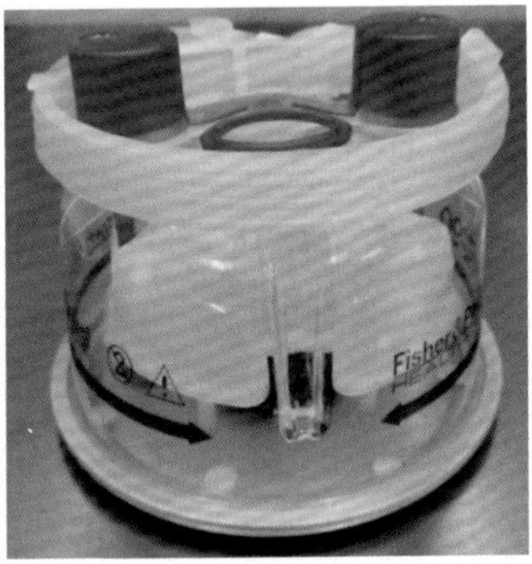

图 17-11　一次性自动给水湿化罐

（薛　秒　曾奕华　吴小玲）

参考文献

马靖，王广发，2012.2011 年加拿大无创正压通气和无创持续正压通气在急诊中应用的临床实践指南解读 [J]. 中国医学前沿杂志（电子版），4（1）：55-58.

王希明，2011. 家庭中应用无创呼吸机不容小觑的一些细节问题 [J]. 中华肺部疾病杂志（电子版），4（5）：440-441.

吴小玲，黎贵湘，2015. 呼吸内科护理手册 [M]. 北京：科学出版社 .

中华医学会呼吸病学分会睡眠呼吸障碍学组，2017. 家庭无创正压通气临床应用技术专家共识 [J]. 中华结核和呼吸杂志，40（7）：481-493.

朱雷，2012. 机械通气 [M]. 第 3 版 . 上海：上海科学技术出版社 .

Akashiba T，Ishikawa Y，Ishihara H，et al，2017. The Japanese respiratory society noninvasive positive pressure ventilation（NPPV）guidelines（second revised edition）[J]. Respir investig，55（1）：83-92.

第十八章　无创正压通气失败的预警因素和指标

【概述】

无创正压通气（NPPV）是指患者通过鼻罩、口鼻面罩或全面罩等非侵入性方式与呼吸机相连进行正压辅助通气的一种呼吸支持方式。NPPV 能避免有创正压通气所带来的部分并发症，同时应用较为灵活，患者痛苦小；在改善患者预后方面也有着特有的优势。在过去的近 30 年中，随着通气设备技术的改进和临床应用研究的深入，NPPV 的应用日益广泛，但临床工作者还是会面临无创通气失败的困境，了解 NPPV 治疗失败的预警因素和指标对规避 NPPV 治疗失败的风险、提高应用的成功率有着重要作用。

NPPV 并非对所有非无创禁忌的患者都适用，现已有循证医学证据表明，某些患者对于 NPPV 治疗有较高的获益，而另有部分患者应用 NPPV 的证据支持较弱或不足。同时研究发现，NPPV 治疗失败的患者可通过掩盖呼吸窘迫的迹象潜在地延迟插管而增加病死率。据统计 NPPV 成功患者（无需插管）的死亡率约为 10%，而 NPPV 失败患者死亡率明显较高，甚至达到 47%。NPPV 失败已成为患者死亡率增加的独立危险因素。与此同时，不恰当或过度追求无创的应用造成资源的浪费，甚至延误间歇正压通气（IPPV）的时机，影响患者最终的预后。所以，患者的选择对于 NPPV 治疗失败与否是一个重要的前提。

NPPV 治疗失败定义为患者在接受 NPPV 干预后需要气管插管。其失败发生率受患者呼吸衰竭的原因及其他多种因素而有很大差异，介于 5%～60%。常见 NPPV 治疗失败原因：pH ＜ 7.3，$PaCO_2$ 进行性恶化，氧合无法维持，昏迷或意识水平下降，气管分泌物过多且气道保护能力差，呼吸困难症状无法纠正，血流动力学不稳定等原因。NPPV 治疗失败及死亡率的高风险可能与不同的变量独立相关。这种关联可能反映了因果效应（NPPV 治疗失败导致死亡）或混淆效应（NPPV 治疗失败是潜在疾病更为严重的标志）。

NPPV 应用失败的预警因素和指标成为近年来 NPPV 的研究热点。目前主要认为疾病种类和严重程度、神志与精神状态、血气等对 NPPV 应用效果有一定影响。NPPV 失败的可能性还与操作环境（人员配备、监护条件）、仪器设备、医务人员 NPPV 应用技术和经验等多种因素有关。以下总结了常见的 NPPV 失败预警因素和指标，从而临床应用中尽量规避或有计划性地预防这些可导致失败的高风险因素或指标。

【NPPV 失败的预警因素和指标】

1. 意识状态　严重的意识水平降低被认为是 NPPV 的禁忌证。患者意识状态与高碳酸血症、低氧血症、循环障碍及疾病严重程度相关。一些研究也表明，意识水平降低与不良预后之间存在显著相关性。因为意识水平降低时患者不能有效配合及误吸风险增加，从而可能导致 NPPV 失败。然而，对有意识改变的高碳酸血症患者，NPPV 有一定的效果，而且越来越多的证据支持 NPPV 在治疗高碳酸血症伴意识水平降低患者中具有一定的安全性和有效性。Scala 等发现 75%轻度意识水平下降患者通过 NPPV 干预从而取得良好预后；而严重的意识水平下降患者（即 Kelly 评分＞ 3 分或 GCS 评分＜ 12 分）则与 NPPV 高失败率相关。Kelly 评分＞ 3 分或 GCS 评分＜ 12 分是 NPPV 失败的独立危险因素。

2. 气道保护能力　咳嗽反射微弱和（或）气道分泌物过多是 NPPV 失败的常见原因。分泌物过多且不能自主有效地清除气道分泌物也被认为是 NPPV 的相对禁忌证。当患者咳嗽反射微弱和（或）气道分泌物过多，保持呼吸道通畅的能力下降，可能进一步导致肺不张，气体交换减少。另外，咳嗽强度与呼吸肌力量呈正相关，较弱的咳嗽能力表明患者呼吸肌力量较弱，呼吸功能储备能力较差，易发生 NPPV 失败。已有研究表明，与中度 / 强度咳嗽相比，咳嗽无力或没有咳嗽能力的患者，NPPV 失败率和住院死亡率较高。咳嗽无力或没有咳嗽能力是 NPPV 失败和住院死亡率增加的独立危险因素。咳嗽力量可以通过肺量计测量咳嗽峰流速反映，临界阈值为 60L/min，也可客观评级，强度分级：0 级为无咳嗽；1 级为通过口腔听见空气但没有听见咳嗽；2 级为微弱（几乎）听不见咳嗽；3 级为明显可听见的咳嗽；4 级为强烈咳嗽；5 级为多发连续强烈的咳嗽；0 ～ 2 级被定义为无咳嗽 / 弱咳嗽，3 ～ 5 级被定义为中度 / 强烈咳嗽。如果患者咳嗽能力为 0 ～ 2 级，则 NPPV 失败风险则明显增高。其他咳嗽能力测试评估包括白卡测试，阳性提示有效咳嗽，阴性提示无效咳嗽。综上所述，咳嗽反射强弱及（或）分泌物多少反映患者是否具备有效的气道保护能力，也是 NPPV 失败的预警指标。

3. 氧合指数 有研究证实，PaO_2/FiO_2 可以作为预测 NPPV 失败的指标之一。较低的 PaO_2/FiO_2 反映患者肺部病变严重，NPPV 失败和插管风险更高。具体来说，在 1 小时内 PaO_2/FiO_2 不能改善或恶化与较高的 NPPV 失败率相关。在一项涉及 2430 例患者的研究中，NPPV 失败患者的氧合指数多低于 NPPV 成功者。Frat 等对多项随机对照研究关于 NPPV 治疗失败的相关因素分析结果显示，NPPV 治疗 1 小时后氧合指数≤ 200mmHg，气管插管 OR 为 4.26。在 NPPV 1 ～ 2 小时后进行血气分析是判断 NPPV 疗效比较确切的指标。若血气分析结果无明显改善，需进一步调整参数或检查漏气等情况，4 ～ 6 小时后再次复查血气，若仍无改善则须考虑停止 NPPV，并改用间歇正压通气（IPPV）。同时不推荐伴有中、重度低氧血症（$PaO_2/FiO_2 \leqslant 200$mmHg）的 ARDS 或社区获得性肺炎患者使用无创通气（NIV）。

4. 潮气量 NPPV 的潮气量大小一部分取决于患者自主呼吸强弱。患者呼吸驱动强和较高的吸气压产生的高潮气量，而高潮气量和高跨肺压本身可通过诱导产生新的呼吸机相关性肺损伤，进一步恶化患者本身存在的病变肺。有研究发现，在 NPPV 开始后 1 小时的高潮气量与 90 天死亡率独立相关。Frat 等对多项随机对照研究数据分析显示，NPPV 治疗 1 小时后，潮气量＞ 9ml/kg（理想体重），气管插管的 OR 值为 3.14。在 $PaO_2/FiO_2 < 200$mmHg 的受试者，平均潮气量＞ 9.5ml/kg 预测 NIV 失败的敏感度为 82%，特异度为 87%。多变量分析也显示入院时平均呼气潮气量是 NPPV 失败的独立危险因素，特别是在中度至重度低氧血症患者中，在 NPPV 的前 4 个小时内累计记录的平均呼气潮气量超过 9.5ml/kg 可预测 NPPV 失败，提示医务人员日常实践中需要更加密切监

测 NPPV 期间的潮气量的变化情况。

5. pH　pH 水平是高碳酸血症严重程度的一个指标，也是决定 NPPV 成功与否的一个关键因素。有证据表明，较低的基线 pH 值是患者 NPPV 失败的一个危险因素；基线 pH ＜ 7.25 的患者，使用 NPPV 的失败率为 50%～60%；同时亚组分析表明，只有在基线 pH ≥ 7.30 时使用 NPPV，才有可能改善患者的预后。除基线 pH 水平以外，NPPV 使用 1 小时后的 pH 也是预测患者 NPPV 成功的强力因素。研究发现，NPPV 使用 1 小时后的 pH ＜ 7.25 与患者的 NPPV 失败风险增加相关，而且其失败风险比率甚至要高于那些入院时 pH ＜ 7.25 的患者。在心源性肺水肿患者中进行的观察性研究也表明，pH=7.30 是预测 NIV 成功与否的临界水平，具有较高的敏感度与特异度。

6. 呼吸频率　呼吸频率增加会伴随患者呼吸功耗的增加。证据显示，NPPV 成功的患者呼吸频率降低，呼吸频率降低可以成为无创治疗效果的评价指标。初始呼吸频率快的 COPD 患者，在 NPPV 使用 1 小时后呼吸频率出现下降，已被证明与 NPPV 成功和良好预后具有相关性。相反，NPPV 开始 1 小时后呼吸频率无改善甚至加快，则提示 NPPV 有失败的高危风险。有研究发现，入组时呼吸频率为 30 ～ 34 次 / 分和呼吸频率≥ 35 次 / 分的受试者，其出现 NPPV 失败的 OR 值分别为 1.83 和 2.66；而同样的呼吸频率如果出现在患者使用 NPPV 的 2 小时后，则其出现 NPPV 失败的 OR 值将分别增加至 2.67 和 4.95。而也有其他相关研究表明，NPPV 应用后呼吸频率＞ 25 次 / 分是患者 NPPV 失败的一个预测指标。

7. 人机不协调　患者对 NPPV 的耐受性是 NPPV 成功与否的一个重要因素。NPPV 患者意识清楚，有自主呼吸，相对有创机械通气而言，NPPV 的人机协调性问题更加突出。患者与呼吸机不同步，可导致呼吸肌做功增加并不能有效通气或通气效率下降，影响治疗效果，从而使 NPPV 失败风险增高。人机不协调包括无效触发、双相触发、误触发、吸呼过早切换及延迟切换等，可通过患者呼吸症状、呼吸力学监测、膈肌肌电及呼吸机波形等方式识别。最近有研究证明，医务人员对无创人机不同步的识别率较低。人机同步情况可以用人机不同步指数（asynchrony index，AI，不同步呼吸频率 / 总呼吸频率）量化，AI 为

10%即为严重不同步。研究发现，AI < 10%时患者舒适度较高。因为人机不同步的偶然性和时间变化性，所以如何研究人机不同步及何时测量没有统一标准。目前无创人机不同步的研究较少，尚不明确无创人机不同步程度与患者明确预后关系，但无创人机不协调仍需要临床工作者的识别和处理。需要指出的是，与有创正压通气相比，NPPV 患者人机不协调与漏气大小和压力支持水平具有相关性。一些策略可以有效避免"明显的人机对抗"。例如，减少漏气、优化呼吸机的设置、调整触发灵敏度、更改人机连接方式、使用更高级通气模式（NAVA 模式等）或更高级的呼吸机、适当应用镇静镇痛、心理安慰等。

8. APACHE Ⅱ评分和 SAPS Ⅱ评分 器官衰竭是患者预后不良的危险因素。使用 NPPV 治疗患者时，评估疾病的严重程度可能非常重要。一些研究将患者病情的严重程度作为是否需要气管插管的预测指标。其中有研究指出，APACHE Ⅱ评分> 17 分是 NPPV 患者需要气管插管的一个良性预测指标。同时也有报道认为入院时较高的 SAPS Ⅱ评分是 NPPV 失败的独立危险因素。在一项前瞻性随机研究中，SAPS Ⅱ评分> 34 分与气管插管具有独立相关性。APACHE Ⅱ评分和 SAPS Ⅱ评分反映的疾病严重程度，与无创机械通气失败需要气管插管存在一定的相关性。

9. 膈肌超声 过去的十年中，床旁超声应用日益广泛。Marchioni 等采用超声评估膈肌功能障碍（diaphragmatic dysfunction，DD），将潮式呼吸时膈肌厚度变化（ΔTdi）< 20%为 DD 的阈值。结果显示，1/4 的患者出现 DD，而其中 DD 患者发生 NPPV 治疗失败的风险显著高于没有 DD 的患者（OR 值为 4.4）。早期应用床旁超声评估膈肌功能状态，从而可识别出 DD 患者在应用 NPPV 时可能具有较高的失败风险及较差的预后。

10. 综合评估量表

NPPV 的影响因素较多，有研究设定了一种用于预测低氧呼吸衰竭患者 NPPV 治疗失败的 HACOR 评分量表（表 18-1）。量表纳入 5 个在患者床旁容易测量的数据，包括心率、酸中毒、意识、氧合和呼吸频率，并设置相应评分。其中意识下降分数最相关，得分最高为 10 分，其次是氧合减少（6 分）、酸中毒（4 分）和呼吸频率增加（4 分）。

心率的增加相关性少，最高可得 1 分。HACOR 分数可以在 0 ~ 25 分。分数越高的患者，NPPV 失败的可能性越大。HACOR 以 5 分作为临界值，对 NPPV 的失败具有很好的识别能力。在 NIV 的 1 小时，HACOR 评分＞ 5 分的患者中有 87.1%需要气管插管，HACOR 评分≤ 5 分的患者中有 81.6%不需要气管插管，提示 HACOR ＞ 5 分的患者发生 NPPV 失败的风险较高。

表 18-1　HACOR 评分量表

HACOR 评分			HACOR 评分		
评估指标	分类	得分	评估指标	分类	得分
心率（次 / 分）	≤ 120	0	PaO_2/FiO_2（mmHg）	≥ 201	0
	＞ 121	1		176 ~ 200	2
pH	≥ 7.35	0		151 ~ 175	3
	7.30 ~ 7.34	2		126 ~ 150	4
	7.25 ~ 7.29	3		101 ~ 125	5
	＜ 7.25	4		≤ 100	6
GCS	15	0	呼吸频率（次 / 分）	≤ 30	0
	13 ~ 14	2		31 ~ 35	1
	11 ~ 12	5		36 ~ 40	2
	≤ 10	10		41 ~ 45	3
				≥ 47	4

在另一项研究中，Confalonieri 等对 1033 例 NPPV 患者进行了失败的风险分层评估，制订了入院时（图 18-1）和无创通气 2 小时后（图 18-2）两个风险图表评估其失败风险。图中以颜色变化显示 NPPV 格拉斯哥昏迷评分（GCS）＜ 11 分，APACHE Ⅱ评分≥ 29 分，呼吸频率≥ 30 次 / 分，且 pH ＜ 7.25，则其出现 NPPV 失败的风险在 70%以上。而相同的参数值如果出现在患者使用 NPPV 的 2 小时以后，则其 NPPV 失败的风险将增加至 90%以上。

	RR	入院时pH＜7.25		入院时pH 7.25～7.29		入院时pH＞7.30	
		APACHE Ⅱ评分≥29	APACHE Ⅱ评分＜29	APACHE Ⅱ评分≥29	APACHE Ⅱ评分＜29	APACHE Ⅱ评分≥29	APACHE Ⅱ评分＜29
GCS（15分）	＜30	29	11	18	6	17	6
	30～34	42	18	29	11	27	10
	≥35	52	24	37	15	35	14
GCS（12～14分）	＜30	48	22	33	13	32	12
	30～34	63	34	47	22	46	21
	≥35	71	42	57	29	55	27
GCS（≤11分）	＜30	64	35	49	23	47	21
	30～34	76	49	64	35	62	33
	≥35	82	59	72	44	70	42

图 18-1　入院时 NPPV 失败风险图表

引自：Frat JP，Ragot S，Coudroy R，et al，2018. Predictors of intubation in patients with acute hypoxemic respiratory failure treated with a noninvasive oxygenation strategy[J]. *Crit Care Med*，46（2）：208-215.

	RR	2h后pH＜7.25		2h后pH 7.25～7.29		2h后pH ＞7.30	
		APACHE Ⅱ评分≥29	APACHE Ⅱ评分＜29	APACHE Ⅱ评分≥29	APACHE Ⅱ评分＜29	APACHE Ⅱ评分≥29	APACHE Ⅱ评分＜29
GCS（15分）	＜30	72	35	27	7	11	3
	30～34	88	59	49	17	25	7
	≥35	93	73	64	27	38	11
GCS（12～14分）	＜30	84	51	41	13	19	5
	30～34	93	74	65	28	39	12
	≥35	96	84	78	42	54	20
GCS（≤11分）	＜30	96	74	65	28	39	12
	30～34	97	88	83	51	63	26
	≥35	99	98	80	66	76	40

图 18-2　无创通气 2 小时后失败风险图表

引自：Frat JP，Ragot S，Coudroy R，et al，2018. Predictors of intubation in patients with acute hypoxemic respiratory failure treated with a noninvasive oxygenation strategy[J]. *Crit Care Med*，46（2）：208-215.

11. 其他因素　正确把握无创正压通气临床应用的指征和禁忌证是规避或降低 NPPV 治疗失败风险的首要前提。另外，NPPV 使用场所（呼吸科、ICU、普通科室）、医务人员对 NPPV 技术把握程度和关注度，以及 NPPV 设备等都是 NPPV 成功与否的关键因素。

【总结】

NPPV 成败的影响因素广泛，但还是有一些特定的临床指标或综合评估量表对 NPPV 失败风险具有预警意义。医务人员在应用 NPPV 时需要综合衡量相关风险因素，同时进行密切监测，早期识别与 NPPV 治疗失败相关的预警因素和指标，以便在必要时能及时改用气管插管，这对 NPPV 治疗的临床应用具有重要意义。

（倪　忠　王乙茹　梁国鹏）

参考文献

罗群，陈荣昌，2009. 无创正压通气临床应用专家识 [J]. 中华结核和呼吸杂志，32（2）：86-98.

张新超，钱传云，张颈农，等，2019. 无创正压通气急诊临床实践专家共识（2018）[J]. 临床急诊杂志，20（1）：1-12.

Adda M，Coquet I，Darmon M，et al，2008.Predictors of noninvasive ventilation failure in patients with hematologic malignancy and acute respiratory failure[J]. Crit Care Med，36：2766-2772.

Antonelli M，Conti G，Esquinas A，et al，2007.A multiple-center survey on the use in clinical practice of noninvasive ventilation as a first-line intervention for acute respiratory distress syndrome[J]. Crit Care Med，35：18-25.

Antonelli M，Conti G，Moro ML，et al，2001.Predictors of failure of noninvasive positive pressure ventilation in patients with acute hypoxemic respiratory failure：a multi-center study[J]. Intensive Care Med，27（11）：1718-1728.

Carron M，Freo U，Zorzi M，et al，2010. Predictors of failure of noninvasive ventilation in patients with severe community-acquired pneumonia[J]. J Crit Care，25（3）：540，e9-e14.

Confalonieri M，Garuti G，Cattaruzza MS，et al，2005. A chart of failure risk for noninvasive ventilation in patients with COPD exacerbation[J]. Eur Respir J，25：348-355.

Demoule A，Chevret S，Carlucci A，et al，2016. Changing use of noninvasive ventilation in critically ill patients：trends over 15 years in francophone countries[J]. Intensive Care Med，42：82-92.

Duan J，Han X，Bai L，et al，2017. Assessment of heart rate，acidosis，consciousness，oxygenation，and respiratory rate to predict noninvasive ventilation failure in hypoxemic patients[J]. Intensive Care Med，43：192-199.

Ferreira JC，Medeiros P Jr，Rego FM，et al，2015. Risk factors for noninvasive ventilation failure in cancer patients in the intensive care unit：a retrospective cohort study[J]. J Crit Care，30：1003-1007.

Fisher KA，Mazor KM，Goff S，et al，2017. Successful use of noninvasive ventilation in chronic obstructive pulmonary disease. How do high-performing hospitals do it[J]? Ann Am Thorac Soc，14（11）：1674-1681.

FratJ P，Ragot S，Coudroy R，et al，2018. Predictors of intubation in patients with acute hypoxemic respiratory failure treated with a noninvasive oxygenation strategy[J]. Crit Care Med，46（2）：208-215.

Hong YL，Duan J，Bai LF，et al，2018. Noninvasive ventilation failure in pneumonia patients ≥ 65 years old：The role of cough strength[J]. J Crit Care，44：149-153.

Kogo M，Nagata K，Morimoto T，et al，2018. What is the Impact of Mildly Altered Consciousness on Acute Hypoxemic Respiratory Failure with Non-invasive ventilation[J]? Intern Med，57（12）：1689-1695.

Liu J，Duan J，Bai L，et al，2016. Noninvasive ventilation intolerance：characteristics，predictors，and outcomes[J]. Respir Care，61：277-284.

Ozsancak Ugurlu A，Sidhom SS，Khodabandeh A，et al，2016. Use and outcomes of noninvasive ventilation for acute respiratory failure in different age groups[J]. Respir Care，61（1）：36-43.

Thille AW，Contou D，Fragnoli C，et al，2013. Non-invasive ventilation for acute hypoxemic respiratory failure：intubation rate and risk factors[J]. Crit Care，17（6）：R269.

Yoshida Y，Takeda S，Akada S，et al，2008. Factors predicting successful noninvasive ventilation in acute lung injury[J]. J Anesth，22：201-206.

第十九章　无创正压通气医院 - 社区序贯治疗

【现状】

随着呼吸疾病发生率的不断增加及科学技术的不断发展，NPPV 的应用已经从医院走向了社区及家庭。国外研究显示，家庭无创呼吸机的使用率从 20 世纪末以来明显提高，目前发达国家和地区慢性阻塞性肺疾病稳定期患者的家庭无创呼吸机使用率达到了 40%～60%，除此之外，其他呼吸相关疾病的家庭无创通气治疗也逐年增加。据流行病学调查显示，欧洲国家每 10 万人就有 4.5～20 人使用家庭无创呼吸机，并且这个人数在 5～6 年便增长 1 倍。在我国，家庭无创呼吸机的应用也有着相同的增长趋势。国内的调查研究显示，近年来在家中进行无创通气治疗的患者明显增加，大部分患者需要间断地在家庭内实施无创通气，特别是夜间经面罩正压治疗的患者有了大幅度的增加。

但是，目前实施家庭无创通气治疗的患者，其相关指导仅来自出院时医护人员的短暂指导，绝大部分时间是呼吸机销售人员进行指导回访。这些人员大多没有经过严格的技术培训，以致有时接到患者咨询时，其回答违背了治疗护理原则，使 NPPV 在使用效果和安全性上均存在隐患。相关文献调查结论显示，使用家庭无创呼吸机的患者无论文化层次、家庭支持情况怎样，均迫切需要获得专业医护人员的帮助、指导、教育与定期维护，以提高家庭无创呼吸机的使用效果，减轻临床负担。现通过医院-社区无创通气治疗延续性护理的实施，拟解决患者在社区 / 家庭进行 NPPV 治疗时遇到的问题。延续护理干预流程包括前期培训（建立档案、试用家用呼吸机、居家照护培训及考核）和随访管理（电话随访和微信随访）。

虽然延续性护理对患者的治疗和康复具有重要意义，但仍需分“医院-社区-家庭”三个阶段逐步发挥其作用，并相互协同以发挥最大作用。实践中，医护人员为患者提供延续的医疗照护和咨询；而患者和家属在延续性照护、实现医护康一体化的过程中承担了重要角色，逐步形成“医院-社区-家庭”及“早期干预-家庭-社区-医院”的呼吸慢病管理模式。期间，销售人员定期进行制氧机和无创呼吸机的维护。

NPPV 不仅是挽救患者生命有效的方法，也是提高慢性病患者生存质量的重要治疗手段，因此，如何安全、规范地开展无创通气医院-社区序贯治疗是现在亟待解决的重要问题。

【体系构建】

研究文献表明，经临床研究及应用，序贯机械通气的方式具有较好的临床实用价值，在一定程度上可改善慢性阻塞性肺疾病合并呼吸衰竭患者的治疗效果，是值得推广的机械通气策略，但现阶段，我国尚没有完善的无创通气医院-社区序贯治疗体系或指导规范手册，需结合实践经验，构建一套相对完备的无创通气医院-社区序贯治疗体系，指导实施并推广。

【措施】

1. 三级（综合）医院

（1）医务人员的培训指导：呼吸机在临床工作中的广泛应用，临床设备的不断更新，为了预防无创通气治疗相关不良事件的发生，需成立无创通气小组，小组成员定期对低年资医务人员进行相关培训与指导；要建立合理的医疗器械监管机制，建立健全的风险管理机制和安全使用机制，同时三级医院还应承担对下级、社区医院医护人员的培训指导工作。

（2）患者及家属的培训指导

1）在院期间：向 NPPV 治疗患者发放疾病健康手册，让患者及家属认识和了解疾病；对实施无创通气治疗的住院患者进行带机相关注意事项指导；计划行家庭无创通气的患者，可提前购买无创呼吸机，并在出院前 1 ～ 2 天使用家庭无创呼吸机，以便选择适宜的治疗参数；出院前指导患者正确连接管道及佩戴无创呼吸机、管道维护消毒、观察监测的数据、报警处理等。

2）延续护理：通过微信公众号、健康教育讲座、电话或家庭随访等方式向患者及家属推送NPPV治疗相关知识，以提升其自我管理能力；呼吸康复指导：研究表明，无创通气结合呼吸康复效果更佳，而运动训练为呼吸康复的基石，因此推荐患者在通气治疗的同时练习以运动康复原理为基石，结合中医养生操八段锦和风靡欧洲的“婵柔”操制作而成简单易行的呼吸康复操。患者可根据自身情况选择站位或坐位，全套或单节练习。

呼吸康复操主要步骤如下，其动作要领为深吸气和慢呼气（图19-1）。

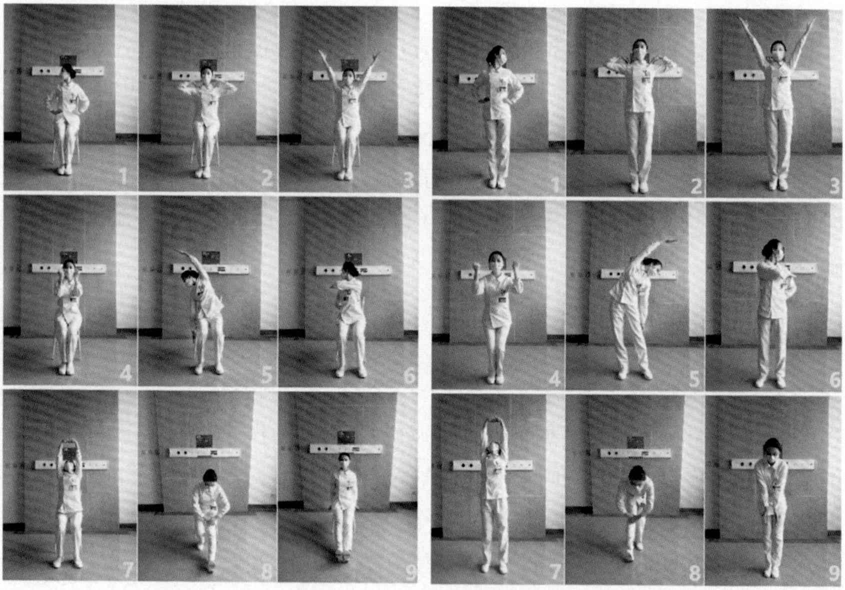

图19-1 华西呼吸康复操

（3）数据库的构建：住院患者实施NPPV时就应该建立档案（数据库），收集基本资料及治疗相关信息，便于疾病全程管理及数据回顾性调查研究；出院后应由社区工作人员、患者及照护者继续收集相关数据，并由专人录入系统。

2. 社区医院 因NPPV治疗逐渐走向社区，首先要对社区医务人员进行无创呼吸机操作流程及相关知识、不良事件（并发症）及报警处理等专业知识的培训，并进行考核；待考核合格后可成立无创通气治疗小组，可以提高医务人员的工作能力及业务水平，也便于 NPPV 治疗的开展。建立无创呼吸机管理制度，主要内容包括以下几个方面。

（1）患者及照护者的培训：家用无创呼吸机的使用及管理涉及内容多且难度较大，需要多形式、多途径、反复的向患者及照护者进行相关培训及指导，安全性是无创通气的前提。

（2）疾病管理日记：教会患者及照护者填写疾病管理日记，重点是 NPPV 治疗参数、效果及不良反应，以便于复诊时医护人员了解家庭通气实施情况。

（3）电话及家庭访视：定期进行电话及家庭访视，便于深入了解带机实际情况，包括治疗效果、并发症及不良事件等，以实现高效的家庭无创通气。

（4）数据库的构建：社区医护人员在接诊患者后需继续收集、整理、录入无创通气相关数据。

3. 医院–社区数据共享及延续护理　随着互联网医疗的深入发展，综合医院及时掌握基础数据，可借助“互联网医疗”和“智慧医疗”，将护理服务从医院延伸至社区。

（1）医院–社区数据共享主要表现在以下几个方面。

1）医院、社区对家庭 NPPV 的患者建立数据库，按区域划分进行专业医务团队管理。

2）医院网络建设比较成熟，甚至一部分医院已经具有国内一流水准的超大型医院计算机中心，最大特点是建立了功能强大、发展空间广阔的区域卫生数据中心，可以通过网络信息化给居民提供医疗服务。

3）医院、社区及时上传患者信息，如治疗和护理情况，便于及时掌握患者信息。

（2）医院–社区延续护理主要包括以下几点。

1）社区医院建立专业、固定的医护团队对无创通气治疗患者进行家庭访视和指导。

2）上级综合医院安排专业的医护人员定向、定员、定期对社区医院医务人员进行培训和指导。

3）培训方式包括但不限于现场培训、在线培训、视频培训、关注专科微信公众号（医务人员版）。

4）根据患者情况，定期对社区医院 NPPV 治疗医护团队进行培训，包括如何正确用药、用氧、呼吸机专业知识、正确购买家用呼吸机、呼吸机维护、常见问题的处理、观察带机效果、血气分析的结果分析及健康教育。指导时间可采用在患者离院时行第一次指导、离院第一周行第二次指导，离院第一月行第三次指导，离院第一季度行第四次指导；待患者基本掌握 NPPV 治疗观察重点、注意事项后可半年进行第五次指导。

现临床工作中及家庭中使用的无创呼吸机均可以具体监测患者带机数据，基本包括压力监测、潮气量、漏气量、分钟通气量、呼吸机频率。适时监测患者的脉搏血氧饱和度，并准确记录时间及数值。

正确观察呼吸机界面上监测的波形，波形可以客观反映患者的带机情况，为临床决策提供客观依据。波形包括压力时间曲线、流速时间曲线和容量时间曲线。

带机效果评价指标包括肺功能、血气分析、生活质量、呼吸困难指数、6 分钟步行试验、吸氧时间、治疗依从性、带机并发症等。

患者自我评价带机后的呼吸困难、缺氧症状、活动耐力等改善情况，患者的生活质量及患者的住院率。

5）社区医院通过互联网及时更新患者信息，便于上级医院对其工作指导。

【医院-社区无创通气治疗的衔接】

由于各方面因素的影响，慢性疾病高发，对于综合医院来说，现住院患者住院率高，患者越来越重，带机患者越来越多，护理人员工作强度大，临床医务人员短缺，没有足够的人力来对家庭无创通气治疗患者行出院后的延续性护理；社区医院主要是为社区成员提供公共卫生和基本医疗服务，具有公益性的特点，不以营利为目的，显著缓解了就医压力和大医院的医疗服务能力。在临床工作中，我们应该做好医院-社区的衔接工作，有效实现无创通气医院-社区-家庭序贯治疗，建立随访制度及持续管理制度，为 NPPV 患者提供整体优质医疗护理服务。

1. “互联网 +” 护理健康宣教的研究和应用不断延伸，将临床护理宣教、家庭和社区护理宣教等传统的护理工作与互联网技术结合起来，使传统的护理宣教模式焕然一新，解除了护理宣教工作的空间资源限制问题，拓宽了护理宣教的方式与方法。有文献提出了一种家用呼吸机云管理系统的概念，家用呼吸机云管理系统由数据中心、浏览器端插件和移动客户端三部分组成，能够提升家用呼吸机的使用效率。由此可见，医院-社区-家庭延续性护理的重要性。为了进一步加强医院-社区-家庭无创通气治疗的衔接工作，可通过数据共享、依托互联网，以及上级医院对社区医务人员专人、定向、定期培训等方式，系统而全面地为患者提供护理服务。

2. 云平台　云平台中移动客户端为用户提供近程登录和远程访问服务，协助用户在局域网和广域网范围内管理呼吸机。移动客户端的远程访问服务指客户端以数据中心为媒介获取呼吸机数据并进行分析和显示，近程登录指客户端点对点连接方式连接呼吸机并直接获取数据（图 19-2）。

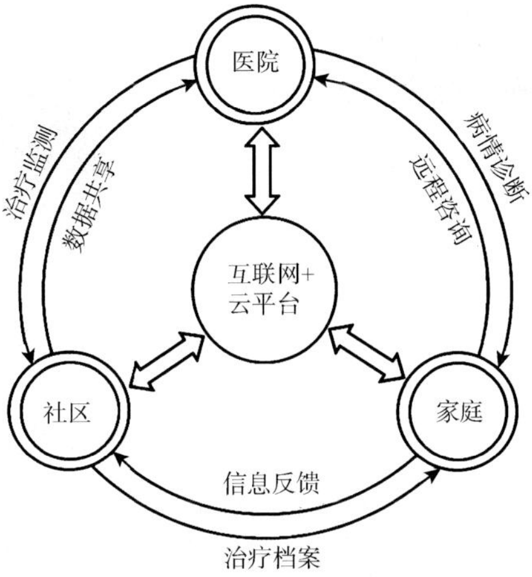

图 19-2　医院-社区-家庭无创呼吸机管理关系示意图

无创呼吸机通过云平台进行远程监测管理包括治疗管理、患者管理、设备管理、日常管理、系统管理及监测分析（图 19-3）。治疗管理可以实时监测患者使用呼吸机的情况，查看联网患者的治疗记录和波形，为患者生成治疗报告，医务人员可以及时解决患者存在的问题，使患者的治疗效果得到了保障。医患之间通过云平台进行实时沟通，实时反馈，沟通记录云存储。大数据资料研究表明，目前我国常用的斯百瑞和飞利浦等无创呼吸机均可增加此功能，不仅有利于医患沟通及时指导患者带机有效性，还可以储存临床数据有利于临床研究。通过云平台系统，上级医院对社区无创通气治疗医护团队进行专业指导及培训，无创通气治疗患者的依从性、带机效果及患者的生活质量显著改善，降低了患者的住院率及住院费用，得到呼吸系统慢性病患者尤其是慢性阻塞性肺疾病患者的一致好评。

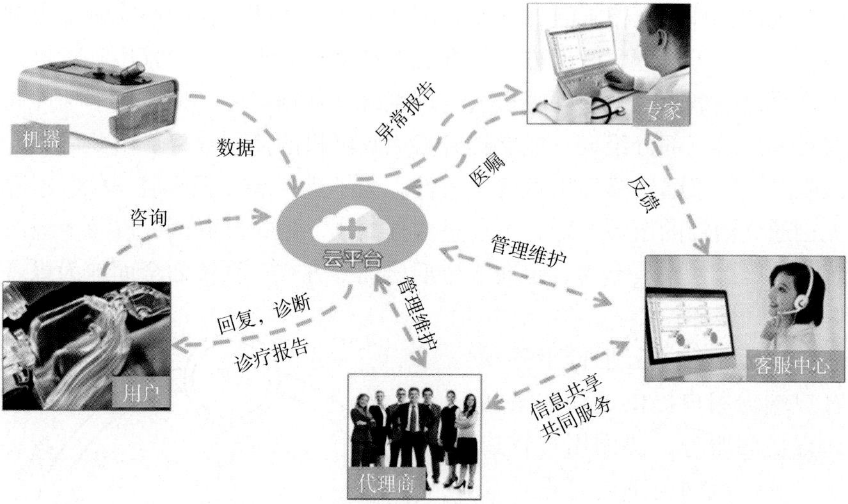

图 19-3　远程云平台

（孙程程　万群芳　杨　荀）

参考文献

陈宏，赵帅，2018. 无创通气在慢性阻塞性肺疾病肺康复中的应用 [J]. 中国实用内科杂志，（5）：417-420.

刘晔，代冰，胡春香，等，2016. 家庭无创通气在重度稳定期慢性阻塞性肺疾病中的应用进展 [J]. 中国呼吸与危重监护杂志，15（5）：520-524.

龙芙蓉，唐虎，颜丹，等，2017. 互联网平台在呼吸衰竭病人无创呼吸机佩戴健康教育实践中的应用 [J]. 护理研究，（2）：467-468.

沈国娣，徐玲芬，崔恩海，等，2010. 家庭访视与网络交流对重叠综合征患者持续无创通气治疗的影响 [J]. 中华护理杂志，45（11）：979-981.

王辰，商鸣宇，2000. 有创与无创序贯性机械通气治疗慢性阻塞性肺疾病所致严重呼吸衰竭的研究 [J]. 中华结核和呼吸杂志，23（4）：212-216.

夏广惠，唐瑶，曹岚，等，2018. 专科延续性护理在重叠综合征病人治疗中的应用效果 [J]. 护理研究，32（20）：3240-3243.

第二十章　家庭无创正压通气治疗

【概述】

随着经济水平的提升，人们对自身健康及生活质量的关注度日益增加，因此家庭无创通气治疗的疾病谱人数较前增长明显。家庭无创正压通气治疗即医院到家庭的序贯支持治疗，常见于慢性阻塞性肺疾病、睡眠呼吸暂停低通气综合征等患者。研究表明，此治疗方式可直接改善患者的症状，提高生活质量。对于慢性阻塞性肺疾病患者而言，家庭无创正压通气治疗可有效减少疾病急性发作和住院次数，降低医疗费用，减轻社会和家庭的经济负担，若通气同时行肺康复可明显提高活动耐量，从而进一步提高生活质量。因此，家庭无创正压通气治疗被公认为是呼吸系统慢性病患者健康管理的重要内容之一。

2019 年 1 月全国卫生健康工作会议在“聚焦健康管理，推进健康中国战略”中提出护士应加强区域居民的健康管理，其中尤其提到慢性病管理的健康行动。2019 年 2 月国家卫生健康委员会在六省市开启“互联网+护理服务”试点中明确指出“将护理服务从机构内延伸至社区、家庭”。据最新统计数据显示，我国仅慢性阻塞性肺疾病患病人数近 1 亿，呼吸系统慢性病健康管理（包括家庭无创正压通气治疗）形势严峻，迫在眉睫。

【适应证】

由于无创正压通气治疗不仅可以改善肺通气及换气功能，而且可以减轻呼吸肌做功，从而改善血气分析结果，改善呼吸困难。因此以下患者可进行家庭无创通气治疗：

1. 慢性阻塞性肺疾病伴Ⅱ型呼吸衰竭稳定期。

2. 睡眠呼吸暂停低通气综合征。

3. 限制性通气功能障碍（各种原因导致胸廓和肺组织膨胀受限，肺容量减少而引起的一种肺通气功能障碍，常见于肺组织炎症、肺纤维化和肿瘤等）。

4. 胸廓疾病，如胸廓发育不良导致胸廓不能支持正常的呼吸和肺脏生长，多见于先天性脊柱侧凸和先天性侧后凸畸形。

5. 神经肌肉疾病，如重症肌无力。

6. 慢性呼吸衰竭稳定期，晨起头痛、白天嗜睡及伴呼吸困难等症状，并达到下列指标之一者。

（1）二氧化碳分压≥ 55mmHg。

（2）二氧化碳分压为 50 ～ 54mmHg，吸氧≥ 2L/min 时，血氧饱和度＜ 88％并持续 5 分钟以上。

（3）二氧化碳分压为 50 ～ 54mmHg，1 年内因高碳酸血症性呼吸衰竭入院 2 次以上。

【医院-家庭的延续性护理】

1. 制氧机的选择 坚持长期家庭氧疗是家庭无创通气治疗成功的前提，故制氧机的选择是用好家庭无创的必备条件之一（基层医院许多患者认识不到氧疗的重要性，仅仅一味追求无创通气治疗的益处，却不知没有良好的氧疗作为前提的无创通气治疗是不成功的），但需强调的是无吸氧指针的睡眠呼吸暂停低通气综合征的患者在实施家庭无创通气治疗时不需要同时供氧，制氧机选择要点如下：

（1）制氧机必须能保证在 24 小时不间断工作状态下氧气浓度保持恒定，且达到 90％以上。

（2）噪声水平的大小是选购制氧机非常重要的考虑因素。

（3）制氧机附加功能不宜过多。

（4）制氧机氧气浓度监控报警功能尤为重要，实时监控制氧机的使用状态，可避免因浓度过低造成的治疗效果不佳。家庭无创通气治疗中建议使用 5L 及以上的制氧机以保证氧气浓度的供给。

（5）质量保证是关键，加上良好的售后才能满足长期家庭氧疗的需要。

2. 评估 开始家庭无创通气治疗前应对患者或主要照护者进行“有效评估”的培训，具体评估内容如下所述。

（1）评估呼吸机、制氧机性能是否完好，鼻 / 口鼻面罩是否清洁，面罩内有无积水。

（2）评估治疗环境是否洁净，有无烟火、易燃品，通风是否良好等。

（3）评估患者生命体征，重点评估呼吸频率、脉搏血氧饱和度及了解缺氧的程度。

（4）评估患者意识是否清醒，有无焦虑、恐惧的症状。

（5）评估患者是否需要饮水、排痰及排便等。

（6）了解患者的进餐时间，病情允许则须进餐至少30分钟后再带机。

3. 健康指导　使患者及主要照护者掌握无创呼吸机的规范使用及日常维护。

（1）规范使用：欧美多数国家均已规定必须根据医生处方购买呼吸机，在专业技术人员指导下使用呼吸机和调整治疗参数。呼吸机的维护、检修必须由授权工程师进行。目前我国尚缺少相应行业规范，但医护人员应在现有情况下做好无创通气治疗的健康指导，以保证通气效果及安全。

（2）呼吸机的日常操作流程

1）呼吸机放置于床旁稳固的平面上，略低于头部水平位置。

2）湿化器储水盒中加入纯净水或蒸馏水至近最高水位标记。

3）开启电源。

4）根据患者个体情况调整延迟升压时间和加温湿化档位，观察并核对压力设置。

5）佩戴人机连接界面应松紧适度，转动头部，保证舒适性和密闭性。

6）分别在仰卧、左侧、右侧不同体位下调整管路（呼吸机管道和氧气管），便于睡眠中翻身活动。头部周围管路不宜留置过长，防止缠绕头颈，管路也不适宜过短，防止脱落。

7）断开管路连接时应握住管路的硬橡胶端，而非管体。

8）按动开关键启动呼吸机。

9）停止治疗时关闭开关键，摘除鼻 / 口鼻面罩。

（3）注意事项

1）确保设备无任何损坏。

2）发现呼吸机出现任何不明原因的变化，如异常噪声、异味、机壳损毁、液体浸入或电线磨损等，应立即停止使用并送检修。

3）非平行移动不具备防漏水功能的呼吸机之前应清空储水盒以防止湿化液倒流进入主机。

4）勿自行调整治疗参数或开启机壳。

5）勿与他人共用或借用呼吸机，管路、鼻 / 口鼻面罩一人一用，定期消毒。

6）治疗过程中同时进行氧疗，确保氧气连接正确且有效供氧。

7）治疗过程中注意及时添加湿化液，避免干烧损坏机器及灼伤气道。

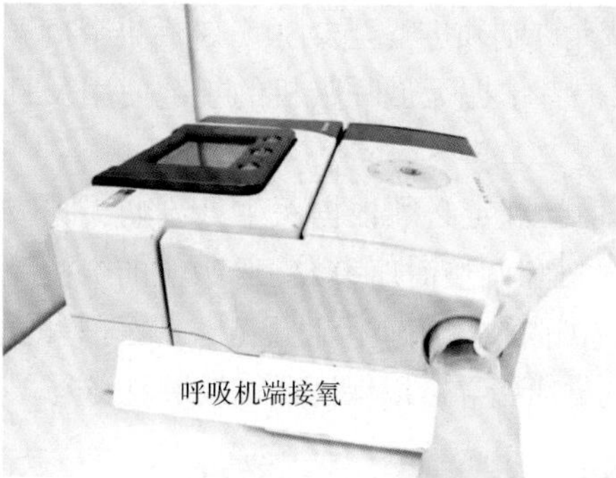

图 20-1　呼吸机端接氧

8）熟悉移出和重新插入 SD 卡的操作，坚持主动、定期随访。

9）定期由专业人员进行维护、检修。

10）注意呼吸机配合制氧机或氧气瓶使用时氧气管的不同接入方式（图 20-1 ～图 20-3）。

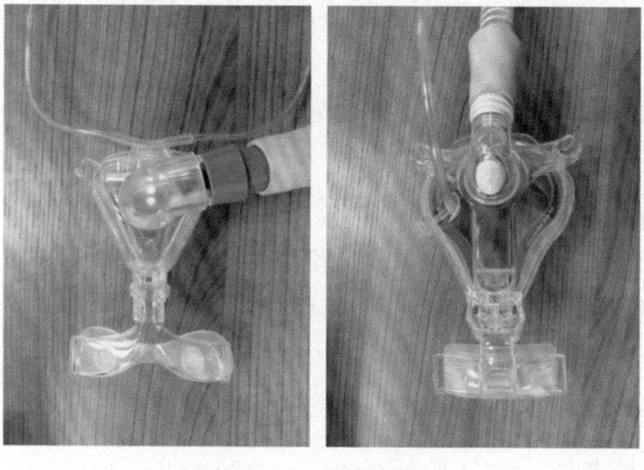

图 20-2　面罩端接氧

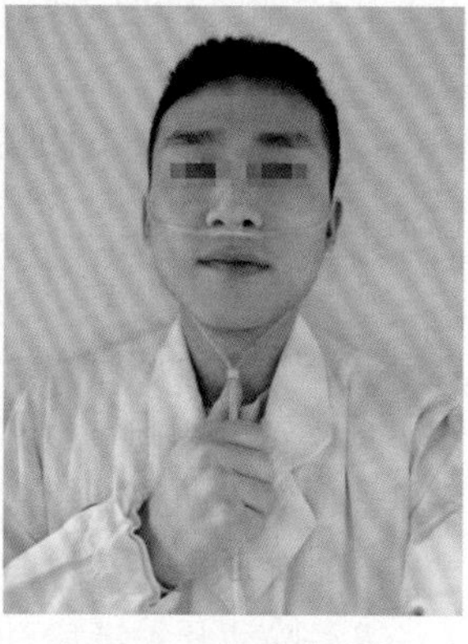

图 20-3　鼻塞式接氧

（4）清洁保养注意事项：不得使用含漂白剂或芳香剂的溶液清洗主机、湿化器、管路和鼻 / 口鼻面罩。

1）主机：放置环境应干燥清洁，空气流通，勿阻塞空气输入口、人机连接界面或接头处的排气孔。远离易燃、易爆品，有毒、有害气体及加热或冷却设备。室温高于 35℃时应防止散热不利而产生的高温气流刺激气道。使用时不宜直接放置在地毯、毛织物或其他可燃材料之上。尽量避免与其他电器共用电源。停机或清理机器时拔掉电源插头。定期以湿软布擦拭灰尘或以少许中性清洁剂清洗外壳，严禁冲洗浸泡。定期将无创呼吸机送至专业机构进行机器内部清洗（图 20-4）。

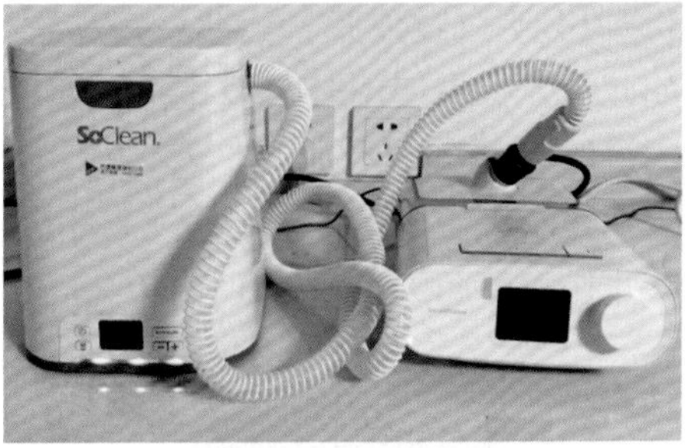

图 20-4 机器内部清洗

2）湿化器：使用时储水盒中加入蒸馏水或纯净水，不得加入任何添加剂。水量不可超过最高水位标记。每天早晨清空储水盒并更换湿化液，停用时将储水盒中余水完全倒出。清理时分别清洗储水盒和加热板。每周清洁储水盒，如果储水盒中使用的是蒸馏水，可以使用中性清洁剂清洗、冲洗并晾干。如果储水盒中使用的是自来水或矿泉水（不建议使用），应该使用 1 ∶ 10 的醋水混合溶液（或白醋）浸泡数小时以便清除储水盒内壁残留的水碱，使用前用清水彻底冲洗。必要时可用戊二醛或送至专业机构进行消毒处理。

3）管路和鼻 / 口鼻面罩：放置时勿近高温和避免利器刮划。定期检查完整性，出现任何裂纹或明显老化、变硬时应及时更换。使用时勿强力旋转或插拔。每周以温水或中性清洁剂清洁管路，彻底冲洗，自然晾干。每日晨起以温水清洁与皮肤接触的部分，隔日使用无泡中性皂液和清水清洁鼻 / 口鼻面罩，彻底冲洗并晾干。管路建议每月清洁消毒，3 ～ 6 个月更换，鼻 / 口鼻面罩 6 ～ 12 个月更换。超声清洗效果更优（图 20-5），有条件者更推荐此方法。

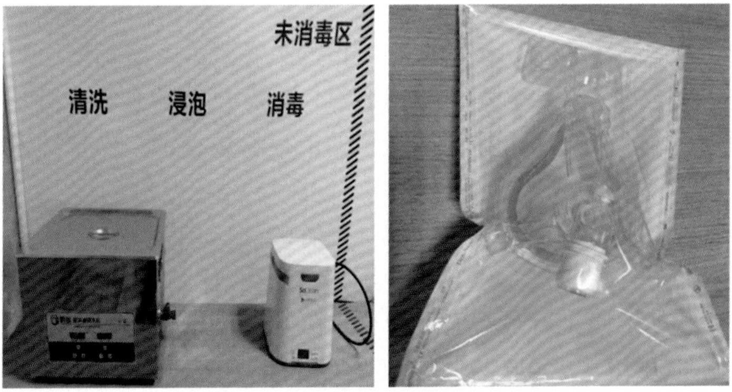

图 20-5 超声清洗面罩效果图

4）空气过滤膜：定期检查过滤膜的完好性和清洁度（制氧机亦是如此），根据使用时间、环境洁净度和保护程度酌情更换，确保清洁过的过滤膜干燥、无损坏才可装入。泡沫过滤膜（图 20-6）可重复使用，定期弹灰，至少每周清洁一次，用温水或中性洗涤剂清洗后冲净晾干，禁止搓拧。超细过滤棉（图 20-7）为一次性产品，脏污后弃之更换。

图 20-6　泡沫过滤膜

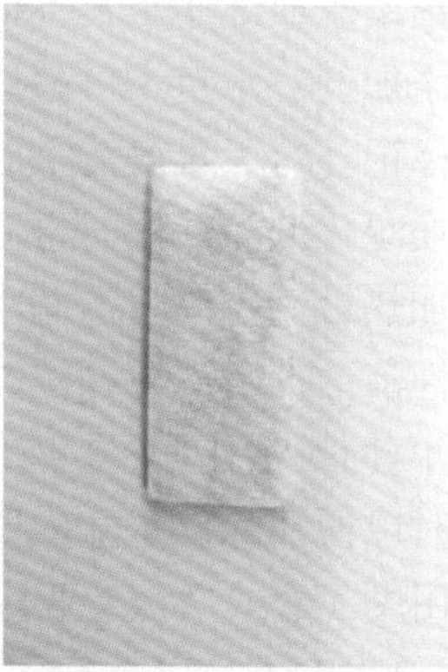

图 20-7　超细过滤棉

5）头带或下颌托带：每周根据需要使用清洁剂手洗头带和下颌托带，冲洗干净并悬挂晾干。

4. 措施

（1）急性期患者病情稳定后，计划出院前即可以在院内从医用无创呼吸机过渡至家用无创呼吸机，便于合理设定家庭无创通气治疗模式及参数。

（2）若患者为直接门诊就诊则应根据患者主诉家庭无创通气治疗中的问题，结合患者呼吸频率、脉搏血氧饱和度、动脉血气分析结果（有条件者或病情需要时）等调节呼吸机的治疗参数，锁定操作按钮，并做好记录。

（3）通过对区域内家庭无创通气患者的建档，定期对其进行电话随访（一般每月一次）。要求初次使用者一周内进行门诊随访，之后每月进行门诊随访。定期开展患者教育会，不定期进行家庭随访。

（4）通过 SD 卡读取的监测数据（大部分家用呼吸机都配备有 SD 卡），观察呼吸机适时监测的各项指标（如图 20-8 所示：患者的呼吸

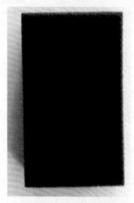

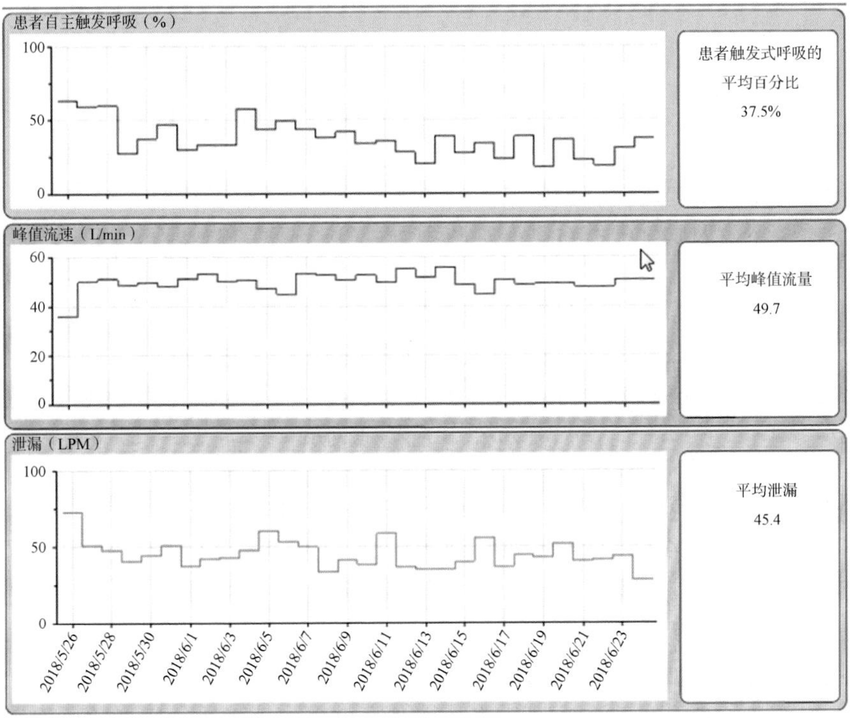
患者自主触发呼吸（%）
100
50
0
患者触发式呼吸的
平均百分比
37.5%
峰值流速（L/min）
60
40
20
0
平均峰值流量
49.7
泄漏（LPM）
100
50
0
2018/5/26
2018/5/28
2018/5/30
2018/6/1
2018/6/3
2018/6/5
2018/6/7
2018/6/9
2018/6/11
2018/6/13
2018/6/15
2018/6/17
2018/6/19
2018/6/21
2018/6/23
平均泄漏
45.4

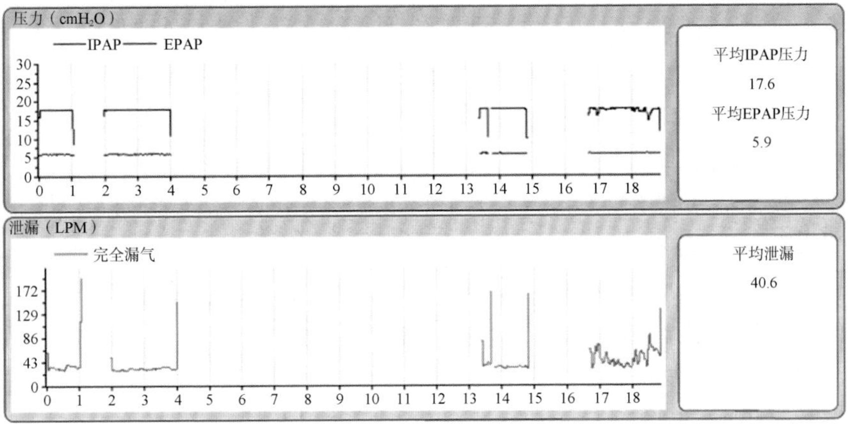
压力（cmH2O）
IPAP
EPAP
30
25
20
15
10
5
0
0 1 2 3 4 5 6 7 8 9 10 11 12 13 14 15 16 17 18
平均IPAP压力
17.6
平均EPAP压力
5.9
泄漏（LPM）
完全漏气
172
129
86
43
0
0 1 2 3 4 5 6 7 8 9 10 11 12 13 14 15 16 17 18
平均泄漏
40.6

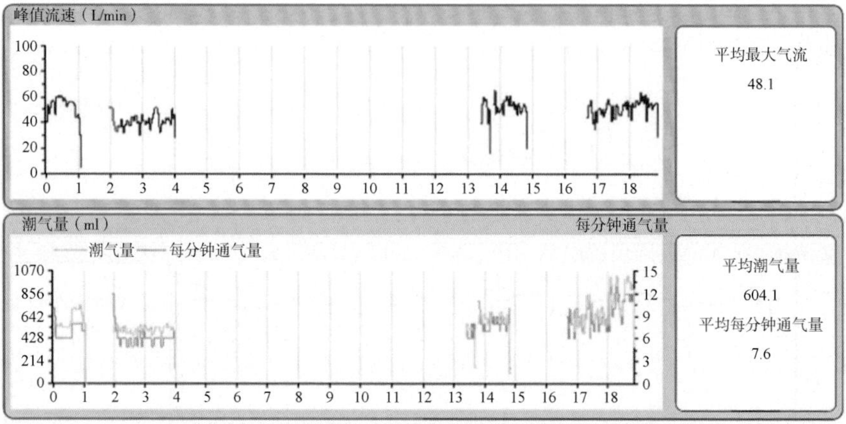

图 20-8　SD 卡数据记录

频率、呼出潮气量、漏气量、患者触发比、带机时间、分钟通气量等），以及患者的缺氧或二氧化碳潴留改善情况，调整呼吸机参数。同时根据 SD 卡的读卡信息做相应的健康指导（如带机时间不够指导其延长带机时间；漏气量太多指导其如何正确佩戴鼻 / 口鼻面罩；潮气量不达标、触发差等指导如何有效带机），并做好记录。

5. 治疗依从性与随访　由专业人员对家庭无创通气治疗者的治疗依从性、有效性和安全性进行密切监测和随访是发挥其最大疗效、改善患者远期预后的重要保障。主要通过电话随访、门诊随访、患者教育会、家庭随访、读取治疗数据等形式来实现。

（1）随访时间：建议治疗后第 1 周、每月定时门诊随访，这对于坚持治疗特别重要。每月应进行规律随访并定期参加患者教育会，根据患者出现的症状和不良反应进行不定时间地按需随访，某些呼吸机具有设置提醒随访时间的功能。

（2）访谈内容：带机和未带机时呼吸频率、心率、脉搏血氧饱和度的客观数据记录情况；患者自我评价带机后的呼吸困难、缺氧症状、活动耐力等改善情况；记录患者生活质量的变化、治疗中的不良反应及患者和家属满意度等。

（3）监测数据：利用呼吸机上 SD 卡数据跟踪或手机 App 在线数据

监测记录获知家庭无创通气治疗的有效性和依从性，为临床决策提供客观依据，也是慢性病管理中的重要环节。通过读取治疗数据可了解患者实际使用时间、压力值、压力上升时间、呼吸频率、分钟通气量、漏气量和潮气量、患者触发比及湿化档位等。必要时进行动脉血气分析、肺功能和六分钟步行实验等。

（4）干预处理：家庭无创通气治疗前教育和治疗中的干预尤为重要。如果监测指标或症状提示家庭无创通气治疗的长期依从性和有效性没有达到预期目标，需要努力解决存在的问题，并进行相关的健康指导，适时调整压力值等参数；如果监测指标或症状提示家庭无创通气治疗的长期依从性和有效性达到预期目标，则需继续长期坚持家庭无创通气治疗，仍需定期主动随访，及时处理不适感及异常情况。

【家用无创通气治疗过程中的注意事项】

1. 家庭无创通气治疗过程中要随时保持氧气管、呼吸机管路的通畅，避免折叠、扭曲及脱落。

2. 注意用氧及带机安全，向患者及家属说明呼吸机工作时会有规律的送气声，并注意报警声及相关提示。

3. 建议吸氧时间每天大于 15 小时，家庭无创治疗时间每天大于 4 小时，具体时间可根据患者病情遵医嘱使用，睡眠呼吸暂停低通气综合征的患者应夜间或睡眠时使用，慢性阻塞性肺疾病患者夜间连续使用效果优于白天分次使用。

4. 制氧机及呼吸机湿化液应每日更换，建议使用蒸馏水或纯净水，吸氧管每周更换 1 ～ 2 次，且长度适宜以防脱落。

5. 注意正确的带机步骤和方法，并告知患者当感觉鼻 / 口鼻面罩（建议选择自带漏气孔且能外接氧气、舒适性高的鼻 / 口鼻面罩）过紧或过松时应如何调节，避免因鼻面罩过紧造成面部不适或皮肤损伤，过松影响疗效。

6. 未治疗时，应用纸巾或鼻塞防护罩（图 20-9）保护氧气管头端，保持其清洁，呼吸机管道及鼻 / 面罩应妥善收纳。

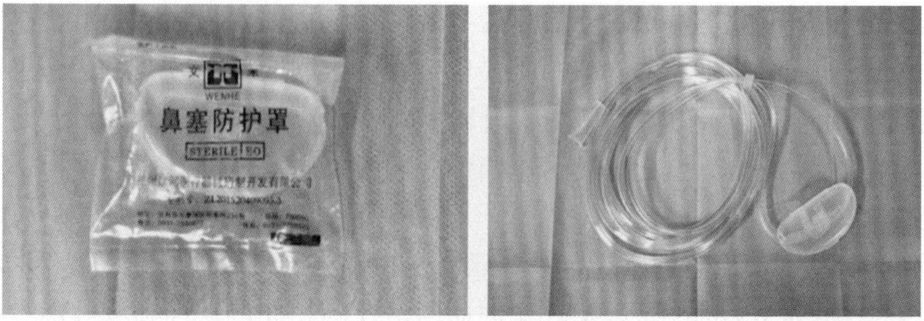

图 20-9　氧气管头端的保护

7. 告知呼吸机温湿化可根据家中温湿度情况（建议家庭配备温湿度计，保持温度为 23 ～ 25℃，湿度为 50%～ 60%）和患者痰液黏稠度等情况适时调节呼吸机温湿度档位（必要时可不加温），保证有效温湿化。以下是简便易行的湿化效果判断方法。

（1）痰液黏稠度。

（2）患者的主观感受，如热或冷，口、咽喉部干燥与否。

（3）可用手掌感觉呼吸机管道外的温度，以自我感觉舒适为宜。

（4）呼吸机管道内可见薄薄的一层水雾，没有水雾或呈水滴状即温湿化不足或过度。

8. 佩戴面罩时，会影响语言的交流，对具有交流能力的患者应指导使用非语言方式表达需要，且指导正确饮水、咳痰技巧及紧急情况下拆除面罩的方法。

9. 呼吸机使用完毕，用清洁湿毛巾及时清洁呼吸机表面、螺纹管和鼻 / 口鼻面罩，应一人一用定期消毒，长期使用者应每月定期到医院或正规服务机构按规定程序进行消毒、灭菌处理。

【建议】

1. 在医生或专业技术人员指导下使用呼吸机和调整治疗参数。

2. 由授权工程师进行呼吸机的维护、检修。

3. 患者或家属 / 陪护人员应熟悉 NPPV 的日常操作、使用注意要点和清洁保养事项。酌情更换空气过滤膜。

（毛水香　王　珏　曾奕华）

参考文献

吴小玲，金洪，2014. 畅呼吸临床实用指南 [M]. 成都：四川科学技术出版社 .

吴小玲，黎贵湘，2011. 呼吸内科护理手册 [M]. 北京：科学出版社 .

吴小玲，邹学敏，2014. 让呼吸畅起来 [M]. 北京：科学出版社 .

中华医学会呼吸病学分会睡眠呼吸障碍学组，2017. 家庭无创正压通气临床应用技术专家共识 [J]. 中华结核和呼吸杂志，（7）：481.

第二十一章　常见家用无创呼吸机的选择和操作

【概述】

随着生活总体水平的提升，大众对自身健康的关注度日益增加，享有健康的睡眠及畅快的呼吸已经成为呼吸系统慢性病患者所追求的目标。家用无创呼吸机是无创通气治疗从医院序贯到社区 / 家庭的重要手段，可提高患者生活质量，降低急性发作及再入院率，减少医疗费用支出，得到越来越广泛的应用。然而，面对品牌、型号众多的家用无创呼吸机，患者更倾向从价格、外观或知名度等方面来筛选及购买，缺少了对个体病情的认知评估，缺乏对家用无创呼吸机的正确认识、科学使用、家庭护理的经验，以至于严重降低了家庭无创通气的治疗效果。本章就常见家用无创呼吸机的选择和操作要点进行解析，旨在提高和保证家用无创呼吸机的临床应用效果及安全性。

【家用无创呼吸机的类型】

尽管目前市面上家用无创呼吸机品牌众多，款式多样，但根据其工作原理仅分为单水平呼吸机和双水平呼吸机两大类。

1. 单水平呼吸机

（1）持续气道正压通气（CPAP）呼吸机：适用于有自主呼吸的患者，呼吸机产生持续而稳定的压力空气，使气道内压力维持在设定的压力水平，起到开放患者气道，保持患者气道通畅的效果。此模式常用于睡眠呼吸暂停低通气综合征的患者。

（2）自动持续气道正压通气（automatic-CPAP，Auto-CPAP）呼吸机。它是近年来，随着无创技术的进展而涌现的一种智能型自动调节正压水平的呼吸机新模式。它能够自动监测并分析患者通气过程中鼻罩或管道内气流和压力的改变，感知患者的呼吸暂停或低通气、气流的大小，然后根据气道阻力、睡眠时相、体位的不同由机内压力传感器自动调节输送压力的大小，以同步补偿消除睡眠呼吸暂停，直至气流量恢复至预设水平。它是以最低的有效治疗压力解决患者的气道阻塞问题，既能提高疗效又可降低持续气道正压通气引起的不适感。Auto-CPAP 呼吸机一般有两种模式：CPAP 模式和 AutoSet 模式。

2. 双水平呼吸机　双相气道正压通气呼吸机，即呼吸机在吸气和呼气时输送的压力空气一高一低。吸气时给予较高的正压，可以部分替代呼吸肌做功，从而降低呼吸做功，增加潮气量和分钟通气量，促进二氧化碳排出，降低呼吸频率。呼气时给予较低的正压，可起到支撑气道、增加气体交换、改善氧合的作用。吸气压力和呼气压力根据病情分别设定，减轻了患者使用持续气道正压通气呼吸机呼气时的不适感，匹配患者呼吸，使患者呼吸更舒适，耐受度更高。此类呼吸机既含有 CPAP 呼吸机的模式，也包括 PCV 模式、S 模式（spontaneous mode）、T 模式（timed mode）、S/T 模式（spontaneous/timed mode）、平均容量保证压力支持模式（AVAPS）。此类型呼吸机可用于睡眠呼吸暂停低通气综合征的患者和单水平呼吸机耐受性比较差的患者，慢性阻塞性肺疾病伴呼吸衰竭稳定期、神经肌肉疾病、哮喘、慢性支气管炎、肺心病等的治疗都可应用。

【常见家用无创呼吸机的选择】

对于需要进行家庭无创通气的患者，在购机前专业的医护人员可以对患者及日常照顾患者的家属给予相关指导或培训。

1. 根据病情及治疗目的选择合适的呼吸机类型　基于每种疾病的发生机制和治疗目的不同，对于家用无创呼吸机类型选择上应有所不同。所患疾病种类和严重程度是选择不同类型呼吸机，并保证疗效和安全性的重要依据。

2. 根据家庭经济能力，选择个人所能承受的、价格适宜的呼吸机　综合考虑呼吸机的“价”与“值”，选择值得信赖且能承受其价格的品牌家用呼吸机。

3. 选择售后服务便捷的呼吸机　家用呼吸机的应用是一个长期的过程，由于各式呼吸机的技术、功能设置的不同，在使用过程中难免存在各种各样的问题。售后服务的便捷，是家用无创呼吸机安全有效应用的可靠保证。

4. 试带机器，确定适合自身的最佳配适 这一点非常重要，除了第一点提到选择符合疾病种类的呼吸机外，患者更应该结合自身的面部特点、呼吸形态和治疗模式、压力高低，选择密闭性、舒适性好的连接介质，同时尽量选择一些静音效果好的品牌，保证良好的睡眠环境，以免影响自身及家人的休息。

5. 选择具有自动调整温度的加温湿化器的呼吸机 温湿化是通气过程顺利进行非常重要的保证，应在满足气道湿化所需的同时，提高患者的耐受度，减少带机过程中的不适感。

【常见家用无创呼吸机的操作要点】

1. 带机前准备

（1）患者准备：患者病情符合家庭无创通气指针，保持身心放松，协助患者取舒适体位，清洁面部及口腔，避免食物残渣残留在口腔，必要时辅助患者排痰，保证呼吸道通畅。

（2）家用无创呼吸机的准备

1）湿化罐注水：在湿化罐内注入适合、适量的湿化液达水位刻度线并正确安置。这里提到的适合的湿化液是指蒸馏水、纯净水，避免选择矿泉水、自来水作为湿化液。适量的湿化液是指注水量应接近且不超过湿化罐的最大水位线（图 21-1）。保证湿化罐在水平位置，避免倾斜机身导致湿化液倒灌进入主机，引起呼吸机故障。当然，市面上现有的家用无创呼吸机有很多品牌已采用 360° 防倒灌技术，能保证最高水位以下可以防止水流倒灌主机，同时具有独特防干烧技术，该技术可以自动控制加热器温度在 80° 以下，以保证患者安全，如温度超过警戒温度，防干烧技术启动，自动停止湿化罐的加热（图 21-2）。

2）氧源准备及连接：检查氧源运转工作是否正常，保证氧气的输出通畅；同时家用无创呼吸机在家庭中使用时，通常配置的是各种型号及流量的制氧机，因此根据病情需要选择适合流量的制氧机尤为重要。此外，通畅情况下家用制氧机的流量上限为 8L/min，因呼吸机的运转，面罩内气流量会很大，且压力整体升高，由于供氧端压力低于面罩内部，

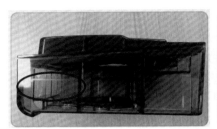

图 21-1　家用无创呼吸机湿化罐最大水位线

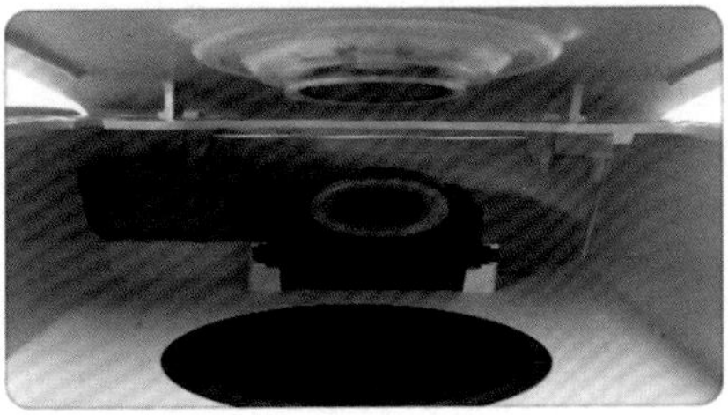

图 21-2　湿化罐防倒灌装置

所以导致氧气无法轻易进入面罩，同时进入的氧气也会被严重稀释，因此，对于家用无创呼吸机推荐的氧疗方式为先调整氧流量，再佩戴鼻导管，鼻面部使用泡沫敷贴减压后再佩戴家用无创呼吸机的鼻面罩，或选择将氧源管连接到近鼻面罩的位置，以避免无创正压通气过程中对氧气的稀释（图 21-3，图 21-4）。某些制氧机厂家可以定制流量上限为 10 ～ 12L/min 的家用制氧机，病情需要的患者可多方了解。

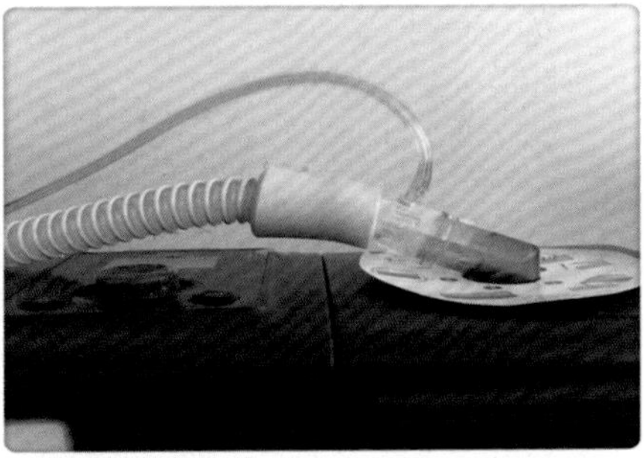

图 21-3　传统家用无创呼吸机供氧方式

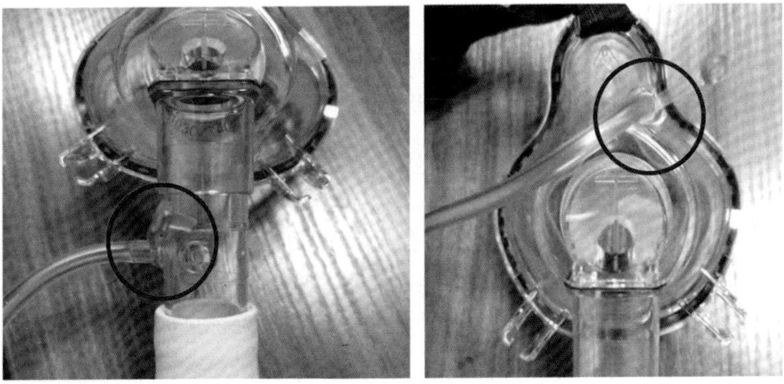

图 21-4　推荐家用无创呼吸机供氧方式

3）正确选择呼吸管道及介质并规范连接：检查管道及连接介质有无污损并正确连接。无创正压通气的介质选择详见第七章相关内容，需要补充说明的是家用无创呼吸机的通气管路类型在现市场上分为两种，一种是睡眠呼吸机常用的15mm管径的加温管路，另一种则为通用的22mm管径的通气管路，但无论是哪种家用无创呼吸机管路，它都仅用于家用无创呼吸机辅助通气，禁止与医用呼吸机交叉使用（图21-5）。

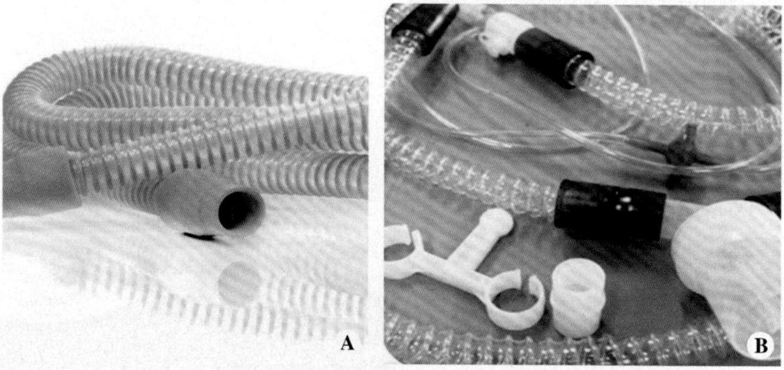

图21-5　家用呼吸机管路与医用呼吸机管路比较

A. 家用呼吸机管路；B. 医用呼吸机管路

4）连接电源，呼吸机自检：为保证呼吸机功能得到最佳发挥，同时避免漏气补偿的不精确，在每次开机或更换配件后，都应进行呼吸机系统的自检，若有任何测试失败都应该及时联系售后进行检修，绝不能强行通气。

2. 调整呼吸机各工作参数　根据病情选择合适的通气模式、压力大小、压力上升时间、呼吸频率、吸气时间、阻力档位等参数。其模式选择及参数的设置在本书第六、七章均有详述，这里主要阐述舒适度中呼气压力释放Flex的调节应用。

呼气压力释放Flex：主要存在于CPAP模式下，现有的Flex技术主要包括C-Flex、A-Flex、B-Flex三种，是通过释放呼吸运动某一节点的压力值，使患者的呼吸曲线与呼吸机的曲线更为贴近，从而达到较好的舒适度及人机同步性（图21-6）。C-Flex相对应用最多，它是通过降低呼气开始时的压力，在呼气末以前恢复到设定的CPAP水平，共分为 1、2、3 档，档位越大，压力释放也越大。A-Flex 同样是对呼气相压力进行释放，而 B-Flex 则分别是在吸气时、吸呼转换时、呼气时三个环节做释放，此模式更多地被应用于智能型自动调节正压水平的呼吸机。

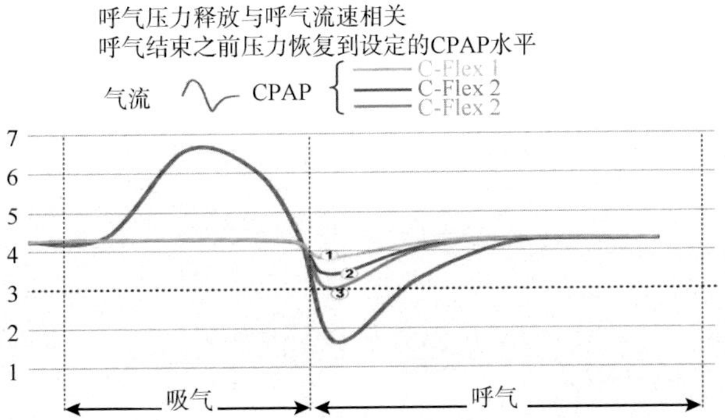

图 21-6 CPAP 模式下的 C-Flex 功能

3. 带机过程中的监测 根据患者病情变化、主诉及动脉血气分析结果动态调整呼吸机参数，提高患者的舒适度及依从性，保证通气治疗效果。

4. 家用无创呼吸机的相关维护 正确、科学的对家用无创呼吸机进行维护，不仅关系呼吸机的正常运转，延长其使用寿命，更重要的是对患者自身健康的保证。

（1）鼻面罩：每次使用前用清洁湿布擦拭鼻面罩与皮肤贴合部位，有明显污渍时，使用流动清水冲洗后放阴凉处自然阴干，切忌阳光暴晒或高温烘干。此外，因乙醇易导致鼻面罩材质老化，所以应减少或避免接触含乙醇成分的消毒液。当鼻面罩不使用时，放在阴凉通风处即可，切忌封存在密封塑料袋内以防细菌滋生。

（2）管路：虽然市面上有部分呼吸机自带管路消毒装置，但仍有部分管路需要患者自行消毒清洗，需使用中性洗涤剂，清洗后放阴凉处自然阴干，切忌阳光暴晒或高温烘干；并且清洗后的管路要在完全干燥后才能继续使用。

（3）滤膜：家用无创呼吸机同医用呼吸机一样，在呼吸机的机身外进气口处均有一个进气滤膜（如图 21-7 深灰色滤膜）可以重复使用，每周用清水冲洗一次，洗完后把水吸干或晾干后再放入呼吸机内使用，一般使用 6 个月需要更换 1 片新的。对于部分呼吸机还有一个细滤膜（如下图白色超精细过滤膜），该滤膜为一次性使用，不可清洗，也不可重复使用，应该每周检查或每月更换 1 片，当然具体的更换标准需要按不同呼吸机说明书要求进行更换。

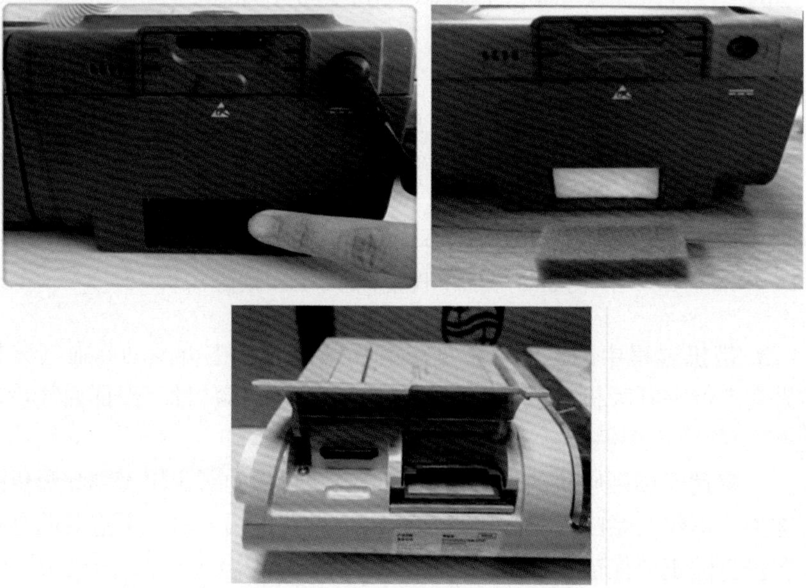

图 21-7　滤膜

（4）湿化罐：前文已经提到湿化液的正确选择。除了对湿化液正确选择以外，还应每天更换湿化罐中的湿化液，并清洗湿化罐 1 次。日常使用过程中，及时添加湿化液，避免干烧等情况发生。对于没有防倒灌技术的家用无创呼吸机，在搬动过程中，应倒掉湿化罐中的湿化液，防止湿化液倒灌流入主机内造成机器损坏。

（5）定期保养：使用一定时间后应联系售后进行系统保养，以保持家用无创呼吸机的良好性能。

（杨　苟　王　珏　赖　倩）

参 考 文 献

米崧，张黎明，王辰，2015. 无创通气时供氧方式及压力和潮气量变化对吸入氧浓度的影响 [J]. 中华结核和呼吸杂志，38（11）：848-853.
陶菊，秦玉荣，2011. 两种吸氧方式在无创通气应用中的比较 [J]. 临床护理杂志，10（4）：74-76.
吴小玲，黎贵湘，2015. 呼吸内科护理手册 [M]. 北京：科学出版社 .
中华医学会呼吸病学分会睡眠呼吸障碍学组，2017. 家庭无创正压通气临床应用技术专家共识 [J]. 中华结核和呼吸杂志，40（7）：481-493.

第三篇

无创正压通气在常见疾病中的临床应用和护理

第二十二章　无创正压通气在慢性阻塞性肺疾病合并呼吸衰竭中的临床应用和护理

【概述】

慢性阻塞性肺疾病（COPD）简称慢阻肺，是一种以持续气流受限为特征的可以预防和治疗的疾病，其气流受限多呈进行性发展，与气道和肺组织对烟草烟雾等有害气体或有害颗粒的慢性炎症反应增强有关。慢阻肺是一个全球性的健康问题，有较高的住院率和病死率，每年有超过 300 万人死于慢阻肺，目前慢阻肺是全球第四位死因，2020 年将可能成为第三位死因。

呼吸衰竭是指患者因各种原因导致肺通气和（或）换气不足，出现低氧血症并伴或不伴 CO_2 潴留，同时引起一系列生理和代谢功能紊乱。根据病程分类，呼吸衰竭可以分为急性呼吸衰竭、慢性呼吸衰竭和慢性呼吸衰竭急性加重，慢阻肺患者大多合并慢性呼吸衰竭或慢性呼吸衰竭急性加重。呼吸衰竭按照动脉血气分析可分为Ⅰ型呼吸衰竭和Ⅱ型呼吸衰竭。慢阻肺患者在病情较轻的急性发作期可出现Ⅰ型呼吸衰竭，大多慢阻肺患者以Ⅱ型呼吸衰竭为主。

慢阻肺患者病程较长，肺功能呈进行性下降，晚期常伴有呼吸衰竭。慢阻肺急性加重是导致患者住院治疗的主要原因，患者合并呼吸衰竭时病死率明显增高。自 1989 年 Meduri 等报道无创正压通气用于治疗慢阻肺急性加重期导致的呼吸衰竭后，随着临床应用研究的不断深入，近年来，无创正压通气已经成为慢阻肺伴轻中度呼吸衰竭患者首选的机械通气方法，可以迅速缓解气促症状，降低气管插管率、病死率和缩短住院时间。

【应用】

1. 稳定期慢阻肺　对于稳定期慢阻肺患者，是否需要使用无创正压通气仍存在争议，很大程度上取决于患者病情发展程度，以及是否存在持续的高碳酸血症。2017 年一项针对出院后 2 ～ 4 周仍存在持续高碳酸血症（$PaCO_2$ ＞ 50mmHg）的慢阻肺患者进行的多中心研究表明，对于 BMI ＜ 35kg/m^2，未合并其他导致呼吸衰竭疾病的慢阻肺患者，与使用常规氧疗相比，家庭无创正压通气可以延长患者 1 年内再入院或死亡的时间，提高患者的生存时间。

有多项前瞻性研究表明，中至重度高碳酸血症的急性期慢阻肺患者在出院后坚持使用无创呼吸机可以明显降低患者再入院率和死亡率，提高患者生存率。尤其是当无创正压通气与康复治疗相结合时，更有助于提高患者的生存质量。然而也有学者表示，使用无创正压通气对患者的 1 年生存率没有明显改善，且患者如果可以耐受常规氧疗时，继续坚持夜间使用无创通气并不会降低患者死亡率。

导致这种差异可能有以下几个原因：患者自身的差异性及依从性，无创正压通气前是否有充分的药物治疗，有无恰当的通气参数设置，治疗过程是否在专业人员指导和监测下进行。

2. 慢阻肺急性加重期　有 20% 的慢阻肺患者会因为出现慢阻肺急性加重（acute exacerbation of chronic obstructive pulmonary disease，AECOPD）或Ⅱ型呼吸衰竭而收治入院，这些患者普遍预后较差，5 年死亡率约 50%。对于慢阻肺急性加重合并呼吸衰竭患者，使用无创呼吸机可改善缺氧状态，降低 $PaCO_2$，改善患者呼吸性酸中毒状态，还可降低呼吸频率、呼吸功和呼吸困难的严重程度，降低全身和心肌耗氧量。对于急性呼吸衰竭的慢阻肺患者，无创正压通气可以降低患者的死亡率和气管插管率，减少呼吸机相关性肺炎和住院时间等。

与进行有创通气的患者相比，无创正压通气治疗成功的患者住院时间短，并发症少，且 1 年内再入院次数更少，对于慢阻肺急性加重合并呼吸性酸中毒患者，无创正压通气也许可以作为有创通气的替代方案。然而需要注意的是，对于最终使用无创正压通气成功的患者，一般在开始无创正压通气的第 1 ～ 4 小时即可以见到效果，需要密切监测患者使用无创正压通气的效果，避免因为无创正压通气失败导致延误气管插管时机，增加患者死亡率的问题。

临床上对如何选择合适的慢阻肺急性加重期患者接受 NPPV 治疗

尚无统一的标准。研究证实，慢阻肺急性加重期合并中度呼吸性酸中毒（pH 7.25 ～ 7.35）的临床疗效证据最为充分；另外，有研究发现，pH 正常的轻度加重的慢阻肺患者对于 NIV 的耐受性和配合度显著低于出现呼吸性酸中毒的即病情恶化更严重的慢阻肺患者，且使用无创呼吸机仅能轻度降低患者的气管插管率，但对患者最终的死亡率没有影响。因此，建议对于没有呼吸性酸中毒的患者，合适的药物治疗及维持患者的指脉氧饱和度在 88%～ 92%可能更为重要。

【护理】

无创正压通气在慢阻肺合并呼吸衰竭中的治疗效果是显著的，但是能否获得良好的效果，受到很多因素的影响。此类患者因病程长，病情重，常需长期持续无创正压通气治疗，因此在无创正压通气应用过程中的病情监测显得尤为重要。无创正压通气治疗的成败，除与病情、无创正压通气技术特点及无创呼吸机性能有关外，实施人员、操作程序和监护条件对治疗效果也有显著影响。接受过规范培训的实施者，依据规范的流程进行操作，对提高依从性及临床疗效，减少不良反应和并发症具有重要的影响。患者能否坚持使用及有效配合也是影响治疗效果的关键因素。

1. 上机前应急准备　慢阻肺患者在积极的药物和无创通气治疗后，呼吸衰竭仍进行性恶化，出现危及生命的酸碱失衡和（或）意识改变时，需及时行有创机械通气治疗，因此，行无创通气前必须做好紧急插管的急救准备，准备的用物主要包括气管插管用物、急救药、仪器设备。

2. 上机前宣教　患者常因存在恐惧、绝望、焦虑等心理反应而不愿接受无创正压通气治疗。上机前充分有效的患者教育，可以消除恐惧，争取患者的配合，提高依从性，也有利于提高患者的应急能力，是无创通气能否成功的非常重要的一步。主要的教育内容有治疗的目的、治疗时的感觉、呼吸的配合、咳嗽、咳痰方法及鼻 / 面罩的紧急拆除方法等。

3. 鼻（面）罩的佩戴　鼻（面）罩的佩戴过程，连接的舒适性，密封性和稳定性对疗效和患者的耐受性都有很大影响。因慢阻肺合并呼吸衰竭患者病情较重，因此在鼻（面）罩的佩戴的过程中要保证氧气的供给，同时要避免在较高的吸气压力状态下佩戴鼻（面）罩，以免增加患者的不适，增加患者的幽闭恐惧感，导致治疗依从性降低，甚至通气治疗中断。

慢阻肺患者因疾病原因，有部分患者需出院后继续家庭无创通气治疗，因此需加强教育与指导（详见第二十章）。

4. 促进排痰，保持呼吸道通畅 保持呼吸道通畅是确保有效无创正压通气治疗的前提。慢阻肺合并呼吸衰竭的患者均有不同程度的排痰困难，在使用无创正压通气前必须及时清除患者口咽喉部痰液和分泌物，预防窒息。鼓励患者进行有效的咳嗽排痰，及时叩背、体位引流。咳嗽无力或痰液黏稠患者，保证摄入充足的水分，遵医嘱行雾化吸入治疗稀释痰液，必要时进行吸痰及支气管镜下吸痰。

通气治疗期间及时添加湿化液，有条件时采用持续自动给水方式，观察湿化效果，及时倾倒呼吸机冷凝水，预防误吸。

5. 肺康复训练 研究表明，慢阻肺患者呼吸困难与呼吸肌功能减退有密切关系。此类患者的呼吸肌长期超负荷运转，导致肌收缩无力，肺泡通气量减低。适时地进行呼吸肌锻炼可预防呼吸肌无力，使呼吸肌保持一定强度的肌力和耐力，从而保障慢阻肺患者呼吸有足够的动力。

呼吸肌训练包括吸气肌训练和呼气肌训练（图 22-1）。吸气抗阻训练被认为是提升吸气肌肌力最有效的方法之一，建议训练强度应超过最大吸气压的 30%作为初始训练强度（强度可以从患者基础的能力开始逐渐调整到目标强度）；训练频率 1 ～ 3 次 / 天，每次 15 ～ 30min，每周至少训练 5 天，适时评估并结合患者反馈，调整训练时间及训练频率，提防过大阈值负荷可能引起的呼吸肌疲劳或衰竭。

6. 并发症的预防 无创正压通气患者常见不良反应有恐惧（幽闭症）、口咽干燥、误吸、鼻面部皮肤压力性损伤、胃胀气等（详见第十一章）。

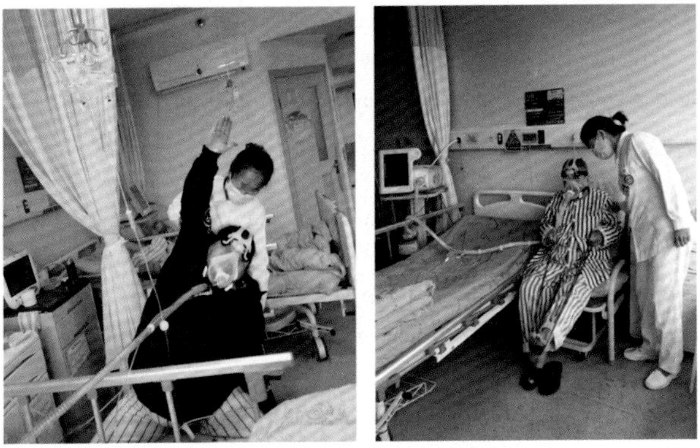

图 22-1　辅助呼吸肌训练

（谷红俊　曾奕华　吴小玲）

参考文献

蔡柏蔷，陈荣昌，2017. 慢性阻塞性肺疾病急性加重（AECOPD）诊治中国专家共识（2017 年更新版）[J]. 国际呼吸杂志，37（14）：1041-1057.

何小军，王勇，郭伟，2017. 日本呼吸病学协会无创正压通气指南（第二次修订版）[J]. 中华急诊医学杂志，26（7）：735-738.

胡振红，王文，毛从政，等，2018. 肺康复运动训练在慢性阻塞性肺疾病中的应用与进展 [J]. 中华结核和呼吸杂志，41（5）：359-361.

邱志红，刘保萍，张换春，等，2018. 高压力无创正压通气治疗慢性阻塞性肺疾病稳定期伴呼吸衰竭的疗效观察 [J]. 广西医科大学学报，35（7）：936-940.

赵红梅，王辰，2018. 慢性阻塞性肺疾病的康复医疗：评估与实施 [J]. 中华结核和呼吸杂志，41（7）：561-566.

中国医师协会急诊医师分会中国医疗保健国际交流促进会急诊急救分会家卫生健康委能力建设与继续教育中心急诊学专家委员会，2019. 无创正压通气急诊临床实践专家共识（2018）[J]. 中华急诊医学杂志，28（1）：14-24.

中华医学会呼吸病学分会慢性阻塞性肺疾病学组，2013. 慢性阻塞性肺疾病诊治指南（2013 年修订版）[J]. 中华结核和呼吸杂志，36（4）：255-264.

中华医学会重症医学分会，2007. 慢性阻塞性肺疾病急性加重患者的机械通气指南（2007）[J]. 中国危重病急救医学，19（9）：513-519.

Casanova C，Celli BR，Tost L，et al，2000. Long-term controlled trial of nocturnal nasal positive pressure ventilation in patients with severe COPD[J]. Chest，118（6）：1582-1590.

Clini E，Sturani C，Rossi A，et al，2002. The Italian multicentre study on noninvasive ventilation in chronic obstructive pulmonary disease patients[J]. Eur Respir J，20（3）：529-538.

Collaborative Research Group of Noninvasive Mechanical Ventilation for Chronic Obstructive Pulmonary Disease，2005. Early use of non-invasive positive pressure ventilation for acute exacerbations of chronic obstructive pulmonary disease：a multicentre randomized controlled trial[J]. Chin Med J，118：2034-2040.

Conti G，Antonelli M，Navalesi P，et al，2002. Noninvasive vs. conventional mechanical ventilation in patients with chronic obstructive pulmonary disease after failure of medical treatment in the ward：a randomized trial[J]. Intensive Care Med，28：1701-1707.

Duiverman ML，Wempe JB，Bladder G，et al，2011. Two-year home-based nocturnalnoninvasive ventilation added to rehabilitation in chronic obstructive pulmonary disease patients：a randomized controlled trial[J]. Respir Res，12：112.

Girou E，Brun-Buisson C，Taille S，et al，2003. Secular trends in nosocomial infections and mortality associated with noninvasive ventilation in patients with exacerbation of COPD and pulmonary edema[J]. JAMA，290：2985-2991.

Gunen H K，Hacievliyagil SS，Kosar F，et al，2005.Factors affecting survival of hospitalised patients with COPD[J].Eur Respir J，26（2）：234-241.

Kohnlein T，Windisch W，Köhler D，et al，2014. Non-invasive positive pressureventilation for the treatment of severe stable chronic obstructive pulmonarydisease：a prospective，multicentre，randomised，controlled clinical trial[J]. Lancet Respir Med，2（9）：698-705.

Lindenauer PK，Stefan M，Shieh M，et al，2014. Outcomes associated with invasive and noninvasive ventilation among patientshospitalized with exacerbations of chronic obstructive pulmonary disease[J]. JAMA Intern Med，174（12）：1982-1993.

Lozano R，Naghavi M，Foreman K，et al，2012.Global and regional mortality from 235 causes of death for 20 age groups in 1990 and 2010：a systematic analysis for the Global Burden of Disease Study 2010[J].Lancet，380（9859）：2095-2128.

Murphy PB，Rehal S，Arbane G，et al，2017. Effect of home noninvasive ventilation with oxygen therapy vs oxygen therapy alone on hospital readmission or death after an acute COPD exacerbation：A randomized clinical trial[J]. JAMA，317（21）：2177-2186.

Plant PK，Owen JL，Elliott MW，2000. Early use of non-invasive ventilation for acute exacerbations of chronic obstructive pulmonary disease on general respiratory wards：a multicentre randomised controlled trial[J]. Lancet，355（9219）：1931-1935.

Plant PK，Owen JL，Elliott MW，2001. Non-invasive ventilation in acute exacerbations of chronic obstructive pulmonary disease：long term survival and predictors of in-hospital outcome[J]. Thorax，56：708-712.

Roberts CM，Stone RA，Buckingham RJ，et al，2011. Acidosis，non-invasiveventilation and mortality in hospitalised COPD exacerbations. Thorax，66：43-48.

Rochwerg B，Brochard L，Elliott MW，et al，2017. Official ERS/ATS clinical practice guidelines：noninvasive ventilation for acute respiratory failure[J]. Eur Respir J，50（2）：1602426.

Sellares J，Ferrer M，Anton A，et al，2017. Discontinuing noninvasiveventilation in severe chronic obstructive pulmonary disease exacerbations：arandomised controlled trial[J]. Eur Respir J，50（1）：

1601448.

Thys F，Roeseler J，Reynaert M，et al，2002.Noninvasive ventilation for acute respiratory failure：aprospective randomised placebocontrolled trial [J].Eur Respir J，20（3）：545-555.

Vestbo J，Hurd SS，Agusti AG，et al，2013.Glabal stategy for the diagnosis，management，and prevention of chronic obstructive pulmonary disease：GOLD executive summary [J]. Am J Respir Criticare Med，187（4）：347-365.

White DP，Criner GJ，Dreher M，et al，2015. The role of noninvasive ventilation in the management and mitigation of exacerbations and hospital admissions/readmissions forthe patient with moderate to severe COPD[J]. Chest，147（6）：1704-1705.

Wood KA，Lewis L，Von Harz B，et al，1998. The use of noninvasive positive pressureventilation in the emergency department[J]. Chest，113：1339-1346.

第二十三章　无创正压通气在急性左心衰竭中的临床应用和护理

【概述】

急性左心衰竭是急性左心功能不全的简称，是指在某种因素的作用下，左心室前负荷和（或）后负荷在短时间内明显增加，心肌收缩力急性下降，进而导致左心室舒张期末压力增高、左心室射血量下降、肺循环压力急剧上升，从而引起以肺循环淤血为主的一系列临床症状的总称。急性左心衰竭常见的临床表现主要为严重呼吸困难、发绀、咳粉红色泡沫样痰，强迫坐位、大汗、口唇轻微发绀、两肺底可听到水泡音等，病情危急，可迅速发生心源性休克、昏迷，甚至死亡。

其传统治疗方法包括吸氧、注射镇静药、利尿药、使用洋地黄及血管扩张剂等，但效果通常不尽人意。近年来，随着医学技术的进步，应用无创正压通气技术治疗急性左心衰竭取得了良好的疗效。应用无创正压通气治疗急性左心衰竭的适应证包括急性肺水肿且清醒合作者；有自主呼吸、血流动力学稳定、呼吸频率≥ 30 次 / 分、血氧饱和度（SaO_2）≤ 90%（吸氧 4L/min）、对初始正规治疗反应不佳者。

【作用机制】

研究证实，无创正压通气能有效改善动脉血气、呼吸困难及低氧血症，并减少肺泡渗出、纠正肺水肿，对左心衰竭治疗有辅助作用。无创正压通气对急性左心衰竭作用的机制如下所述。

1. 无创正压通气可降低心脏的前负荷、后负荷，改善心输出量。

2. 呼气相正压使胸腔内压增高，降低左心室跨壁压，使心输出量增加。

3. 减少能量消耗，呼吸肌得到休息，减少呼吸做功，利于减轻心脏的负担。

4. 扩张气道，抑制肺泡渗出，改善氧合功能，机械通气时，肺泡内压对肺间质有挤压作用，可减少毛细血管渗出，有利于肺间质水肿的消退，并将肺泡内的液体移位到间质腔，从而缩短氧交换的弥散距离。

5. 加压气流可使气道内泡沫破碎，有利于气体交换。纠正低氧血症，有利于重要脏器组织的摄氧和纠正血流动力学的障碍。

【应用流程】

1. 患者的准备 由于急性左心衰竭导致的呼吸困难、憋气，使患者产生焦虑、恐惧心理，医务人员首先应做好解释工作，说明无创通气治疗的目的及方法，指导患者有效呼吸的方法，经鼻呼吸，避免张口呼吸导致胃肠道胀气。同时应向患者及家属讲解面罩固定及拆除的方法，如出现紧急情况时可自行拆除，以增加患者安全感和信心，缓解患者的焦虑和紧张情绪。

2. 无创呼吸机的准备 合适的面罩可以提高患者的舒适度和依从性。通常轻症患者可先试用鼻罩，因为鼻罩方便患者说话、饮水及咳痰；若患者咯大量粉红色泡沫痰，应选择鼻罩连接无创呼吸机进行通气，避免因佩戴口鼻面罩导致患者排痰不畅；张口呼吸或无牙齿的患者口腔支撑能力较差，主张使用口鼻罩，如果患者有活动性义齿可佩戴后再行通气，以增加口腔支撑，减少漏气量。选择与患者的面部相吻合的面罩，固定面罩时应注意松紧度适宜，在头带下保留一定的间隙（一般以能通过 1 横指为宜）。由于急性左心衰竭发病急，病情重，因此患者及无创呼吸机的准备工作应同步进行，且沟通工作应简明扼要。

3. 体位管理 急性左心衰竭患者常被迫采取坐位或半卧位，以减轻患者呼吸困难，减少回心血量，减轻肺水肿。采取半卧位（图 23-1）时应注意：①根据患者需求适当抬高床头，头颈肩部垫软枕，避免颈部过伸及无支撑导致患者肩颈部肌

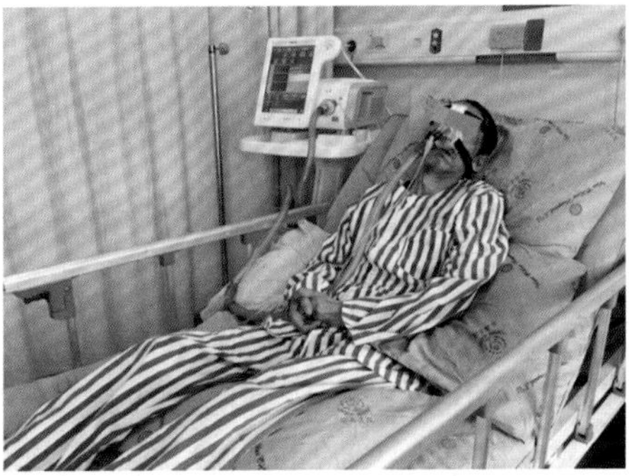

图 23-1 体位管理

群疲劳。②膝关节下垫软枕，使膝关节微屈，腹部肌肉放松，可避免膝关节长时间处于过伸状态影响腘静脉回流，减少深静脉血栓的发生，同时有利于呼吸。③双上肢垫软枕置于舒适位，避免肩关节后伸。④当床头抬高超过 30° 时，应在骶尾部、腰背部垫软枕，充分支撑躯干部，维持脊柱的生理弯曲，使患者处于完全放松状态。随着床头抬高角度不同，各部位使用的软枕高度不同，应根据患者舒适度情况选择。有文献提出，可依据患者的舒适要求取半卧位或头部稍抬高，头、颈、肩在同一水平上，头略后仰，以保持气道通畅，防止枕头过高使气道变窄而影响气流通过，降低疗效。特别注意，老年、体弱或意识不清的患者应注意防跌倒和坠床。

4. 无创正压通气模式的选择及参数设置

（1）模式的选择：目前治疗急性左心衰竭常用的无创通气模式为持续气道正压通气（CPAP）和双相气道正压通气（BiPAP）。近 20 年来，CPAP 在治疗急性左心衰竭中的价值逐渐得到医学界的重视，大量临床试验表明，CPAP 治疗能够有效改善氧合、改善血流动力学、减少气管插管次数和病死率。同时，BiPAP 治疗急性左心衰竭也得到了进一步肯定，尤其对呼吸肌疲劳合并高碳酸血症的患者 BiPAP 更具优势。需要强调的是，无创正压通气能够快速改善心动过速，CPAP 和 BiPAP 可用于急性心肌梗死相关的急性肺水肿的治疗，只有心源性休克例外。同时，日本《呼吸病学协会无创正压通气指南（第二次修订版）》的建议评级：NPPV（特别是 CPAP）应作为急性心源性肺水肿患者的一线治疗 [证据水平 Ⅰ，建议 A 级]。

（2）参数调节：S/T 模式下，呼吸机根据设定的参数给予患者吸气相（IPAP）和呼气相（EPAP）不同水平的气道正压，并且吸气相压力水平高于呼气相压力水平。一般选取吸气相压力 8 ～ 16cmH_2O，呼气相压力 4 ～ 6cmH_2O。CPAP 通气模式一般选择 5 ～ 10cmH_2O 的压力。治疗过程中根据通气效果和患者的耐受性逐步增大压力，直至达到治疗目标。由于严重呼吸困难是急性左心衰患者临床症状之一，呼吸频率可达 30 ～ 40 次 / 分，因此呼吸机的后备呼吸频率可设置在 18 ～ 20 次 / 分。氧浓度根据患者血气分析结果进行实时调整，待患者病情稳定，心力衰竭各项指标控制良好，自主症状缓解，则可逐渐下调各压力参数、后备呼吸频率及给氧浓度，缩短每日带机时间，再过渡为鼻导管吸氧。

5. 无创呼吸机的湿化　无创呼吸机的湿化是利用湿化器将溶液或水分散成极细微粒，有效增加患者吸入气体的温度，使气道和肺部都能够吸入含有足够水分的气体，确保患者气道黏膜得到有效湿化。湿化液选择灭菌注射用水可避免结晶形成，其作为低渗液体具有良好的痰液稀释作用。湿化器需打开并实时调整湿化器档位，直至肉眼可见呼吸机管路内的雾气为宜。

在治疗过程中，护理人员应严密观察患者神志、生命体征变化、血气分析结果及呼吸困难缓解程度和肺内湿啰音等，并根据检测结果随时调整呼吸机各项参数。

【常见并发症的观察与处理】

常见并发症的观察与处理详见第十一章相关内容。

（彭　曦　万群芳　杨　荀）

参考文献

何小军，王勇，郭伟，2017. 日本呼吸病学协会无创正压通气指南（第二次修订版）[J]. 中华急诊医学杂志，26（7）：735-738.

王辰，席修明，2012. 危重症医学 [M]. 北京：人民卫生出版社 .

Donna Frownfelter，Elizabeth Dean，2017. 心血管系统与呼吸系统物理治疗：证据到实践 [M]. 郭琪，曹鹏宇，喻鹏铭，译 . 北京：北京科学技术出版社 .

第二十四章　无创正压通气在急性呼吸衰竭中的临床应用和护理

【呼吸衰竭的定义与诊断标准】

呼吸衰竭（respiratory failure，RF）定义：各种原因引起的肺通气功能和（或）换气功能严重障碍，以致在静息状态下也不能维持足够的气体交换，导致低氧血症伴（或不伴）高碳酸血症，进而引起一系列病理生理改变和代谢紊乱，并有相应临床表现的综合征。

呼吸衰竭诊断标准：海平面高度、静息状态、呼吸空气条件下，动脉血氧分压（PaO_2）＜ 60mmHg（1mmHg=0.133kPa），伴或不伴动脉血二氧化碳分压（$PaCO_2$）≥ 50mmHg。

【呼吸衰竭的分类】

1. 按动脉血气分类　Ⅰ型呼吸衰竭（低氧血症型呼吸衰竭）：PaO_2 ＜ 60mmHg，$PaCO_2$ 降低或正常。

Ⅱ型呼吸衰竭（高碳酸血症型呼吸衰竭）：PaO_2 ＜ 60mmHg，伴有 $PaCO_2$ ＞ 50mmHg。

2. 按起病急缓分类　急性呼吸衰竭（acute respiratory failure，ARF）：由于某些突发的致病因素所致，在数分钟至数小时内引起呼吸衰竭。

慢性呼吸衰竭（chronic respiratory failure，CRF）：由一些慢性疾病导致呼吸功能的损害逐渐加重，经过数天或更长时间发展为呼吸衰竭。

3. 按照发病机制分类　按照发病机制分为通气性呼吸衰竭和换气性呼吸衰竭，也可分为泵衰竭和肺衰竭。

【呼吸衰竭的发病机制、常见病因】

呼吸衰竭的病理生理机制包括肺通气不足、弥散障碍、通气血流比例失调、肺内动静脉解剖分流增加及氧耗增加等主要发病机制，多种机制并存或先后参与导致呼吸衰竭的发生。

急性呼吸衰竭可以分为急性Ⅰ型呼吸衰竭和急性Ⅱ型呼吸衰竭，急性Ⅰ型呼吸衰竭常见病因为重症肺炎、急性呼吸窘迫综合征、急性心源性肺水肿，急性Ⅱ型呼吸衰竭常由慢性阻塞性肺疾病急性加重、支气管哮喘急性发作引起（表 24-1）。

表 24-1　急性呼吸衰竭常见病因

急性Ⅰ型呼吸衰竭	急性Ⅱ型呼吸衰竭
重症肺炎	慢性阻塞性肺疾病急性加重
急性肺损伤 / 急性呼吸窘迫综合征	支气管哮喘急性发作
急性心源性肺水肿	急性中毒
手术后呼吸衰竭	胸部限制性疾病
免疫功能受损合并呼吸衰竭	胸部创伤

【急性呼吸衰竭的救治】

一、急性呼吸衰竭的救治原则

在保证气道通畅前提下，尽快纠正低氧血症和高碳酸血症及酸碱失衡、电解质紊乱，保护重要器官（心、脑、肝、肾等）功能，同时治疗引起急性呼吸衰竭的原发疾病。

二、无创正压通气在急性呼吸衰竭救治的应用

无创正压通气可以避免气道损伤、呼吸机相关性肺炎等有创正压通气并发症，具有患者舒适度高、易配合、医护操作简便等优点。临床主要应用于意识状态较好的轻中度呼吸衰竭、自主呼吸功能有所恢复、从有创正压通气撤离的呼吸衰竭患者。无创正压通气常用模式为双相气道正压通气（BiPAP）和持续气道正压通气（CPAP）。

（一）NPPV 在具有肯定治疗价值的急性呼吸衰竭中的应用

1. 慢性阻塞性肺疾病急性加重期　慢性阻塞性肺疾病（COPD）是常见的慢性呼吸系统疾病，慢性阻塞性肺疾病急性加重是急性起病的过程，患者呼吸系统症状出现急性加重［典型表现为呼吸困难加重、咳嗽

加剧、痰量增多和（或）痰液呈脓性]，超出日常的变异且导致需要改变药物治疗。AECOPD 的主要症状是呼吸困难加重，常伴有喘息、胸闷、咳嗽加剧、痰量增加、痰液颜色和（或）黏度改变及发热等。

AECOPD 患者出现无生命危险的急性呼吸衰竭或慢性呼吸衰竭急性加重，国内外指南均推荐使用 NPPV。NPPV 能降低急性呼吸衰竭或者慢性呼吸衰竭急性加重患者的气管插管率、病死率、治疗并发症和住院时间及入住 ICU 时间。NPPV 治疗可改善呼吸性酸中毒，提高 pH，降低 $PaCO_2$、呼吸频率，减轻气促，改善患者临床症状。对于伴有严重意识障碍或有气管插管指征的 AECOPD 患者，不推荐常规使用 NPPV。以肺部感染控制窗（pulmonary infection control window，PIC 窗）为切点的有创无创序贯正压通气可以降低 AECOPD 急性呼吸衰竭患者的病死率、VAP 发生率和有创通气时间。

2. 急性心源性肺水肿 包括间质性肺水肿和肺泡性肺水肿。急性心源性肺水肿能引起气体弥散障碍和通气血流比例失调致换气功能障碍、肺泡支气管分泌物增多致阻塞性通气功能障碍及肺水肿致肺顺应性下降产生限制性通气功能障碍，均可导致严重低氧血症，甚至高碳酸血症而产生呼吸衰竭。NPPV 治疗急性心源性肺水肿能降低心脏前负荷、改善氧合，减轻呼吸困难，缓解呼吸肌疲劳、降低呼吸功耗，降低气管插管率，因而成为急性心源性肺水肿的一个治疗手段。

急性心源性肺水肿应用 NPPV 指征：当鼻塞和面罩等常规氧疗方法效果不佳伴呼吸频率＞25 次/分，SpO_2＜90%时应尽快给予 NPPV。通气模式首选 CPAP，对 CPAP 治疗失败和 $PaCO_2$＞45mmHg 的患者推荐 BiPAP 模式。休克、急性冠脉综合征合并心力衰竭患者慎用 BiPAP。

3. 免疫功能受损合并急性呼吸衰竭 恶性血液病、艾滋病、实质性器官或骨髓移植术后等免疫功能受损患者，一旦气管插管，容易继发 VAP 和气道损伤。此类疾病合并呼吸衰竭时，肺病理改变以肺泡毛细血管膜通透性增高和肺水肿为主，多数患者气道内分泌物不多或没有脓性分泌物，有利于 NPPV 治疗。NPPV 通过正压减轻肺内渗出和水肿，改善氧合，且 VAP 和机械通气相关性肺损伤的发生率较有创通气低。因此 NPPV 的使用可以减少感染等并发症的发生率，改善免疫功能受损患者的预后。NPPV 可以作为存在免疫缺陷的急性呼吸衰竭患者的一线治疗。

4. 手术后呼吸衰竭　NPPV 可防治手术后呼吸衰竭，在 COPD 或充血性心力衰竭患者行肺切除术后的作用尤为明显，但慎用于上呼吸道、食管、胃和小肠术后的呼吸功能不全的患者。

（二）NPPV 在不具有肯定治疗价值的急性呼吸衰竭中的应用

1. 支气管哮喘急性严重发作　NPPV 在哮喘急性发作中的应用存在争论，在没有禁忌证的前提下可以尝试应用，但是经验不足的单位不应常规使用 NPPV 治疗。治疗过程中应同时给予支气管舒张剂和糖皮质激素等治疗。如果 NPPV 治疗后无改善，应及时气管插管进行有创通气。

2. 社区获得性肺炎　与高浓度氧疗相比，NPPV 能降低社区获得性肺炎（community-acquired pneumonia，CAP）急性呼吸衰竭患者的气管插管率和病死率，使氧合指数得到更快、更明显的改善，降低多器官衰竭和感染性休克的发生。但对于并发成人急性呼吸窘迫综合征（acute respiratory distress syndrome，ARDS）的 CAP 患者，使用 NPPV 的失败率高，且不能改善预后，重度低氧 CAP 患者（氧合指数＜ 150mmHg）不适宜采用 NIV。对 COPD 并发重症肺炎和轻症流感病毒感染后的急性呼吸衰竭患者，可以在 ICU 中密切监护下实施 NPPV 治疗。一旦 NPPV 治疗失败，应及时气管插管行有创通气。

3. 急性肺损伤 / 急性呼吸窘迫综合征（ALI/ARDS）　患者不建议常规应用 NPPV 治疗，但早期轻症 ARDS（$200mmHg < PaO_2/FiO_2 \leq 300mmHg$）和其他脏器功能受损较轻的患者可在密切监护下试行治疗。如 NPPV 治疗 1 小时后低氧血症不能改善或全身情况恶化，应及时行气管插管进行有创通气。

4. 胸壁畸形或神经肌肉疾病　对于适合的病例，NPPV 可改善胸壁畸形或神经肌肉疾病患者的动脉血气、生活质量，并减缓肺功能下降趋势，但不适合咳嗽无力和吞咽功能异常者（详见第二十六章相关内容）。

5. 急性中毒呼吸衰竭　急性中毒是指毒物短时间内经呼吸道、消化道、皮肤、黏膜等途径进入人体，使组织器官受损并发生功能障碍。急性中毒通过抑制呼吸中枢、呼吸肌麻痹、气道损伤、上气道塌陷、肺水肿等导致呼吸衰竭。NPPV 能够有效改善急性中毒患者的通气和换气功能，缓解呼吸肌疲劳，提高 PaO_2、降低 $PaCO_2$，降低继发肺部感染，改善患者预后。对于急性中毒并发呼吸衰竭患者在无禁忌证的情况下，可以尝试 NPPV 治疗。

【急性呼吸衰竭患者无创正压通气的护理】

1. 患者教育和心理护理 急性呼吸衰竭患者由于病情危重、呼吸困难等容易产生紧张感，对 NPPV 的应用容易产生怀疑、恐惧的心理，部分患者因经济困难不愿意采用 NPPV 治疗，而 NPPV 能否成功与患者的理解与配合密切相关。医护人员在上机前应主动与患者进行医患沟通，交代清楚 NPPV 治疗的价值，以打消患者的顾虑，得到患者的同意和配合。在 NPPV 过程中，注意观察患者有无憋气、人机不协调等不良反应，及时进行语言沟通，指导患者顺利配合进行 NPPV 治疗。

2. NPPV 上机护理 医护人员应根据急性呼吸衰竭患者脸型和病情选择合适的口鼻面罩或鼻罩，选择适合患者的鼻 / 面罩能增加 NPPV 的成功率。对神志清楚、能闭口呼吸患者选择鼻罩，以方便患者自主咳嗽排痰和进食，对病情较重者或有张口呼吸患者选择口鼻罩。戴鼻罩或面罩时应注意头带的松紧合适，头带过紧患者容易产生压迫感，头带过松则闭合不严容易漏气，一般以头部两侧与头带间能通过一横指比较合适。上机前应先连接好呼吸机管道，检查整个管道的密闭性，将加温湿化器的水位及加温设定在要求范围。其后连接电源，打开呼吸机开关，调节相关参数及设定报警参数，以模拟肺连接呼吸机检查呼吸机能否正常工作。患者上机时应先佩戴固定好面罩或鼻罩，再将面罩或鼻罩与呼吸机管道连接开始 NPPV。双相气道正压通气无创呼吸机具有较强的漏气补偿功能，在呼吸机工作送气状态下将呼吸机管道与面罩或鼻罩连接后再接患者的操作方法，因漏气补偿可使通气量过大，使患者感觉潮气量过大、不舒服而不配合继续 NPPV 治疗。

3. 一般护理 NPPV 患者若无禁忌应采取高枕卧位或半坡卧位，进食勿过饱，尽量闭口呼吸，必要时可予以胃肠动力药，以防止胃肠胀气及反流误吸。嘱患者在无创机械通气间歇期持续吸氧，适量饮水，给予雾化吸入支气管扩张剂、祛痰药等药物以扩张气道和稀释痰液，指导患者进行有效的咳嗽排痰，对咳痰困难患者可根据情况进行胸部物理治疗，以促进气道分泌物的排出，保持呼吸道通畅。

4. 不良反应的观察和护理 实施无创正压通气治疗期间应注意患者的病情变化和无创正压通气的效果。密切观察患者的生命体征，包括心率（HR）、呼吸（RR）、血压（BP）及脉搏血氧饱和度（SpO_2）的变化，注意患者的反应和神志变化。在NPPV治疗过程中，要注意保障呼吸机的正常运转和患者与呼吸机之间良好的适应与配合，对呼吸机治疗过程中的报警信息要及时观察记录并通知医师处理，以确保患者NPPV治疗的效果和安全。在NPPV治疗前及治疗后1～2小时，应常规行动脉血气分析检测，对治疗是否有效进行判断，并正确指导调节呼吸机相关参数。当发现患者NPPV治疗无效，病情加重出现意识障碍加深、缺氧加重，应及时与患者家属沟通，行气管插管有创机械通气治疗。NPPV期间，可根据患者情况实施主动运动等呼吸康复治疗，同时积极防治骶尾部压力性损伤、鼻面部压力性损伤、腹胀、深静脉血栓形成、肺栓塞等并发症的发生。

（刘 丹 李 多 吴小玲）

参考文献

蔡柏蔷，陈荣昌，2017.AECOPD诊治中国专家共识（2017年更新版）[J]. 国际呼吸杂志，37（14）：1041-1057.

黄华兴，陈飞鹏，2013. 以肺部感染控制窗为切换点的序贯机械通气治疗慢性阻塞性肺疾病所致呼吸衰竭临床研究的Meta分析 [J]. 实用医学杂志，29（4）：646-649.

李为民，刘伦旭，2017. 呼吸系统疾病基础与临床［M］北京：人民卫生出版社 .

刘丹，李多，2015. 舒适护理在ICU无创正压通气患者中的临床应用价值 [J]. 中国医学创新，12（25）：76-78.

罗群，陈荣昌，2009. 无创正压通气临床应用专家共识 [J]. 中华结核和呼吸杂志，32（2）：86-98.

瞿介明，曹彬，2016. 中国成人社区获得性肺炎诊断和治疗指南（2016年版）[J]. 中华结核和呼吸杂志，39（4）：253-279.

王莞尔，韩芳，2017. 家庭无创正压通气临床应用技术专家共识 [J]. 中华结核和呼吸杂志，40（7）：481-493.

王华，梁延春，2018. 中国心力衰竭诊断和治疗指南2018 [J]，中华心血管病杂志，46（10）：760-789.

中国医师协会急诊医师分会，中国心胸血管麻醉学会急救与复苏分会，2017. 中国急性心力衰竭急诊临床实践指南（2017）[J]. 中华急诊医学杂志，26（12）：1347-1357.

中国医师协会急诊医师分会，中国医疗保健国际交流促进会急诊急救分会，国家卫生健康委能力建设与继续教育中心急诊学专家委员会，2019. 无创正压通气急诊临床实践专家共识（2018）[J]. 临床急诊杂志，20（1）：1-12.

Akashiba T，Ishikawa Y，Ishihara H，et al，2017.The Japanese Respiratory Society Noninvasive Positive Pressure Ventilation（NPPV）Guidelines[J]. Respir Investig，55（1）：83-92.

Rochwerg B，Brochard L，Elliott MW，et al，2017.Official ERS/ATS clinical practice guidelines：noninvasive ventilation for acute respiratory failure. Eur Respir J，50：1602426.

第二十五章　无创正压通气在阻塞性睡眠呼吸暂停患者中的临床应用和护理

【概述】

阻塞性睡眠呼吸暂停（obstructive sleep apnea，OSA）是以睡眠中反复发作的上呼吸道全部阻塞（呼吸暂停）或部分阻塞（低通气）为特征的疾病，通常伴有响亮的鼾声和日间嗜睡。睡眠中反复出现阻塞性睡眠呼吸暂停事件会引起血氧饱和度下降和微觉醒，同时呼吸暂停事件随着微觉醒的出现而终止。阻塞性睡眠呼吸暂停患者一般在清醒时呼吸和血氧饱和度均正常。成人 OSA 主要症状表现为日间过度思睡、慢性疲劳、失眠、记忆力下降、晨起头痛、鼻塞、性功能障碍等。

【应用】

无创正压通气（NPPV）作为 OSA 一线治疗手段，有助于消除睡眠期低氧，纠正睡眠结构紊乱，提高睡眠质量和生活质量，降低相关并发症的发生率和病死率。

1. 适应证　《成人阻塞性睡眠呼吸暂停基层诊疗指南（2018 年）》指出成人 OSA 应用 NPPV 治疗的适应证如下所述。

（1）中、重度 OSA 低通气指数（apnea-hypopnea index，AHI）≥ 15 次 / 小时。

（2）轻度 OSA（5 次 / 小时≤ AHI ＜ 15 次 / 小时）但症状明显（如日间思睡、认知障碍及抑郁等），合并心脑血管疾病、糖尿病等。

（3）OSA 患者围手术期治疗。

（4）经过手术或其他治疗后仍存在 OSA 的患者。

（5）OSA 合并慢阻肺的重叠综合征患者。

2. 禁忌证　OSA 实施 NPPV 的禁忌证详见第二十六章相关内容。

3. 经鼻 CPAP 是对于大多数成人 OSA 最普遍的治疗方法

（1）CPAP 是在吸气相和呼气相输送一个预设的固定压力（图 25-1，图 25-2），主要的作用机制：气道内正压使上气道扩张（气体支架），这是一个被动的过程，因此减弱了上气道肌肉活动。同时 CPAP 通过提高肺容积引起肺扩张时向下牵拉上气道，增加上气道的内径和（或）气道壁刚性，减轻气道塌陷。研究发现，高 AHI（＞30 次 / 小时）且有严重症状的患者最适用于该治疗方式。对于中度和重度患者，这种治疗方法也能很好地改善患者的症状、睡眠及生活质量。同样对于一些轻症患者（AHI＜30 次 / 小时）的研究显示，这种治疗也有一定的作用。患者所需要的治疗压力应在多导睡眠监测下通过压力滴定进行确认。

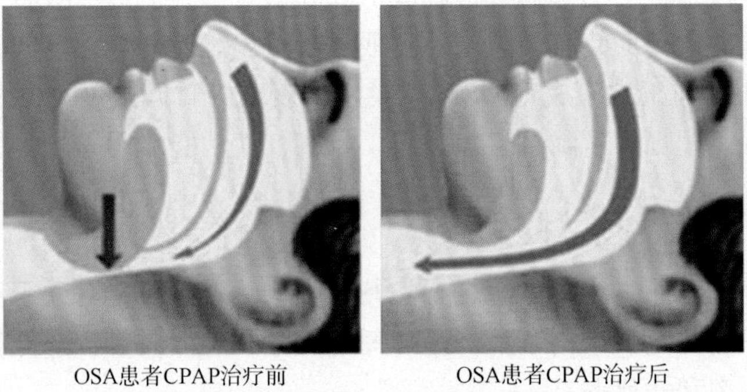

图 25-1　CPAP 呼吸机治疗

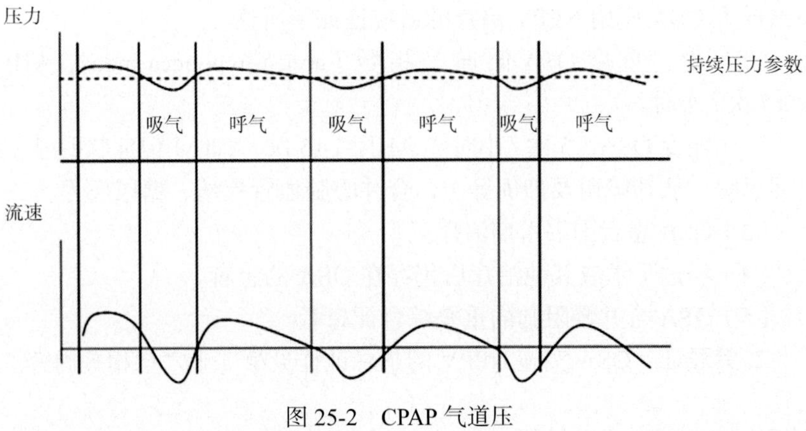

图 25-2　CPAP 气道压

（2）应用：使用自动调节持续气道正压通气（auto-CPAP）呼吸机时，治疗压力不需要人工滴定，呼吸机自动确定有效的治疗压力水平。压力通常在预设的最高压力和最低压力之间变动，可有效避免因压力过高、过低导致的患者不适或治疗效果不佳。auto-CPAP 适用于 CPAP 不耐受者或 OSA 的严重程度随着体位、睡眠分期、饮酒和药物等因素变化明显的患者。但值得注意的是不同品牌的呼吸机可能对气流改变的反应不同，较高漏气时可能出现误判；另外，重度 OSA 患者在睡眠中呼吸暂停 / 低通气情况发生的次数较多，其上气道塌陷迅速，要求在短时间内压力提高的幅度较大，导致机器反应不灵敏，有效压力上升速度慢，应谨慎使用。

4. 双相气道正压通气（BiPAP）　在吸气相输送一个较高的压力 IPAP，在呼气相输送一个较低的压力 EPAP。适用于 CPAP 治疗压力超过 15cmH_2O、不能耐受 CPAP 者及合并中枢型睡眠呼吸暂停或肺泡低通气疾病的患者，如慢性阻塞性肺疾病、神经肌肉疾病及肥胖低通气综合征。

【护理】

1. 治疗前的沟通　向患者及家属解释使用呼吸机的目的、注意事项、治疗过程中可能出现的不适感受及对策，紧急情况的处理，消除患者的顾虑，使家属参与治疗过程。为了避免夜间呼吸机运行时产生的噪声影响患者及家属入睡，推荐在经济条件允许的情况下选择性能更优、噪声更小的呼吸机。

2. 通气介质选择　为了提高患者带机的舒适度及依从性，除了选择材质更优的鼻 / 面罩外，还可推荐患者采用鼻枕 / 鼻塞（图 25-3）、口含罩（图 25-4）。

3. 参数设置　初次使用者，对已行压力滴定的患者按照滴定的压力给予治疗，对暂未进行压力滴定的患者，治疗压力应从低压开始，逐渐增加至打鼾现象消失、氧饱和度维持在 90%以上，并将此压力作为患者滴定治疗压力前的压力。

4. 病情观察　治疗过程中注意观察呼吸机的漏气情况，患者是否存在鼾声，以及次日头痛、嗜睡等症状有无缓解。

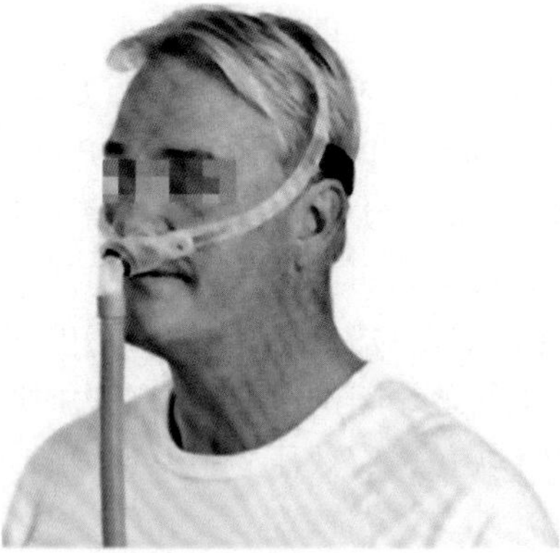

图 25-3　鼻枕 / 鼻塞

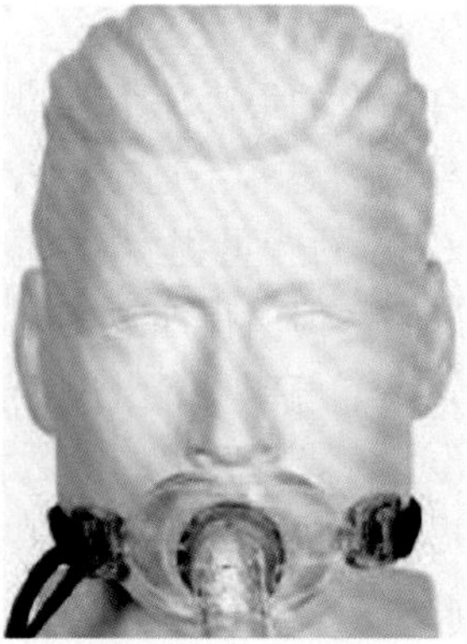

图 25-4　口含罩

5. 心理护理　部分患者戴上鼻罩，施加较小的 CPAP 压力就自觉憋气，有恐惧心理。嘱患者保持心情平静，按平常节律呼吸，必要时给予患者心理暗示和支持治疗。

6. 健康教育　需向患者及家属强调，NPPV 治疗不能从根本上解除病因，因此在原发病未治愈的情况下应坚持使用，做好随诊，治疗的第一周，密切观察血氧饱和度及气流情况，观察有无腹胀、气道分泌物阻塞、漏气、皮肤损伤等不良反应，有不适及时就诊。对于肥胖患者同时辅以饮食控制、运动减肥，效果更优。

（杨谨羽　王　珏　万群芳）

参考文献

高和，王莞尔，2014. 睡眠医学基础 [M]. 北京：人民军医出版社 .

韩芳，吕长俊，2011. 临床睡眠疾病 [M]. 北京：人民卫生出版社 .

李为民，刘伦旭，2017. 呼吸系统疾病基础与临床 . 中文版 [M]. 北京：人民卫生出版社 .

中华医学会，中国医师协会睡眠医学专业委员会，2018. 成人阻塞性睡眠呼吸暂停多学科诊疗指南 [J]. 中华医学杂志，98（24）：1902-1914.

Akashiba T，Minemura H，Yamamoto H，et al，1992. Nasal continuous positive airway pressure changes blood pressure “non-dippers” to “dippers” in patients with obstructive sleep apnea[J]. Sleep，22：849-853.

Hardinge FM, Pitson DJ, Stradling JR, 1995.Use of the Epworth Sleepiness Scale to demonstrate response to treatment for nasal continuous positive airway pressure in patients with obstructive sleep apnea[J]. Respir Med, 89：617-620.

Meurice JC, Paquereau J, Neau JP, et al, 1997. Long-term evolution of daytimes somnolence in patients with sleep apnea/hypopnea syndrome treated by continuous positive airway pressure. Sleep, 20：1162-1166.

第二十六章　无创正压通气在神经肌肉疾病患者中的临床应用和护理

【神经肌肉疾病的定义】

广义的神经肌肉疾病（neuro-muscular disease，NMD）是指累及中枢神经、周围神经、神经肌肉连接处和肌肉组织的一大类疾病，主要表现为肌肉无力和肌萎缩等。狭义的NMD是指累及周围神经系统和（或）肌肉的疾病，主要包括运动神经元病、周围神经病、神经肌肉接头疾病和肌肉疾病等。

【神经肌肉疾病的分类】

按照神经系统受累部位分类：中枢神经系统疾病、神经根及周围神经病、神经肌肉接头疾病和肌肉组织病（表26-1，图26-1）。

表26-1　NMD按照受累部位分类

神经系统受累部位	主要代表疾病
中枢神经系统	脊髓侧索硬化症（ALS）
神经根及周围神经	急性炎性脱髓鞘性神经根神经炎（AIDP）
神经肌肉接头	重症肌无力
肌肉组织	肌营养不良、多发性肌炎

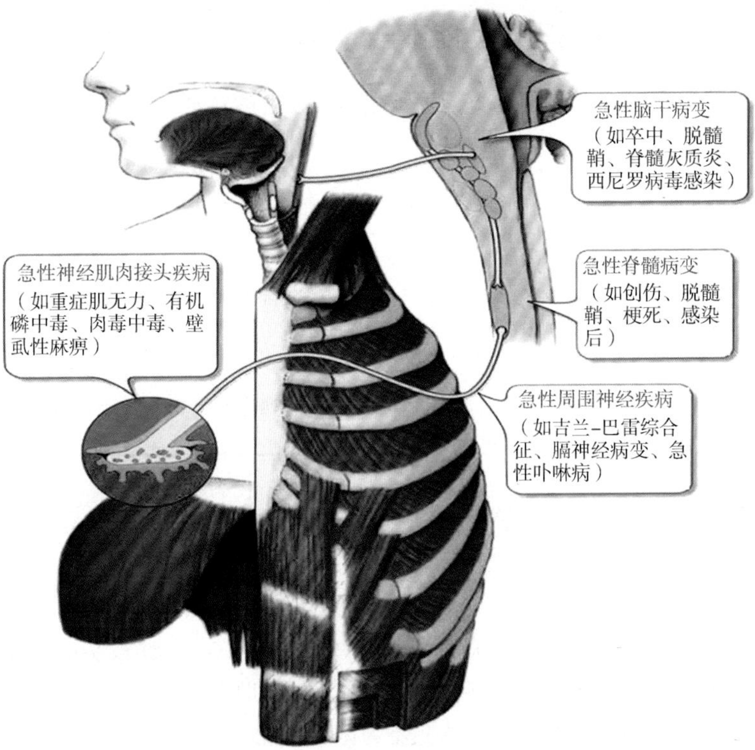

图 26-1　神经肌肉疾病病因分类

按照起病缓急及病情进展速度分类：快速进展性和缓慢进展性（表 26-2）。

表 26-2　NMD 按照病情进展分类

快速进展性	缓慢进展性
急性脑卒中	运动神经元病
急性脱髓鞘性疾病	肌营养不良症
中枢神经系统感染	重症肌无力
急性脊髓病变	膈肌麻痹
重症肌无力危象	多系统萎缩症
吉兰-巴雷综合征	长期机械通气后膈肌萎缩
膈神经损伤	
破伤风和肉毒中毒	
急性外伤性脊髓损伤	

【神经肌肉疾病呼吸功能不全的机制】

1. 神经肌肉疾病呼吸功能不全的机制包括中枢机制和外周机制（表 26-3）。

表 26-3 神经肌肉疾病呼吸功能不全的机制

中枢机制	外周机制	中枢机制	外周机制
急性脑卒中	运动神经元病	吉兰-巴雷综合征	长期机械通气后膈肌萎缩
急性脱髓鞘性疾病	肌营养不良症	膈神经损伤	
中枢神经系统感染	重症肌无力	破伤风和肉毒中毒	
急性脊髓病变	膈肌麻痹	急性外伤性脊髓损伤	
重症肌无力危象	多系统萎缩症		

呼吸中枢主要位于延髓，向呼吸肌发出信号，接受来自化学感受器和肺部机械感受器的反馈。当延髓和脊髓病变时，导致中枢性呼吸驱动减弱、呼吸肌收缩力量减低，通气功能下降。当呼吸肌和（或）咽喉肌受累时就会导致肺通气功能障碍，引起呼吸功能不全。呼吸功能不全是许多神经肌肉疾病死亡的直接原因，也是神经肌肉疾病进展到晚期的重要标志。NMD 患者的呼吸障碍主要为限制性通气障碍，而患者肺本身并没有明显的病变，弥散功能没有明显受累，单纯的吸氧不能解决通气问题，并且可能会加重二氧化碳的潴留。

2. 神经肌肉疾病呼吸功能不全的临床表现（表 26-4）

表 26-4 NMD 患者呼吸功能不全的症状和体征

症状	体征
活动后呼吸困难（劳力性呼吸困难）	胸式呼吸减弱
平卧后呼吸困难（端坐呼吸）	呼吸频率＞ 30 次 / 分
注意力不集中	休息时辅助呼吸肌参与呼吸
极度疲劳感	咳嗽无力
食欲减退	吸气时腹部矛盾运动
焦虑	体重下降
夜间通气不足症状：夜间睡眠不安或易醒	分泌物增多，流涎
噩梦，晨起头痛，白天过度嗜睡	

NMD 患者的临床表现，如运动耐力下降、活动后呼吸困难、安静状态下动用辅助呼吸肌、端坐呼吸、胸腹矛盾运动及膈肌抬高等均提示呼吸肌功能异常，但这些临床表现缺乏特异性。肺功能异常特别是肺活量下降，平卧位时的肺活量比坐位时降低，对膈肌功能异常有一定的诊断价值。准确评价呼吸肌功能有赖于呼吸肌机械力量和呼吸肌肌电的综合检查，肺活量（vitalcapacity，VC）是常用的肺功能检测指标，当下降大于标准值的 15%～20%时提示呼吸肌无力。最大吸气压力（maximum inspiratory pressure，MIP）和最大呼气压力（maximum expiratory pressure，MEP）是相对敏感的指标，当 MIP > 80cmH_2O（女性 70cmH_2O）或经鼻吸气力（sniff nasal inspiratory pressure，SNIP）> 70 cmH_2O（女性 60cmH_2O），MEP > 90cmH_2O 时可基本排除呼吸肌无力。咳嗽峰值流速（peak cough flow，PCF）可以用于测定呼气肌无力及咽喉肌受累，成人的正常范围为 360～840L/min，小于 160～200L/min 则会引起呼吸道分泌物清除障碍。动脉血气分析对呼吸肌无力不敏感，需呼吸肌力下降 30%以上才会出现 PaO_2 降低和（或）$PaCO_2$ 升高。呼吸衰竭时最早出现的血气变化是 PaO_2 降低，因 PaO_2 降低会引起呼吸加快，$PaCO_2$ 在早期可能下降。因 NMD 患者睡眠时上呼吸道阻力增加及化学感受器敏感性下降，故最早在睡眠中出现血气指标异常，清醒状态下 $PaCO_2$ 升高通常出现在晚期，是 NMD 预后不良的重要危险因素。

【神经肌肉疾病患者呼吸功能检测的推荐流程】

无论 NMD 患者是否出现呼吸系统症状及体征，均应每 3 个月进行呼吸功能（FVC）的评估（图 26-2）。当 FVC 占预计值百分比< 80%时应作为一个警示信号重点关注，特别是当出现夜间通气不足的症状时应开展针对睡眠状况的监测。当患者 SpO_2 < 94%时需要考虑无创通气，当动脉血气分析显示 $PaCO_2$ > 45mmHg 时需要尽快开始呼吸治疗。

【无创通气与神经肌肉疾病】

1. 适应证与禁忌证　无创通气治疗的适应证为伴有呼吸肌受累的神经肌肉疾病患者，如果出现呼吸功能障碍，应尽早使用无创通气治疗，改善患者生活质量，延缓病情的发展。无创通气简单易行、应用迅速、患者耐受性好、呼吸道并发症少，一般作为 NMD 患者长期辅助通气的首选方式。当患者有 NPPV 禁忌证或 NPPV 不能满足通气需求时考虑使用有创机械通气。对于 NMD 患者在早期呼吸未受累时无需呼吸支持，随着病情发展开始夜间呼吸支持，乃至全天候的呼吸支持，在病程的终末期，还需要讨论是否进行有创通气治疗。

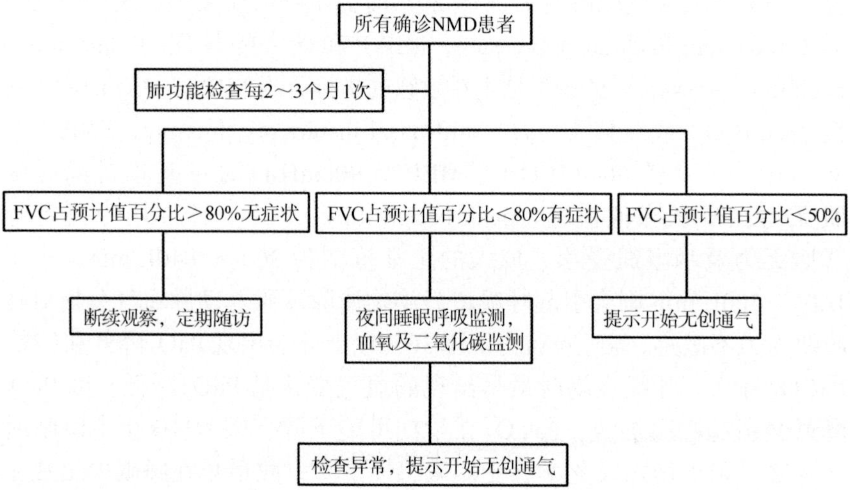

图 26-2　NMD 患者呼吸监测流程图

无创通气适应证：NMD 患者出现呼吸功能不全表现包括最大吸气负压＜ $30cmH_2O$、FVC 占预计值百分比＜ 50%、多导睡眠监测显示睡眠呼吸暂停、夜间肺泡低通气和高碳酸血症时，应开始夜间无创通气治疗。NMD 呼吸衰竭长期家庭无创正压通气支持治疗。

无创通气禁忌证：昏迷、心搏骤停、呼吸停止及需要立即气管插管抢救是绝对禁忌证；严重室性心律失常、急性心肌梗死、上消化道大出血、顽固性呕吐、癫痫持续状态及肿瘤引起的上气道梗阻是相对禁忌证。NMD 患者气道分泌物增多，咳嗽无力时应慎重使用无创通气。

2. NMD 无创通气方式

（1）按照无创通气时压力不同分为无创负压通气（noninvasive negative pressure ventilation，NNPV）和无创正压通气（noninvasive positive pressure ventilation，NPPV）。

1）无创负压通气：铁肺（iron lung）或箱式通气机（tank ventilator）

1928 年 Drinker 设计 Tank 型负压通气机，1952 年在丹麦哥本哈根的脊髓灰质炎流行中广泛应用无创负压通气——“铁肺”救治脊髓灰质炎合并呼吸衰竭患者，使麻痹性脊髓灰质炎的死亡率由大于 80%降至约 40%（图 26-3，图 26-4）。

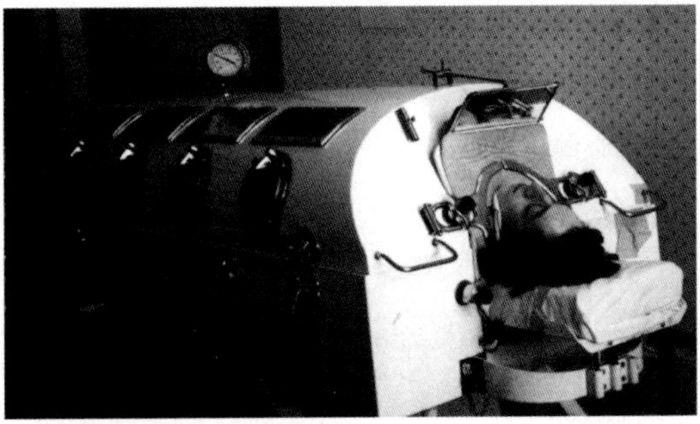

图 26-3　铁肺

引自：Hind M，Polkey MI，Simonds AK. *Am J Respir Crit Care Med*，2017，195（9）：1140-1149.

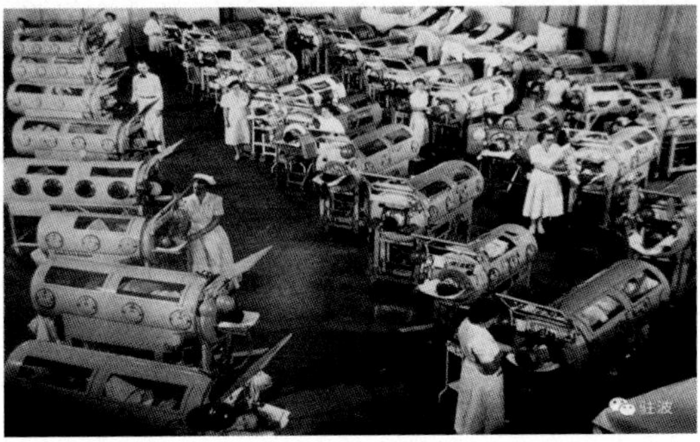

图 26-4　脊髓灰质炎铁肺治疗场景

2）无创正压通气：间歇腹部压力通气（intermittent abdominal pressure ventilation，IAPV）是使用腹部气压带间断给予正压挤压使膈肌上抬产生呼气，去除正压后膈肌自然复位而产生被动吸气动作（图 26-5）。常用的压力为 +15 ～ +45cmH_2O，频率为 16 ～ 28 次 / 分。这种呼吸机仅可用于肺和气管本身正常而有神经肌肉疾病患者，尤其是膈肌无力或麻

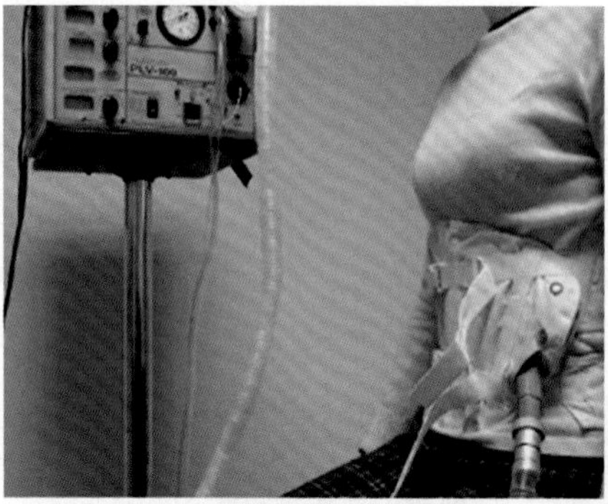

图 26-5　间歇腹部压力通气

痹者，有一定的辅助通气作用，可装在轮椅上使用。仅在 NMD 患者坐位或 30° 以上的半坐卧位（建议为 75° ）日间应用。

（2）NPPV 按照介质连接方式不同分类：鼻罩、口鼻面罩、咬口器。

鼻罩：NMD 患者通过鼻罩连接管道进行 NPPV（图 26-6）。

口鼻面罩：NMD 患者通过口鼻面罩连接管道进行 NPPV（图 26-7）。

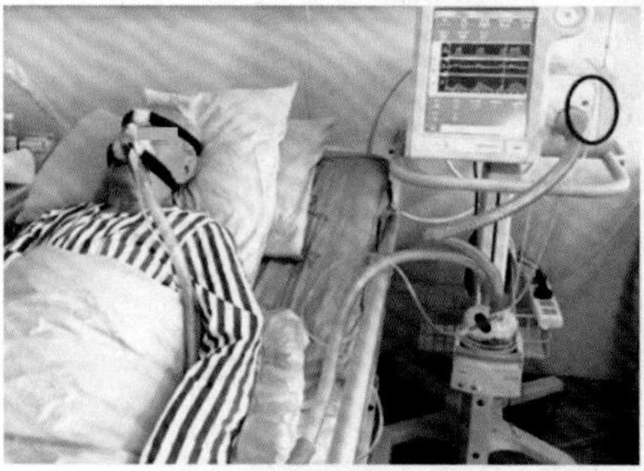

图 26-6　鼻罩 NPPV

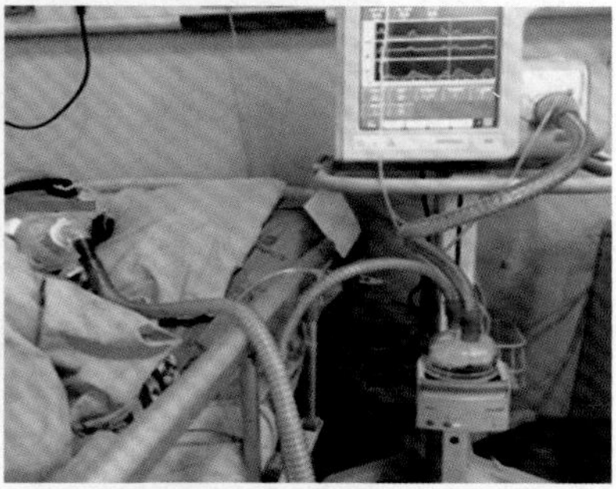

图 26-7　口鼻面罩 NPPV

口含咬口器（mouthpiece）：为了避免面罩及鼻罩存在的皮肤刺激、漏气过多、咽部刺激 / 干燥等问题，可使用口含咬口器（口嘴式人机接口）进行无创通气（图 26-8 ～图 26-12）。口含咬口器可以减少气管切开和呼吸道感染发生率，维持患者咳嗽和发音功能，白天使用咬口器，夜间切换为面罩进行 NPPV，从而提高患者生活质量。咬口器 NPPV 临床应用效果，已有报道杜氏肌萎缩症患者应用间断咬嘴 NPPV+ 夜间鼻罩 NPPV 生存 29 年，脊髓肌萎缩症（Werdnig-Hoffmann disease）生存 21 年，高位颈椎损伤四肢瘫痪患者生存 38 年。

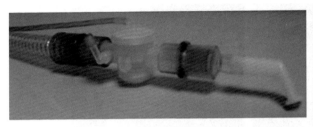

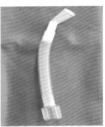

图 26-8　口含咬口器（15mm 成角咬嘴）

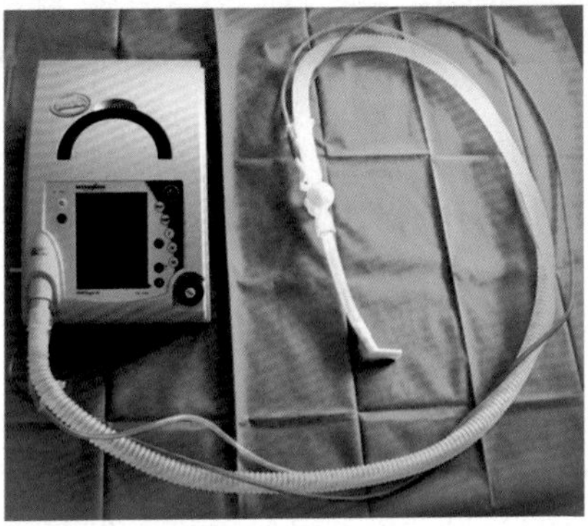

图 26-9　口含咬口器与无创呼吸机

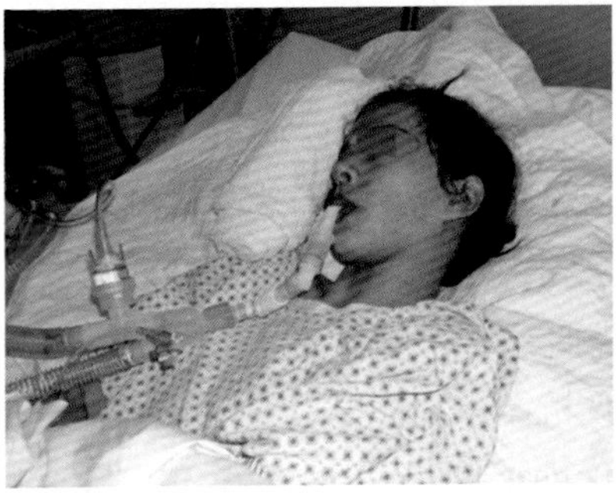

图 26-10　NMD 患者口含咬口器医院内行 NPPV 治疗

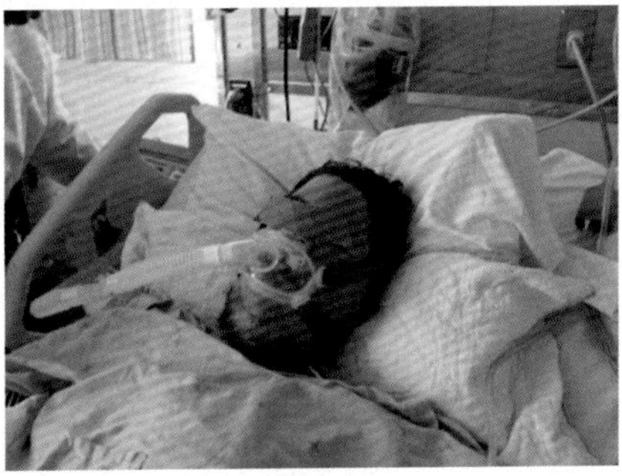

图 26-11　咬口器日间通气联合鼻塞面罩夜间通气支持

【NPPV 模式】

NPPV 传统模式为持续气道正压通气模式（CPAP）和双相气道正压通气模式（BiPAP）。CPAP 在吸气相和呼气相压力相同，只是维持

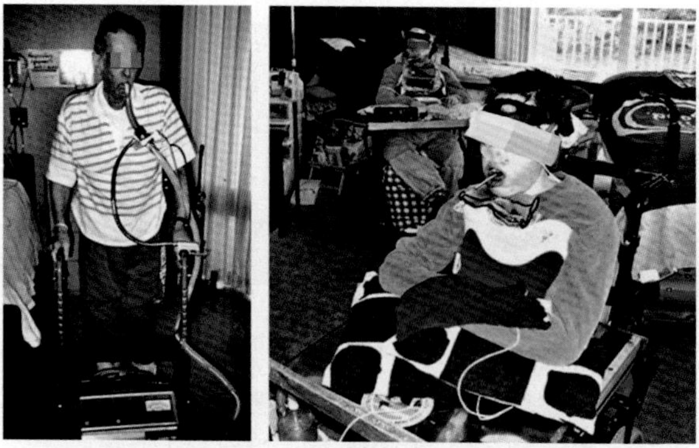

图 26-12 NMD 患者口含咬口器家居 NPPV

上气道开放，并不具有支持通气的作用。除非神经肌肉疾病的损害部位主要在上气道，否则不推荐应用。BiPAP 是无创正压通气的常用模式，其吸气相与呼气相压力梯度提供呼吸动力，减少呼吸肌做功，维持机体所需的通气。对于伴有中枢性呼吸暂停或呼吸肌力量过弱，造成触发不可靠的患者使用 S/T 模式或 T 模式并设置备用频率。近年出现的平均容量保证压力支持通气模式（average volume guaranteed pressure support ventilation，AVAPS），对不能自主触发 BiPAP 通气的极重度神经肌肉疾病患者有一定的价值，但肌萎缩性侧索硬化症、脊髓灰质炎后综合征和肌营养不良患者不首选 AVAPS 模式。

NMD 患者 NPPV 模式选择及压力设置：NMD 呼吸功能不全患者推荐使用 BiPAP S/T 模式，需要注意以下事项。①确认患者能够在睡眠中持续触发呼吸机。若直立位较卧位 VC 明显下降、吸气肌力＜预计值 40％或特定的膈肌测试提示存在膈肌功能减弱，此时需采用 S/T 模式。②夜间监测 NPPV，以便确保呼吸机能解决睡眠相关肺泡低通气。③通过呼气相气道压力（expiratory phase airway pressure，EPAP）滴定来防止上气道阻塞。EPAP 水平不宜超过患者的需求，过高的 EPAP 可导致呼气困难或不舒适，尤其对于肌无力患者。④分别进行吸气相气道压力（inspiration phase airway pressure，IPAP）和 EPAP 滴定以提供足够的通气支持。对于未合并肺部疾病的患者，起始 IPAP/EPAP 设定为 8/4cmH_2O，然后根据患者舒适度来逐渐上调 IPAP/EPAP 和压力上升时间，监测潮气量和分钟通气量。最大 IPAP ≤ 25cmH_2O，最大 EPAP ≤ 15cmH_2O 以提高患者的耐受性，减少胃肠胀气等不良反应。⑤注意减少鼻罩或面罩漏气以改善存在微弱吸气阻力时患者触发和呼吸交换。⑥模式设置为 S/T 模式，初始频率可基于安静、清醒放松时自发模式结果设定。⑦部分 NMD 患者在白天经验性设置的压力治疗下，仍有睡眠相关的低通气和睡眠质量下降，推荐在多导睡眠监测（polysomnography，PSG）下进行压力滴定。

患者的无创通气治疗时间：快速进展型急性呼吸衰竭 NMD 患者每日无创通气时间较长，根据病情可达 10 ～ 20h/d。缓慢进展的 NMD 患者呼吸功能不全，早期的无创通气夜间治疗＞ 4h/d，以解决夜间低通气；白天换用口含咬口器无创通气支持，之后随着病情发展逐渐延长无创通气时间，使用适于长期佩戴的面罩，至持续不间断呼吸支持，直至最终的有创呼吸治疗。

【NPPV 治疗有效指标】

NIV 治疗有效指标：NMD 患者端坐呼吸、睡眠时反复觉醒、晨起头痛、白天嗜睡 / 打盹、认知功能（记忆、注意力）受损、疲乏症状缓解、夜间血氧和呼气末 CO_2（$ETCO_2$）达到治疗要求；即使需要 24h/d 的通气治疗，依然推荐无创通气。

NIV 治疗的目标：改善临床症状，降低日间 $PaCO_2$，多于 90％的平均夜间 SpO_2 ＞ 90％，无残余 SaO_2 波动，NIV 管理软件报告的患者夜间使用 NIV ≥ 4h，没有特殊不适出现。无创通气云平台支持下的家庭医疗远程管理显著提高了患者使用 NIV 的依从性，并能够通过呼吸频率潮气量等指标的波动变化，及时调整参数达到个体化的最佳呼吸支持。

【神经肌肉疾病患者 NPPV 的护理】

1. 气道管理

（1）减少气道内分泌物的生成：NMD 患者在呼吸受累的同时常伴发有吞咽功能受累，吞咽困难、呛咳、误吸及吸入性肺炎是常见的临床并发症。由于吞咽障碍会导致唾液、食物残渣等异物进入气道，因此，对所有延髓受累的患者，应同时评估呼吸功能和吞咽功能，存在确定的吞咽困难和误吸风险应尽早做经皮胃造瘘手术，在保证营养摄入的同时减少经口进食带来的风险，并使用治疗减少唾液生成。发生气道感染时给予及时有效的抗菌药物治疗。

（2）加强气道分泌物的排出：NMD 患者会出现咳嗽、咳痰无力，气道廓清能力对预防和控制肺部感染至关重要。目前气道清理方法包括人工手法、排痰机及高频通气。促进气道分泌物排出的方法包括体位引流，可以增加气道黏液转移速度，促进痰液移动；高频胸壁压缩，可以帮助产生呼气气流；高频胸壁振动，产生痰液松动等，根据患者的情况均可以酌情尝试。高频通气可以对气道里的痰液产生一定的剪切力，从而有利于分泌物的清除。应尽量促进痰液向主气道转移，增强咳嗽效应。主动辅助深呼吸法（active assisted deep breathing，AA-DB）可以在 NMD 患者早期指导练习，该方法花费少，简便易行，除了可以增加咳痰，还可以在一定程度上保持患者的肺容量。中晚期患者的呼吸肌无力更加严重，需要机械性吸呼技术（mechanical insufflation exsufflation，MIE），即咳痰机（图 26-13，图 26-14）。咳痰机采用 MIE 技术，有效模拟人体正常咳嗽，通过快速变化的吸气相正压切换成呼气相负压来帮助患者清除气道分泌物。

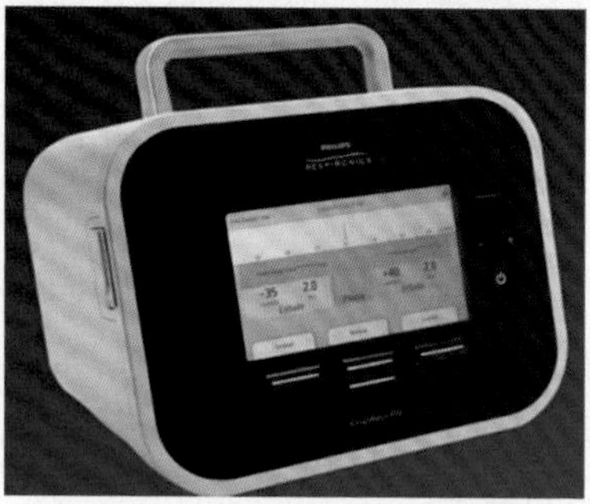

图 26-13　飞利浦 E70 咳痰机

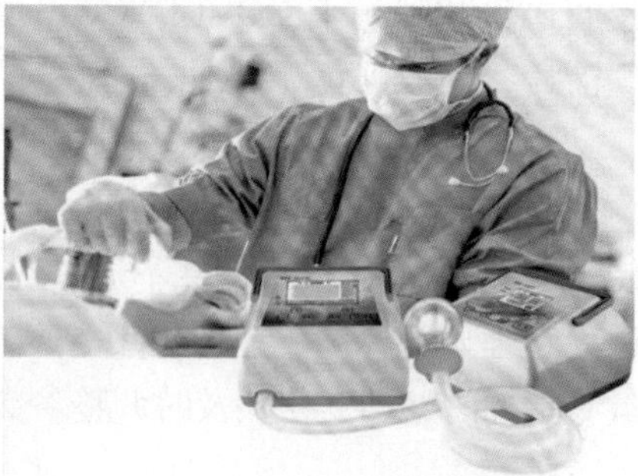

图 26-14　KT 系列咳痰机

2. 心理护理　NMD 患者多伴有功能残疾，社会功能受到影响，会产生不同程度的心理障碍。Kataeva 等研究显示，在 157 例遗传性 NMD 患者中约 85%有不同程度的精神障碍。精神状况对患者的生存质量有重要影响，在神经肌肉疾病患者中，尤其是对缺乏根本治疗措施的患者进行心理干预有助于提高患者的生存质量。

舒适护理、针对性护理和医护一体化护理等新型护理模式在 NPPV 中取得了广泛应用，可以提高患者舒适度，增加患者及家属的理解和配合，提高 NPPV 成功率，缩短患者急性期住院时间，降低呼吸机相关性肺炎等发生率，取得积极的治疗效果。

【目前国内神经肌肉疾病患者无创通气治疗现状与展望】

我国 NMD 患者无创通气的比例非常低，与欧美国家、韩国、日本及我国台湾相比均有较大差距。这与国内患者经济条件相关，也和国内临床医师尚未明确早期使用无创呼吸机的时机及意义有关，还与医师对神经肌肉疾病的呼吸管理经验不足有关。应在国内进一步加强多学科特别是与呼吸科医生的合作，以便为患者提供更好的呼吸治疗，提高无创通气治疗的比率，提高患者的生存质量，延长生存期。

（李　多　刘　丹　吴小玲）

参考文献

刘丹，艾中平，卢昌碧，等，2016. 针对性护理干预对 ICU 无创正压通气患者情绪及治疗效果的影响 [J]. 世界最新医学信息文摘，16（72）：16-17.

刘丹，李多，2015. 舒适护理在 ICU 无创正压通气患者中的临床应用价值 [J]. 中国医学创新，12（25）：76-78.

王丽平，2017. 无创通气在神经肌肉疾病中的应用-呼吸支持与气道管理 [J]. 中华结核和呼吸杂志，40（9）：651-654.

王愿，罗远明，2017. 神经肌肉疾病的呼吸功能评价与无创通气治疗 [J]. 中华结核和呼吸杂志，40（9）：663-665.

中华医学会呼吸病学分会睡眠呼吸障碍学组，2017. 家庭无创正压通气临床应用技术专家共识 [J]. 中华结核和呼吸杂志，40（7）：481-493.

Akashiba T，Ishikawa Y，Ishihara H，et al，2017. The Japanese Respiratory Society Noninvasive Positive Pressure Ventilation（NPPV）Guidelines[J]. Respir Investig，55（1）：83-92.

Bach JR，2010.Mechanically assisted coughing and noninvasive ventilation for extubation of unweanable patients with neuromuscular disease or weakness[M]//Noninvasive Mechanical Ventilation.Springer Berlin Heidelberg，287-294.

Michalis Agrafiotis，Konstantina Nikolaou，Dimitra Siopi，et al，2018.Open-Circuit Mouthpiece Ventilation：Indications，Evidence and Practicalities[M].Noninvasive Ventilation in Medicine-Recent Updates，11.DOI：10.5772/intechopen.73243

第二十七章　无创正压通气在围术期患者中的临床应用和护理

【概述】

麻醉、手术、术后疼痛、咳痰无力可能导致低氧血症和肺部感染等并发症，从而可能诱导术后早期急性呼吸衰竭（acute respiratory failure，ARF），也称为术后呼吸衰竭（postoperative respiratory failure，PRF）的发生。无创正压通气（NPPV）是预防或治疗 PRF，避免气管插管的主要措施之一。同时，NPPV 能够优化组织氧合，对器官的保护及伤口愈合起着重要作用。

【NPPV 在围术期的应用】

1. 围术期呼吸系统的病理生理改变　所有手术患者，特别是接受胸部及上腹部手术者（手术部位越接近膈肌表现越明显），在麻醉和术后都会出现明显的呼吸生理功能的改变，主要包括下述改变。

（1）呼吸形态的改变：潮气量下降 20%～30%，伴呼吸频率上升 20%左右以维持足够的肺泡通气量。

（2）手术部位损伤：手术可能引起膈肌、胸膜、胸壁、腹壁或相应神经损伤。

（3）肺不张：肺容量的减少、膈肌功能障碍、术后疼痛导致低潮气量通气和肺泡通气不足，从而引起肺不张。

（4）肺炎：与全身麻醉导致气道反射降低，以及术后疼痛引起的咳嗽咳痰无力等有关。

（5）低氧血症和高碳酸血症：阿片类药物和麻醉药物的使用导致呼吸速率、潮气量、分钟通气量降低，并影响气体交换。术后早期最为常见，可因围术期循环负荷的加重而加重。

这些早期或暂时性的呼吸生理功能改变，以及患者术前基础状态，如高龄、肥胖、吸烟，合并慢性阻塞性肺疾病、支气管哮喘、支气管扩张、心力衰竭等心肺系统疾病等，可能导致急性呼吸衰竭的发生，并最终影响呼吸肌与肺的功能。

2. NPPV 的应用原理　NPPV 在术后运用的原则与气管导管拔管后无创通气的运用原则基本相同。通过 NPPV 预防术后肺部并发症（post-operative pulmonary complications，PPC），补偿受影响的呼吸功能，降低呼吸肌做功，改善肺泡通气，增加气体交换，保持肺容量，减少肺不张，避免 PRF 的发生。同时，对于已发生的轻中度 PRF 进行早期治疗，避免或减少气管插管。

3. 适应证及禁忌证

（1）适应证：主要适用于术后轻至中度呼吸衰竭的早期治疗，对术后意识清醒，循环稳定，有一定排痰能力并且愿意配合的患者建议早期使用。

（2）禁忌证

绝对禁忌证：心搏呼吸骤停；多器官功能衰竭；严重的躁动或脑病；大量的气道分泌物；未控制的呕吐；严重上消化道出血或咯血；面部创伤；血流动力学不稳定或不稳定性心律失常；具有立即气管插管指征（NPPV 用于预氧合除外）。

相对禁忌证：意识水平轻度下降；进行性严重呼吸肌衰竭；不合作的患者经安慰、解释后可以保持平静。

4. 应用时机

（1）术前：目前针对术前应用 NPPV 的研究较少。术前 NPPV 使用的主要目的是改善患者通气状态，并帮助患者适应术后无创呼吸机的使用。一项前瞻性研究报道，术前使用 NPPV 能改善患者术后 2 小时的氧合和肺容积，对术后 1 ～ 3 天的氧合也有明显改善。另外，术后住院时间也短于对照组。

（2）麻醉期：NPPV 在麻醉诱导前的预氧合作用中起辅助作用。有研究报道，在 ICU 的低氧血症患者和手术室的肥胖患者中，无创通气改善了气管插管前患者的预氧合作用。

（3）术后：术后 NPPV 的使用主要分为两大类：一类是预防性使用，预防术后肺部并发症的发生；另一类是治疗性使用，治疗早期 PRF，防

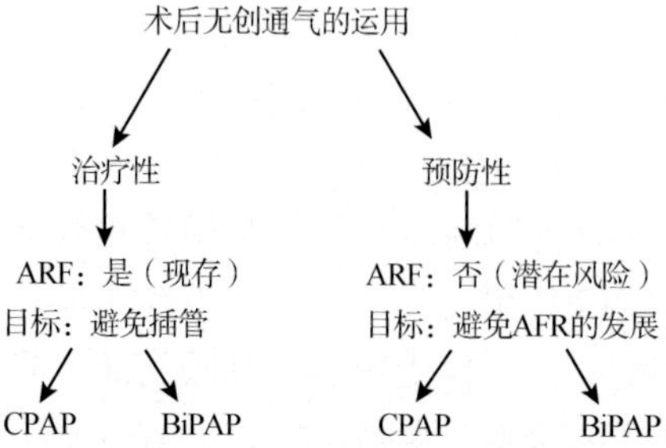

图 27-1　术后 NPPV 的应用

止疾病进一步进展，避免再次气管插管（图 27-1）。目前有研究证明有效的应用包括下述几种。

1）心脏手术：40%～90%的开胸心脏手术患者术后都会出现 PPC，且膈肌的损伤概率也较高。术后预防性地使用 NPPV，能够有效提高动脉氧合水平，减少肺容量的改变，减少肺水肿，降低左心室后负荷，增强左心功能，并预防诸如肺部感染、再气管插管等并发症的发生。目前还没有心脏外科术后治疗性使用无创通气的研究报道。

2）胸外科手术：NPPV 在胸外科术后患者的运用能纠正低氧血症和高碳酸血症，且 PEEP 可使塌陷的肺泡复张，改善肺的顺应性，减少肺不张的发生，有利于气体交换，且并不会增加支气管残端破裂和气胸的概率。

3）腹部手术：NPPV 在腹部手术后预防性及治疗性的使用广泛。研究报道，30%～50%的腹部患者会在术后出现低氧血症，延长术后住院时间，甚至其中 8%～10%的患者最终需气管插管治疗。NPPV 能够有效提升氧合，降低肺部感染、败血症、插管及 ICU 转入的发生率。

4）其他：在实体器官移植、肥胖症手术、血管外科手术中 NPPV 也被普遍使用。

【围术期 NPPV 应用的护理】

1. 模式选择　外科术后患者通常选用 CPAP 或 BiPAP 通气模式。CPAP 在患者整个呼吸过程提供一个持续的正压，以防止气道萎陷和肺不张，保持功能残气量，并且随着心输出量的增加而减少左心室后负荷。BiPAP 以压力支持（PSV）、呼气末正压（PEEP）模式辅助通气。患者自主吸气以触发呼吸机提供辅助气流，并最终达到预设水平。理论上，CPAP 在低氧血症呼吸衰竭中是优选的，而 BiPAP 可用于合并高碳酸血症的患者；但在实际临床应用中 BiPAP 能增加患者的舒适度，因此应用更加广泛。特别注意，对于上消化道手术患者，早期使用 NPPV 要特别谨慎，在某些情况下，优选 CPAP 模式而非 BiPAP 模式能更好地避免因参数设置不当引起的吻合口瘘。

2. 参数设置　目前还没有指南对围术期患者 NPPV 的治疗整体时间及最佳参数给出明确指导。临床普遍遵循从低到高、循序渐进的原则，并力求以最低的有效参数设置达到预期临床治疗效果。

3. 注意事项

（1）管路的护理

1）鼻胃管：对于胃肠道手术患者，在使用 NPPV 过程中，建议胃管接胃肠减压装置，若减压器复张很快，提示 NPPV 的设置和使用存在问题，需要重新进行调整。另外，胃管的安置可能导致面罩周围漏气增加，使呼吸机触发灵敏度下降，造成呼吸时间延长。因此安置鼻胃管患者，注意选择适宜的呼吸机罩或者使用压疮敷料减少周围漏气，有条件者选择有优良漏气补偿功能的呼吸机。

2）胸腔引流管护理：安置胸腔引流管的患者行无创通气治疗时需注意观察胸腔引流情况，若持续大量气泡溢出应考虑是否出现支气管残端破损或气胸发生。

（2）病情监测：NPPV 使用 1 ～ 2 小时后，需评估治疗效果，治疗有效的指标包括临床表现及血气分析指标的改善。

1）临床症状：呼吸困难改善，呼吸频率减慢，辅助呼吸肌运动减轻或消失，心率改善等。

2）血气分析结果改善：如果治疗后患者出现呼吸系统症状进一步加重，氧合指数进一步恶化，应及时行气管插管及有创通气治疗。

（3）综合治疗：NPPV 在围术期的应用只是患者围术期治疗策略的一部分。完整的患者围术期康复策略还应包括充分的镇痛、镇吐、呼吸训练、物理治疗。并由一个经验丰富的多学科团队开展系统的支持，以优化患者预后。

（朱　晶　吴　颖　冯　梅）

参考文献

李为民，刘伦旭，2017. 呼吸系统疾病基础与临床［M］北京：人民卫生出版社 .

刘星，朱江，李丽，2018. 肺癌术后呼吸衰竭患者使用无创正压辅助通气治疗的疗效评价 [J]. 中国医学装备，15（11）：78-81.

杨永静，陈恩田，王霞，2017. 肺癌患者术后并发呼吸衰竭的临床护理 [J]. 中华肺部疾病杂志（电子版），10（1）：114-115.

Akashiba T，Ishikawa Y，Ishihara H，et al，2017. The Japanese Respiratory Society Noninvasive Positive Pressure Ventilation（NPPV）Guidelines（second revised edition）[J]，Respir Investig，55（1）：83-92.

Baillard C，Fosse JP，Sebbane M，et al，2006. Noninvasive ventilation improves preoxygenation before intubation of hypoxic patients. Am J Respir Crit Care Med，174（2）：171-177.

Chiumello D，Chevallard G，Gregoretti C，2011. Non-invasive venti?lation in postoperative patients：a systematic review[J]. Intensive Care Med，37：918-929.

Delay JM，Sebbane M，Jung B，et al，2008. The effectiveness of noninvasive positive pressure ventilation to enhance pre-oxygenation in morbidly obese patients. A randomized controlled study[J]. Anesth Analg，107（5）：1707-1713.

Ireland CJ，Chapman TM，Mathew SF，et al，2014. Continuous positive airway pressure（CPAP）during the postoperative period for prevention of postoperative morbidity and mortality following major abdominal surgery[J]. Cochrane Database Syst Rev，2014（8）：CD008930.

Jaber S，Michelet P，Chanques G，2010. Role of non-invasive ventilation（NIV）in the perioperative period[J]，Best Pract Res Clin Anaesthesiol，24（2）：253-265.

第二十八章　无创正压通气在纤维支气管镜诊疗中的临床应用和护理

【概述】

近年来，由于医疗新技术的开展，无创正压通气（NPPV）被广泛应用于慢性阻塞性肺疾病、急慢性呼吸衰竭、睡眠呼吸暂停综合征、神经肌肉病变等，疗效得到循证医学的论证。随着 NPPV 技术应用的前瞻性研究的进展，发达国家和地区已将 NPPV 应用到纤维支气管镜检查导致的低氧血症的预防及治疗，提高了呼吸衰竭救治的成功率。

【NPPV 在纤维支气管镜中的临床应用】

扩展了机械通气的应用领域，纤维支气管镜是呼吸系统疾病诊断和治疗的常用设备，通过纤维支气管镜能够直视病变部位，观察患者气管内部的情况，更好地指导用无菌吸痰管充分吸引气道内的分泌物，并在无菌直视下进行纤维支气管镜肺泡灌洗清除深部痰液、痰栓，为临床诊疗提供依据。然而，在诊疗过程中部分患者可能出现严重低氧血症，甚至危及生命。新型无创机械通气的介质不仅弥补了 NPPV 时不能行纤维支气管的诊疗弊端，还使纤维支气管镜与 NPPV 联合使用，能够快速缓解气道阻塞，改善通气，已成为改善纤维支气管镜诊治时呼吸衰竭的重要手段，降低了低氧血症患者行气管插管及有创机械通气的概率。

1. 纤维支气管镜检查时 NPPV 的连接方式

（1）插管式面罩连接 NPPV：如图 28-1 所示，面罩连接螺纹管弯接头，纤维支气管镜通过弯接头上端的孔进入，无创呼吸机管道连接弯接头螺纹管接口进行通气，以此方式来进行支气管镜诊疗，既保证了诊疗工作的进行，又保证了有效通气。

（2）NPPV 插管式面罩介绍：如图 28-2 所示：①两个喂饲阀可在胃管扣的作用下供胃管穿过且不漏气；②两个外接氧气接口；③隔离

球囊用于连接单向插管阀门，通过单向插管阀门，纤维支气管镜检查见气管插管时可以防止漏气，同时操作期间患者通气得到保证；④呼出气收集口在给具有高传染性呼吸衰竭患者进行无创通气 / 无创通气电子镜诊疗和气管插管时，可保证传染性呼出气体可定向排放，且来自患者气道中具有传染性的分泌物不会经过气管管道直接喷出，同时有效地避免带有传染性病菌的呼出气体直接暴露于空气进而保护医务人员的安全。⑤断电保护孔在电源意外断开后能保证患者暂时安全。

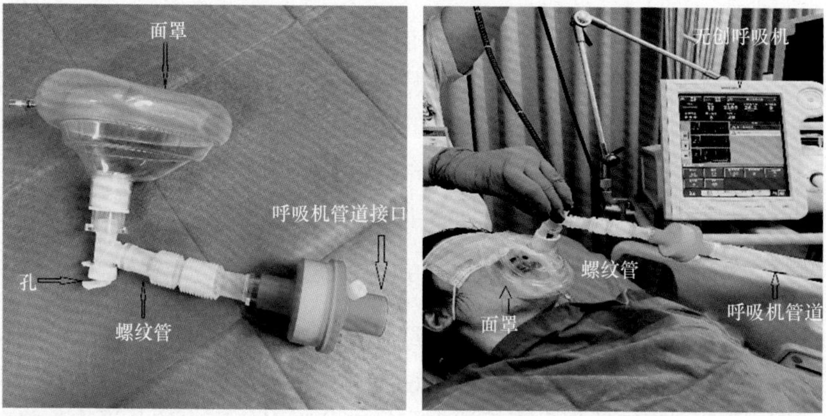

图 28-1　纤维支气管镜检查时 NPPV 连接方式

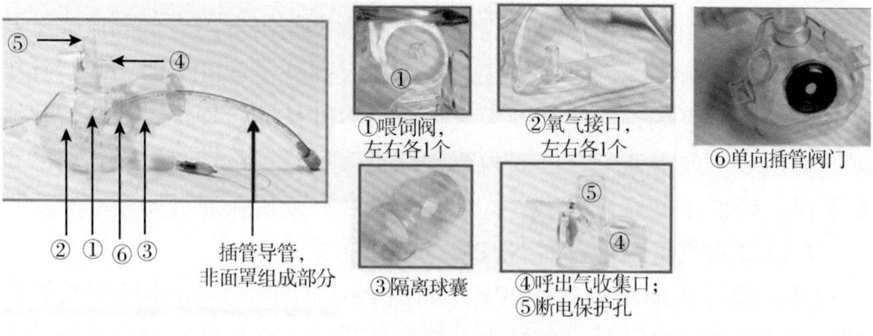

图 28-2　插管式面罩结构

（3）喉罩连接无创正压通气：如图 28-3 所示，喉罩插入患者声门上，喉罩连接螺纹管弯接头，纤维支气管镜通过弯接头上端的孔进入，无创呼吸机管道连接弯接头螺纹管接口进行通气。

（4）无创呼吸机的选择：根据麻醉方式及病情选择合适的模式及呼吸机参数（图 28-4）。

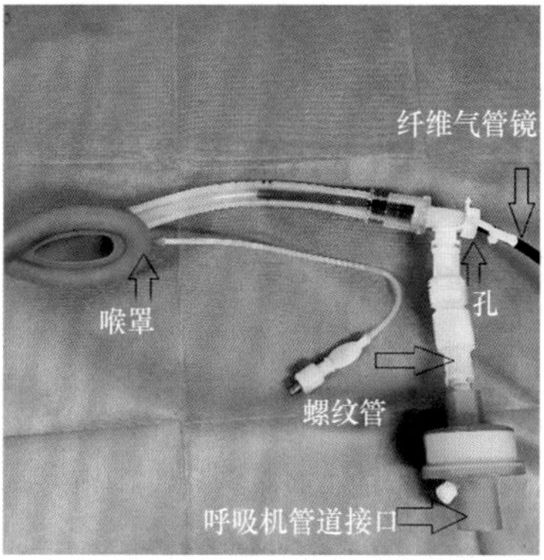

图 28-3　纤维支气管镜检查时 NPPV 连接方式

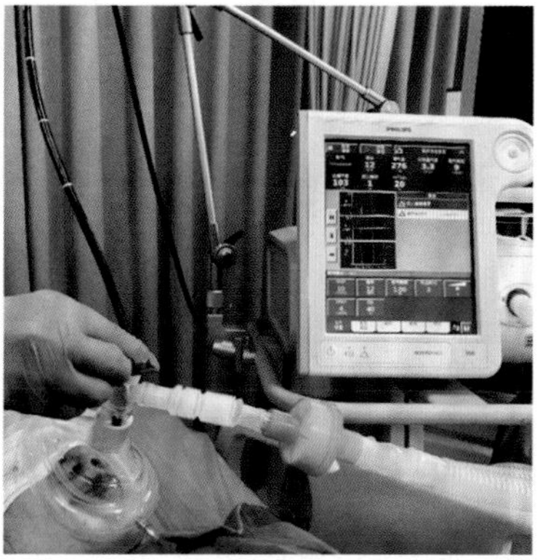
图 28-4　无创呼吸机

2. 操作方法

（1）术前常规雾化吸入 2%利多卡因行局部麻醉或静脉注射麻醉药物行全身麻醉。

（2）调节无创呼吸机参数，安置无创呼吸机。

（3）纤维支气管镜通过螺纹管弯接头上端的孔进入患者气管和支气管。

（4）根据患者病情行纤维支气管镜诊疗。

3. 护理配合

（1）诊疗过程中严密观察患者生命体征，特别是心率、血压和血氧饱和度的变化。

（2）如患者气道及口咽分泌物较多，应及时吸引、擦拭，防止分泌物被吹入气道远端影响操作视野，且使患者感觉舒适。

（3）根据患者病情变化及时调整呼吸机参数。

（4）提前准备好气管插管等抢救用物，NPPV 不理想，应及时气管插管改有创通气。

（5）尽量控制诊疗时间，如患者出现心率、血压明显变化，血氧饱和度下降明显，应及时终止诊疗。

（张焱林　王　珏　曾奕华）

参考文献

黄尤，2017. 纤维支气管镜联合无创正压通气治疗慢性阻塞性肺疾病并Ⅱ型呼吸衰竭的效果探讨 [J]. 系统医学，2（2）：43-45.

李海涛，李帅，蔡志刚，2016. 无创通气在电子支气管镜介入治疗中的应用 [J]. 中国老年学杂志 . 36（2）：371-373.

李强，2003. 呼吸内镜学 [M]. 上海：上海科学技术出版社 .

李为民，刘伦旭，2017. 呼吸系统疾病基础与临床 [M]. 北京：人民卫生出版社 .

秦浩，张馨文，张伟，2018. Ⅱ型呼吸衰竭患者无创机械通气时行电子支气管镜检查的有效性及安全性评价 [J]. 国际呼吸杂志，38（18）：1373-1376.

徐长伟，2018. 支气管镜联合无创正压通气治疗老年慢阻肺并呼衰的疗效观察 [J]. 中国老年保健医学，16（4）：43-44.

第四篇

经鼻高流量氧疗的临床应用和护理

第二十九章　无创正压通气与经鼻高流量氧疗：孰优孰劣

【概述】

近二三十年来，无创正压通气（NPPV）作为一种主要的无创通气方式已在全世界广泛应用。它不仅降低了 AECOPD 或严重的心源性肺水肿患者的气管插管率和病死率，也降低了高风险气管拔管患者的再气管插管率。与此同时，针对慢性呼吸衰竭患者，NPPV 改善了生活质量，延长了生存时间。然而，NPPV 的成功实施涉及多方面因素，包括漏气量大小、患者胃肠道胀气程度、患者配合度和忍受程度等，这些因素至关重要。目前，关于 NPPV 在非高碳酸血症急性低氧血症患者中的应用仍具有争议。

经鼻高流量氧疗（high-flow nasal cannula oxygen therapy，HFNC）作为一种新的呼吸支持方式不论是在临床还是其他领域，近年来得到越来越广泛的应用。已有研究表明，对于各种原因导致的急性呼吸衰竭患者，HFNC 相比标准的面罩吸氧方式，舒适性更佳，氧合改善更好。那么，HFNC 能否作为 NPPV 的一种替代方式呢，是否优于 NPPV？经查阅相关书籍和文献，在此对它们进行了比较。

【概念】

1. NPPV　是指不借助人工气道（气管插管或气管切开），通过鼻罩或口鼻面罩将患者与呼吸机相连，由呼吸机提供正压支持，从而完成通气辅助的一种无创通气方式。其包括双相气道正压通气（BiPAP）和持续气道正压通气（CPAP）等多种气道内正压通气模式。

2. HFNC　是指通过无需密封的鼻塞导管将经过加热加湿的一定氧浓度的空氧混合气体传送给患者的一种氧疗方式，最高气流量通常可达 60L/min，是无创呼吸支持形式的一种。

【组成】

1. NPPV NPPV 设施组成包括一台 NPPV 呼吸机、加热湿化器、湿化罐、无创呼吸机管路及鼻罩或口鼻罩（图 29-1）。

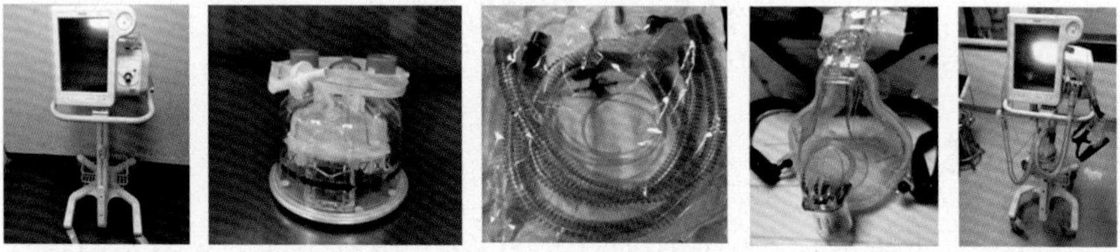

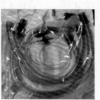

无创正压呼吸机（飞利浦V60系列） 一次性自动给水湿化罐 无创呼吸机管路 口鼻罩 连接方式

图 29-1 NPPV 设施组成

2. HFNC HFNC 设施组成包括流量感受及涡轮系统、可加温的湿化水罐、内置加热线路的呼吸管、与患者连接的鼻塞（图 29-2）。

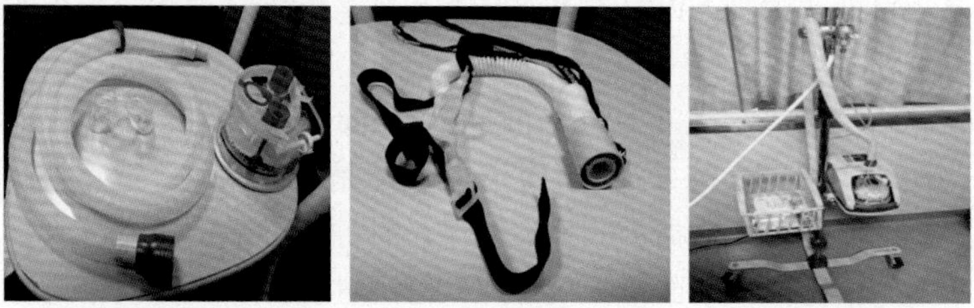

湿化水罐和内置加热线路的呼吸管 鼻塞 流量感受和涡轮系统，以及连接方式

图 29-2 HFNC 设施组成

【作用机制】

1. NPPV

（1）急性呼吸衰竭：NPPV 通过多种机制改善呼吸衰竭患者的呼吸状态。最重要的是，NPPV 减少呼吸做功的机制与有创正压通气一样，通过间歇性地给予气道高于大气压的压力，增加跨肺压，膨胀肺，从而增加潮气量及减轻吸气肌负荷。对重度 AECOPD 患者，在吸气压力支持的基础上给予 PEEP 能对抗 auto-PEEP，进一步减少呼吸做功。这种

压力支持与 PEEP 结合的方式相比于单独使用压力支持或 PEEP，更大程度地减少了膈肌压力的波动。上述作用导致患者呼吸频率、胸锁乳突肌活动、呼吸困难和二氧化碳潴留程度迅速降低。

对于某些特定形式的呼吸衰竭，如急性心源性肺水肿导致的呼吸衰竭，NPPV 使功能残气量增加，减少分流，从而改善通气血流比例。这些作用可改善氧合，并进一步减少呼吸做功，因为呼吸系统在其压力-容积曲线上移动到顺应性更好的位置。此外，NPPV 可以通过增加胸腔内压而减少左心室后负荷，改善左心室功能。这种效应主要发生在左心室扩张、低收缩的患者身上，其心脏功能更多地依赖于后负荷，而不是前负荷。增加胸腔内压同时减少前负荷和后负荷，但后一种效应占主导地位，降低跨心压，提高心输出量。

（2）慢性呼吸衰竭：NPPV 主要用于慢性呼吸衰竭患者夜间睡眠，可以使接受 NPPV 治疗的慢性呼吸衰竭患者在白天达到稳定的气体交换状态，而这些患者每晚仅需 4 ～ 6 小时的 NPPV 治疗。目前有三种理论来解释上述机制。

1）理论一：NPPV 能使慢性疲劳的呼吸肌休息，从而改善日间的呼吸肌功能。支持这一理论的研究表明，呼吸肌在 NPPV 治疗过程中确实处于放松状态；此外，在一段时间的无创通气辅助后，慢性呼吸衰竭患者的呼吸肌肌力和耐力可能会有所改善。但是，慢性呼吸肌疲劳这一概念目前并没有明确的定义，也缺乏令人信服的依据；其他研究也未能证明 NPPV 治疗后，呼吸肌功能会有所改善。

2）理论二：NPPV 通过纠正肺的微小肺不张改善呼吸系统顺应性，从而减少白天呼吸做功。这一理论的来源研究表明，正压通气后，在呼吸肌肌力没有改变的情况下，肺的功能残气量增加。但是，仍有大量的研究显示经过一段时期的 NPPV 治疗后，功能残气量并无任何变化。另外，胸部 CT 扫描提示在呼吸肌无力的患者中，微小肺不张并不是胸壁限制的重要因素。

3）理论三：NPPV 通过纠正慢性低通气降低呼吸中枢的 CO_2“设定点”。在较深的睡眠阶段，尤其是快速眼动睡眠期，上呼吸道肌肉张力和非膈肌吸气肌的活动减弱。这种反应可能在有通气障碍的患者中被放大，导致进行性夜间通气不足。反复夜间低通气导致碳酸氢盐逐渐积聚，呼吸中枢对 CO_2 脱敏，白天低通气状态加重。夜间呼吸机辅助可逆转夜间低通气，允许碳酸氢盐排出，并逐渐向下重置呼吸中枢的 CO_2 设定点，从而减少日间的高血酸。另外，NPPV 可以通过防止与低通气相关的唤醒导致的睡眠碎片化，提高睡眠质量，减少疲劳，从而改善日间呼吸功能。

以上三种理论并不是互相排斥的，根据患者的不同，它们都或多或少的有所贡献。

2. 经鼻高流量氧疗 目前，已有数项研究证实 HFNC 可改善换气功能，减少呼吸频率，在一些特定的患者中可改善临床结局，主要的机制可以概括为如下三点。

（1）提供低水平 PEEP，增加呼吸末肺容积（end-expiratory lung volume，EELV）：大量关于婴儿和新生儿的研究显示，HFNC 显著提高鼻咽和食管压力，几乎接近经鼻 CPAP 水平。但是因为漏气，压力水平是变化的。2007 年，Groves 和 Tobin 首次证明 HFNC 同样能在成人患者口咽部产生一个呼气正压。他们记录到使用 HFNC 自主呼吸的患者的气道压与气流量大小呈线性关系，并且当患者闭口呼吸时，产生的气道压更大。这种结论在随后的健康志愿者、稳定期 COPD 患者、特发性肺间质纤维化患者及心脏术后患者身上相继被证实。Parke 等学者发现当受试者闭口呼吸时，每增加 10L/min 的气流，气道平均压增加 0.69cmH_2O；当受试者张口呼吸时，每增加 10L/min 的气流，气道平均压增加 0.35cmH_2O。最近的一项研究表明，HFNC 产生的压力在呼气末达到峰值（图 29-3）。

（2）减少呼吸做功：吸气时 HFNC 同样也能提供低水平气道正压，且与呼吸时闭口程度无关。这一发现可以提示 HFNC 通过提供少量的吸气辅助和上述描述的 PEEP 抵消 auto-PEEP 在减少呼吸做功方面起到了一定的作用，尤其是对于 COPD 患者。但是，目前还没有直接衡量 HFNC 对呼吸肌功能影响的报道。因此，关于 HFNC 对呼吸做功的影响，特别是对不同病因导致呼吸衰竭患者的影响，须等待更明确的研究。

（3）减少鼻咽部无效腔：HFNC 持续从上气道冲刷出 CO_2 的能力是其另一个潜在的优点。与气管内吹气相似，HFNC 会消除因冲刷出的气体体积产生的无效腔，允许更多的分钟通气参与气体交换。Spence

等学者使用鼻腔模型来评估自主呼吸和使用 HFNC 期间气体的流体动力学，发现 HFNC 明显改变了鼻咽部气体的流动模式。特别是在使用 HFNC 期间，气体循环从鼻咽部冲刷出 CO_2，降低了吸入二氧化碳浓度（F_iCO_2），提高了 F_iO_2。Frizzola 等学者在一个急性肺损伤的小猪模型中报道了同样的结果，显示解剖无效腔的冲刷更多的与增加的流量有关，而不是与增加的压力有关。这些证据表明，在高流量下减少鼻咽部无效腔的效果确实更好，但是究竟能减少多少无效腔仍有待研究。

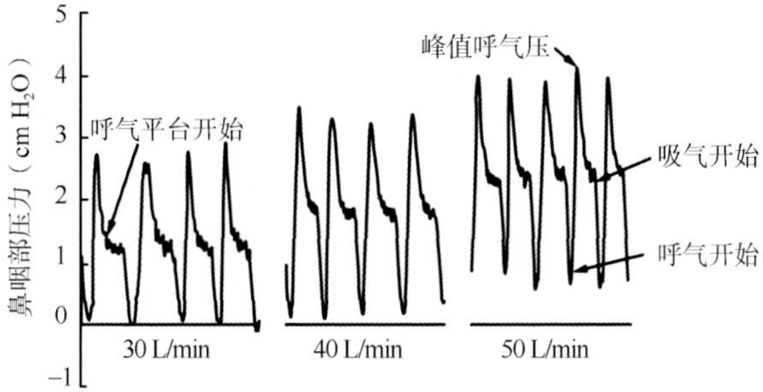

图 29-3 鼻咽部压力随气流增加曲线变化图

引自：Parke RL，McGuinness SP，2013. Pressures delivered by nasal high flow oxygen during all phases of the respiratory cycle. *Respir Care*，58（10）：1621-1624.

【临床研究】

1. 患者舒适度、耐受性方面 前文提及 NPPV 在急性低氧血症型呼吸衰竭中的应用仍存在争议。实际上，NPPV 在低氧血症患者中很容易失败，气管插管率可以达 60%。尽管有这些顾虑，NPPV 仍然在 20%～30%的急性低氧血症型呼吸衰竭患者中作为一线通气支持手段。但是，这些患者需要长时间的 NPPV 治疗，对 NPPV 的耐受性差是 5%～25%的此类患者插管的原因。在一项前瞻性队列研究中，NPPV 耐受性差与插管风险增加独立相关。如果出现不适，从 NPPV 转为标准氧气治疗可能导致氧合障碍，随后导致气管插管。

2010 年至 2011 年期间，Frat 等教授进行了一项前瞻性观察研究，纳入标准面罩吸氧情况下 $PaO_2/FiO_2 \leq 300$mmHg，且呼吸频率＞30 次/分，或有呼吸窘迫症状的急性低氧血症型呼吸衰竭患者，交替使用 HFNC

和 NPPV，先使用 2 小时 HFNC，再使用 1 小时 NPPV，让患者每天接受 16 小时的 HFNC 治疗和 8 小时的 NPPV 治疗。在此研究中，使用视觉模拟量表评估患者的耐受性，此量表两端分别标记为“无约束”和“不可忍受”。结果显示，HFNC 比 NPPV 更舒适，患者耐受性更好。此外，与标准氧气疗法相比，HFNC 能使大多数患有急性呼吸窘迫综合征的急性低氧血症型呼吸衰竭患者的氧合和呼吸急促明显改善。因此，可以在 NPPV 治疗期间使用 HFNC，让患者更舒适，以避免氧合的明显损害。

2. 气管插管率、病死率方面 2015 年，Frat 等在 *NEJM*（《新英格兰医学杂志》）上发表了一篇反响很大的研究。在该研究中，他们将纳入的非高碳酸血症急性低氧血症患者随机分为 HFNC 治疗组、标准面罩吸氧治疗组及 NPPV 治疗组，这些患者 $PaO_2/FiO_2 \leqslant 300mmHg$。统计患者的 28 天气管插管率、90 天病死率和 28 天脱机时间。结果显示，三组患者在气管插管率上没有明显差异，HFNC 治疗组的 ICU 病死率、90 天病死率及 28 天脱机时间明显优于标准面罩吸氧治疗组和 NPPV 治疗组，其中 $P < 0.05$。但值得一提的是，对于最终气管插管的患者，三组在病死率上区别不大。

一篇纳入免疫抑制继发急性呼吸衰竭患者（PaO_2/FiO_2 为 116 ～ 155mmHg）的荟萃分析结果表明，相比于传统氧疗或 NPPV，HFNC 能明显降低短期病死率（包括 ICU 病死率、住院病死率或 28 天病死率）和气管插管率，但住 ICU 时间差异不大。

另一项随机对照研究，纳入重度 AECOPD 伴中度高碳酸血症急性呼吸衰竭患者，比较了 HFNC 和 NPPV 对此类患者的效果。研究结果显示，HFNC 组和 NPPV 组在 30 天病死率和气管插管率方面无差异。

3. 预防再次气管插管方面 Stéphan 等纳入心胸术后急性呼吸衰竭（自主呼吸试验失败或虽然自主呼吸试验通过，但气管拔管失败）的患者或气管拔管后存在呼吸衰竭风险的患者，其中以冠状动脉搭桥术、瓣膜修复术和肺血栓内膜切除术的患者常见，将这些患者随机分为 HFNC 治疗组和 NPPV 治疗组，统计治疗失败率，其中再次气管插管、转为其他研究治疗或过早停止治疗（患者要求或由于不良反应，如胃扩张等）这些都被定义为治疗失败。除此之外，还统计了患者的 ICU 死亡率、呼吸参数的变化及呼吸并发症。研究结果表明，HFNC 治疗组和 NPPV 治疗组的治疗失败率和 ICU 病死率无明显差异。这一结果提示我们，对于心胸术后呼吸衰竭或存在呼吸衰竭风险的患者，使用 HFNC 相比于 NPPV，并不会让治疗失败率增加。所以，对于此类患者，可以使用 HFNC 治疗。此项研究同时也对患者的皮肤破损程度做了对比，结果显示，使用 NPPV 治疗 24 小时后的皮肤破损更为常见。

Hernández 等在 2012 年至 2014 年期间在西班牙的三个 ICU 进行了一项多中心的随机临床试验。他们纳入计划气管拔管的重症患者，这些患者至少具有以下一条气管拔管后再次气管插管的高风险因素，包括年龄＞ 65 岁；气管拔管当天，APCHE Ⅱ评分＞ 12 分；BMI ＞ $30kg/m^2$；分泌物清除欠佳；困难脱机；超过一种合并症；机械通气的主要原因是心力衰竭；中-重度慢性阻塞性肺疾病；存在气道通畅问题；长时间的机械通气。当患者自主呼吸试验通过后，拔出气管导管，预防性使用 HFNC 或 NPPV，使用时间分别为 24 小时，主要记录 72 小时内的再气管插管率和气管拔管后呼吸衰竭发生率。除此之外，还记录了气管拔管后发生呼吸衰竭和再气管插管的原因，以及患者 ICU 住院时间、死亡率、不良事件和再次气管插管的时间。研究结果显示，对于计划气管拔管的高风险患者，HFNC 与 NPPV 在预防再气管插管和气管拔管后呼吸衰竭方面无明显差异。但相比于 NPPV，HFNC 更易耐受，并且在整个研究过程中，无任何不良事件发生，如鼻黏膜或皮肤损伤。

【其他】

1. 价格方面　HFNC 主机价格和配件价格都比 NPPV 低。

2. 痰液清除方面　有研究报道，使用 NPPV 时，患者经常会发生痰液潴留，在我们的实际临床操作过程中也证实了这一点，而 HFNC 能增加黏液含水量，促进分泌物清除。

【总结】

通过上述内容的学习，发现 HFNC 和 NPPV 既有相似的地方，又有不同的地方。现将各自的不同点及优缺点总结如下（表 29-1）。

表 29-1 HFNC 和 NPPV 的比较

比较项目	HFNC	NPPV
连接方式	主要通过鼻塞进行治疗	主要通过鼻罩、口鼻罩等进行治疗
压力支持	通过高流量气体提供不稳定的气道压力，但压力水平较低，通气辅助效果有限	可以提供不同水平的支持压力及设置不同的通气模式，如 BiPAP、PCV、CPAP 等，预设压力相对稳定
舒适度、耐受性方面	舒适感较好，患者易于耐受	舒适感较差，患者不易耐受
气管插管率、病死率方面	1. 对于非高碳酸血症急性低氧血症患者，两者气管插管率比较无明显差异，但是 HFNC 患者的 ICU 病死率、90 天病死率明显优于 NPPV 患者 2. 对于免疫抑制继发急性呼吸衰竭的患者，相比于 NPPV，HFNC 能明显降低短期病死率（包括 ICU 病死率、住院病死率或 28 天病死率）和气管插管率 3. 对于重度 AECOPD 伴中度高碳酸血症急性呼吸衰竭患者，两者 30 天病死率和气管插管率比较无差异 4. 其他患者方面缺乏研究	
预防再次插管方面	无明显差异	
费用方面	花费较低	花费较高
痰液清除方面	易于清除	不易清除
漏气	允许一定量的漏气，漏气较多会影响治疗效果	允许一定量的漏气，漏气量较多会严重影响人机同步
人机配合	基本不需要人机配合，不需要吸呼切换	需要人机配合，重症患者对呼吸机的要求很高，呼吸之间人机同步直接决定治疗成败
治疗目标	主要关注于恒温恒湿和提供相对精确的 FiO_2	主要关注于改善患者通气与换气功能，解决低氧和高碳酸血症，缓解呼吸肌疲劳
适用患者	主要适用于轻中度Ⅰ型呼吸衰竭患者，对Ⅱ型呼吸衰竭患者应用一定要慎重	可以广泛应用于Ⅰ型和Ⅱ型急慢性呼吸衰竭患者

（梁国鹏　卢　娇　杨义益）

参考文献

Frat JP，Brugiere B，Ragot S，et al，2015. Sequential application of oxygen therapy via high-flow nasal cannula and noninvasive ventilation in acute respiratory failure：an observational pilot study[J]. Respir Care，60（2）：170-178.

Frat JP，Thille AW，Mercat A，et al，2015. High-flow oxygen through nasal cannula in acute hypoxemic respiratory failure[J]. N Engl J Med，372（23）：2185-2196.

Frizzola M，Miller TL，Rodriguez ME，et al，2011. High-flow nasal cannula：impact on oxygenation and ventilation in an acute lung injury model[J]. Pediatr Pulmonol，46（1）：67-74.

Groves N，Tobin A，2007. High flow nasal oxygen generates positive airway pressure in adult volunteers[J]. Aust Crit Care，20：126-131.

Hernandez G，Vaquero C，Gonzalez P，et al. Effect of postextuba- tion high-flow nasal cannula vs conventional oxygen therapy on reintubation in low-risk patients：a randomized clinical trial[J]. JAMA，2016，315（13）：1354-1361.

Huang HB，Peng JM，Weng L，et al，2018. High-flow oxygen therapy in immunocompromised patients with acute respiratory failure：A review and meta-analysis[J]. J Crit Care，43：300-305.

Martin J. Tobin，2013. Principles And Practice of Mechanical Ventilation[M]，3rd ed. McGraw Hill.

Myoung Kyu Lee，et al，2018. High flow nasal cannulae oxygen therapy in acute-moderate hypercapnic respiratory failure[J]. Clin Respir J，12：2046-2056.

Parke R，McGuinness S，Eccleston M，2009. Nasal high-flow therapy delivers low level positive airway pressure[J]. Br J Anasesth，103（6）：886-890.

Parke RL，McGuinness SP，2013. Pressures delivered by nasal high flow oxygen during all phases of the respiratory cycle[J]. Respir Care，58（10）：1621-1624.

Robert M. Kacmarek，et al，2017. EGAN'S Fundamentals of Respiratory Care[M]，11th ed. ELSEVIER.

Spence KL，Murphy D，Kilian C，2007. High-flow nasal cannula as a device to provide continuous positive airway pressure in infants[J]. J Perinatol，27（12）：772-775.

Spoletini G，Alotaibi M，Blasi F，et al，2015. Heated humidified high-flow nasal oxygen in adults：mechanisms of action and clinical implications. Chest，148（1）：253-261.

Stephan F，Barrucand B，Petit P，et al，2015.BiPOP Study Group. High- flow nasal oxygen vs noninvasive positive airway pressure in hypoxemic patients after cardiothoracic surgery：a ran-domized clinical trial[J]. JAMA，313（23）：2331-2339.

第三十章　经鼻高流量氧疗的特点

【加温、加湿给氧】

1. 提高患者舒适度和耐受性　传统的氧气输送方法提供的是干燥或湿度欠缺的气体，这些气体容易使上呼吸道干燥，干扰黏液纤毛清除，促进肺不张，最终降低患者的舒适度和耐受性。目前，几乎没有证据表明在低流量给氧情况下加湿具有有益的效果。但是通过面罩使用传统的高流量吸氧方式（流量高达 15L/min），即使使用气泡式加湿器，气体的湿化效果也是不够的，患者的耐受性降低。在一项针对 20 名主要由肺炎引起急性呼吸衰竭的患者的交叉研究中，Roca 等发现，与使用气泡式加湿器进行面罩氧合相比，HFNC 的整体舒适度更高、呼吸困难评分更低，口腔干燥度也同样降低。

在其他拔管后患者的研究中，与传统的氧疗方法相比，HFNC 患者的舒适度和耐受性也趋于更好。但是，Parke 等发现，在心脏术后拔管后的这段时期，HFNC 的耐受性却低于传统的氧气疗法。原来，是他们的纳入人群相对于其他研究中的人群，状态更稳定，没有发生需要从 HFNC 中获益的情况。

总的来说，现有的证据表明，HFNC 提高了呼吸窘迫患者的舒适度和耐受性，但需要更多的工作来确定如何最佳地选择患者，并进行气流、热量和湿度水平的调整，以优化舒适度。

2. 增加黏液含水量，促进分泌物清除，避免上皮细胞损伤　呼吸窘迫和衰竭的患者通常会使气道分泌物增加，患者通常需要花费大量精力将其排出。这种努力可能导致呼吸肌疲劳和呼吸衰竭的进展，特别是在分泌物变得黏稠和难以移动的情况下。这在无创通气中并不少见，据报道无创通气时黏液潴留时有发生。

黏液含水量影响黏液的黏度，在分泌物的转运中起着重要作用。分泌物的生理性增湿取决于气道上皮细胞钠离子吸收和氯离子分泌的正常功能。吸入干燥的气体会使上皮细胞干涸，破坏上皮细胞，改变黏液的特性。因此，需要适当的加湿来维持和优化黏膜功能，这些功能包括促进气体交换、限制呼吸代谢成本和维持宿主防御。

HFNC 能将吸入的气体加热至核心温度（37℃），并使其达到饱和湿度，有助于维持足够的黏膜功能并保持分泌物的流变学和体积，最大限度地提高黏膜纤毛清除率，而不会有热损伤或过度湿化的风险。偏离这些最佳条件会干扰纤毛功能和黏液输送，如暴露于较低温度（34℃和30℃）后纤毛跳动频率和黏液输送速度均降低。由于 HFNC 具有气道水合的能力，它最初被认为是一种促进支气管扩张患者分泌物清除的方式。因此，在需要充分清除分泌物的情况下（如肺炎、慢性阻塞性肺疾病、囊性纤维化、急性和慢性支气管炎、支气管扩张等），HFNC 可能非常有帮助。

3. 降低呼吸代谢成本，减少呼吸代谢做功 加热和增加吸入气体相对湿度所需的代谢成本是不可忽略的，尤其是在呼吸急促的急性呼吸衰竭患者中。通常情况下，将吸入气体加温至 37℃，相对湿度 100%是上呼吸道的正常的生理功能之一，需要消耗一定的热量，而 HFNC 的输出气体即为理想的吸入气体，代替了气道的加温、加湿作用，减少了呼吸道的代谢做功。此外，通过维持黏液纤毛功能的完整性及使分泌物更容易流动，HFNC 还可以减少咳痰所消耗的能量。然而，这些 HFNC 的“节能”效应及其对呼吸衰竭患者预后的影响在很大程度上是推测性的，有待进一步了解。

【高流量给氧】

1. 最大限度地减少了室内空气的吸入，输送的 FiO_2 更稳定 呼吸窘迫患者的吸气流速通常很高，远超过标准供氧系统的流速。常规吸氧情况下，卷吸进的室内空气会降低传输的 FiO_2。与其他氧气输送系统相比，HFNC 能产生更高的流速，在大多数情况下超过患者的吸气峰值流速。因此，与室内空气的混合较少，所需的氧气输送更可靠。但是，在 HFNC 治疗期间，患者如果张口呼吸，传送的 FiO_2 会比闭口呼吸时明显降低，因为经口吸入的空气会和经鼻的氧气混合，从而降低吸入气氧浓度。此外，运动期间吸气峰值流速可能会超过 90L/min，超过 HFNC 的流量能力，因此吸入的室内空气可能会显著降低输送的 FiO_2。尽管有上述情况的发生，HFNC 还是比传统的氧疗方式效果好。

2. 减少鼻咽部无效腔 详细叙述见第二十九章相关内容。

3. 产生低水平气道正压，增加呼气末肺容积 详细叙述见第二十九章相关内容。

（梁国鹏 卢 娇 杨义益）

参考文献

Robert M. Kacmarek，2017. EGAN'S Fundamentals of Respiratory Care[M]. 11th ed. ELSEVIER.

Spoletini G，Alotaibi M，Blasi F，et al，2015. Heated humidified high-flow nasal oxygen in adults：mechanisms of action and clinical implications[J]. Chest，148（1）：253-261.

第三十一章　经鼻高流量氧疗的临床应用和护理

【临床应用】

1. 低氧血症型呼吸衰竭　目前，经鼻高流量氧疗（HFNC）已经应用于许多不同类型的低氧血症型呼吸衰竭。

（1）重症肺炎：2010 年，Roca 等报道了一篇针对急性呼吸衰竭比较 HFNC 与传统高流量面罩氧疗的前瞻性交叉干预研究。研究纳入了 20 例急性呼吸衰竭患者，其中 13 例（65%）为重症肺炎患者，这些患者都不需要紧急气管插管。整个研究过程中，先给予患者 30 分钟面罩吸氧，再给予 30 分钟 HFNC。研究结果显示，在吸氧浓度均为 50% 的条件下，HFNC 的耐受性和氧合改善情况均优于面罩氧疗（PaO_2 127 vs 77mmHg，P=0.002），但 pH 和 $PaCO_2$ 没有明显差异。Sztrymf 等也得到了同样的结论，并且发现患者的呼吸频率和心率在 HFNC 治疗 1 小时后明显下降。

同样是 Roca 教授的团队，2016 年，他们发表了为期四年在两个中心进行的前瞻性观察队列研究。研究纳入以社区获得性肺炎（CAP）为主的重症肺炎患者，让他们接受 HFNC 治疗。最终，28% 的患者因 HFNC 治疗失败需要行气管插管，HFNC 治疗 12 小时后的 ROX 指数（SpO_2/FiO_2 与呼吸频率比值）≥ 4.88 是预测成功的重要指标。

除此之外，Frat 等进行的多中心开放性随机对照研究显示，HFNC 治疗急性低氧血症型呼吸衰竭（其中 78% 的患者为重症肺炎患者），28 天气管插管率为 38%，与标准面罩吸氧治疗组和 NPPV 治疗组无明显差异，但 HFNC 治疗组的 90 天病死率明显低于其他两组。

有关重症 H1N1 肺炎的回顾性队列研究显示，常规氧疗失败使用 HFNC 治疗的患者中 45% 的患者避免了气管插管，成功相关的预测因素包括无休克、入住 ICU 时的 SOFA 评分＜ 4 分或 APACHE Ⅱ 评分＜ 12

分，以及 HFNC 治疗 6 小时内 PaO_2/FiO_2 明显改善。其中，存在慢性呼吸系统疾病，如哮喘或慢性阻塞性肺疾病的患者 HFNC 成功率高。值得注意的是，这些 HFNC 成功的重症 H1N1 肺炎患者的 PaO_2/FiO_2 为 84 ～ 210mmHg。

（2）急性呼吸窘迫综合征（acute respiratory distress syndrome，ARDS）：一项前瞻性研究纳入了 28 例急性低氧血症型呼吸衰竭患者，其中 23 例（82%）为 ARDS 患者。交替使用 HFNC 和 NPPV，先使用 2 小时 HFNC，再使用 1 小时 NPPV。研究结果显示，HFNC 相比标准氧疗能更好地改善氧合、降低患者呼吸频率。但相比于 NPPV，NPPV 改善氧合效果更好。36%的患者最终行气管插管，开始第一次 HFNC 治疗 1 小时后的呼吸频率≥ 30 次 / 分预示着需要行气管插管。

另一项多中心开放性随机对照研究，将患者随机分为 HFNC 治疗组、标准面罩吸氧治疗组及 NPPV 治疗组，第 28 天的气管插管率分别为 38%、47%和 55%（P=0.18），三组在气管插管率上没有明显差异，但 HFNC 能改善 90 天病死率；进一步亚组分析，对于 PaO_2/FiO_2 ＜ 200mmHg 的患者，HFNC 治疗组的气管插管率更低。

Messika 等进行了一项观察性单中心研究，45 例 ARDS 患者接受了 HFNC 治疗，33%为重度 ARDS 患者，38%为中度 ARDS，29%为轻度 ARDS，最终 40%的患者 HFNC 治疗失败行气管插管。对 HFNC 治疗失败的患者进行分析，发现他们的 SAPS Ⅱ评分明显更高（P=0.001），血流动力学不稳定、意识障碍等多器官功能不全是 HFNC 失败的独立预测因素。该研究同时表明，HFNC 仅适用于轻-中度的 ARDS 患者，不推荐重度 ARDS 患者使用。

（3）急性心源性肺水肿：由于 HFNC 具有有效的氧合能力和较低的 PEEP 水平，因此被认为是急性心源性肺水肿的一种治疗方法。与 CPAP 一样，HFNC 能够开放充盈的肺泡，改善肺顺应性和氧合，同时通过呼气末正压降低心脏后负荷增强心脏功能。

有 5 例因急性心源性肺水肿接受 NPPV 的患者，撤离 NPPV 后，使用常规氧疗，但患者发生持续低氧血症和呼吸困难，改为 HFNC，HFNC 显著改善了患者动脉血气（PO_2 和 pH）和呼吸困难症状。

一项急诊科关于急性心源性肺水肿患者的随机对照研究，HFNC 相比传统氧疗在治疗的前60分钟内降低呼吸频率更明显，但在氧合改善、住院率、住院时间、气管插管率和病死率上无明显差异。

（4）间质性肺部疾病：有4例 PaO_2/FiO_2 为63～88mmHg的间质性肺炎急性加重患者接受HFNC治疗，氧合显著改善，呼吸频率降低，呼吸困难缓解，整个急性加重病程缓解的过程中，患者的主观舒适性和耐受性都非常良好。

一例皮肌炎相关的间质性肺炎患者，入院时呼吸室内空气情况下 PaO_2 为61.7mmHg，患者应用HFNC治疗后，呼吸窘迫缓解，避免了气管插管，同时焦虑情绪减少，住院期间的生活质量得到提高。

（5）免疫抑制：一篇纳入免疫抑制继发急性呼吸衰竭患者（PaO_2/FiO_2 为116～155mmHg）的荟萃分析结果表明，与传统氧疗或NPPV比较，HFNC能明显降低短期病死率（包括ICU病死率、住院病死率或28天病死率）和气管插管率，但住ICU时间差异较小。

近期，Azoulay等发表了一篇关于免疫抑制继发急性呼吸衰竭的随机对照研究，HFNC组和传统氧疗组的 PaO_2/FiO_2 分别为136（96～187）mmHg和128（92～164）mmHg。研究结果显示，与传统氧疗组比较，HFNC组并没有明显降低患者的28天病死率，但是 PaO_2/FiO_2 改善更好（150mmHg vs 119mmHg）。

（6）术后：在一项纳入心胸血管术后轻度至中度急性低氧血症型呼吸衰竭患者的随机试验中，Parke等发现，接受HFNC治疗的患者的失败率（定义为需要NPPV）低于接受HFFM（高流量面罩吸氧）治疗的患者（P=0.006），并且血氧饱和度降低情况少。两组NPPV的使用率没有显著性差异，但面罩吸氧组失败的患者中有5例转为了HFNC治疗，其中只有1例需要NPPV。

最近一项针对40例低氧血症型呼吸衰竭患者的前瞻性研究显示，与低流量面罩吸氧（流量高达8 L/min）相比，HFNC组患者（其中大多数是术后患者）的胸腹同步性有所改善，但可能由于样本量小，大多数患者只是轻度呼吸衰竭，HFNC组与低流量面罩吸氧组在氧合改善上没有显著性差异。

2. 有创通气的撤离

（1）ICU危重症患者的撤机：针对再次气管插管低风险患者的多中

心随机临床研究显示，患者气管拔管后接受HFNC治疗相比于传统氧疗，72小时内的再气管插管率明显降低；除此之外，HFNC可以显著降低气管拔管后呼吸衰竭的发生率；但是两组再气管插管时间、脓毒血症发生率、住ICU时间、住院时间、ICU病死率、住院病死率比较无明显差异。

一项回顾性荟萃分析研究评估了HFNC对成人患者气管拔管后再插管率的影响，发现与传统氧疗组或NPPV组比较，HFNC组的再气管插管率无明显差异；进一步亚组分析，对于重症患者，HFNC组相比于传统氧疗组，再气管插管率明显更低；对于有再气管插管风险的患者，HFNC组并没有优于NPPV组，但是HFNC的并发症更少，更易耐受。

另有一项多中心随机研究，纳入无高碳酸血症气管拔管后有呼吸衰竭高风险的患者，患者自主呼吸试验通过后拔除气管导管，随机序贯HFNC或传统氧疗。研究结果显示，HFNC组与传统氧疗组在再气管插管率、住ICU时间或住院时间、病死率上差异无统计学意义。

最近，有关COPD伴高碳酸血症患者预防其气管拔管后呼吸衰竭的一项随机对照研究显示，气管拔管后3小时，与HFNC组比较，NPPV组pH更低；气管拔管后24小时，NPPV组的平均动脉压和pH更低；气管拔管后48小时，两组无明显差异。但是在HFNC组，患者舒适度评分更高（P=0.02），气管拔管48小时内需要行纤维支气管镜进行分泌物管理的次数少（P=0.03）。

（2）手术后患者的撤机：一项法国的多中心随机对照研究，纳入腹部术后或胸腹联合术后具有肺部并发症风险的患者，气管拔管后随机序贯HFNC或标准氧疗（经鼻塞或面罩低流量吸氧）。研究结果显示，两组患者在气管拔管后1小时和治疗结束时发生术后低氧血症的概率相似，但HFNC可以缩短患者需要接受氧疗的时间；除此之外，HFNC组和标准氧疗组在再气管插管率、术后7天内肺部其他并发症的发生率、住ICU时间或住院时间方面差异无统计学意义。

另有荟萃分析研究比较了心胸术后患者气管拔管后序贯HFNC或传统氧疗的差异，此荟萃分析纳入了4项随机对照试验。研究结果显示，与传统氧疗组相比，HFNC组呼吸支持方式升级和肺部并发症发生情况明显减少，但两组再气管插管率、住ICU时间或住院时间比较差异无统计学意义。

近期，一项单中心随机对照研究纳入肺叶切除术后患者气管拔管后即刻序贯 HFNC 或文丘里面罩氧疗，结果显示，与文丘里面罩氧疗相比，HFNC 不能降低术后低氧血症的发生，也不能改善其他分析结果。

3. 高碳酸血症型呼吸衰竭 Bräunlich 等研究发现，HFNC 能有效降低稳定期高碳酸血症型 COPD 患者的 PCO_2，并且与漏气量和气流量相关。

一项单中心、无盲、交叉研究纳入 14 例气管拔管后 COPD 患者，气管拔管后，每例患者接受两次 1 小时的 HFNC（HFNC1 和 HFNC2），并通过面罩交替接受 1 小时的传统低流量氧气治疗。研究结果显示，从 HFNC1 切换到传统氧疗，EAdi 峰值从（15.4 ± 6.4）μV 的平均值增加至（23.6 ± 10.5）μV，HFNC2 期间又回至（15.2 ± 6.4）μV（$P<0.05$）；类似的，$PTP_{DI/min}$ 从（135 ± 60）cmH_2O/（s·min）增加至（211 ± 70）cmH_2O/（s·min），然后在 HFNC2 期间再次降至（132 ± 56）cmH_2O/（s·min）（$P<0.05$）。这些数据表明，在 COPD 患者中，与传统的氧疗法相比，气管拔管后应用 HFNC 显著降低了患者的神经通气驱动力和呼吸功。

Doshi 等进行了一项多中心随机研究，比较了 HFNC 和 NPPV 对 COPD 伴高碳酸血症患者的效果。研究结果显示，两者均能降低患者的 PCO_2，但两组间差异无统计学意义。

另一项随机对照研究，纳入重度 AECOPD 伴中度高碳酸血症急性呼吸衰竭患者，比较了 HFNC 和 NPPV 对此类患者的效果。研究结果显示，HFNC 组和 NPPV 组 30 天病死率和气管插管率比较差异无统计学意义。

近期，一项针对 COPD 伴高碳酸血症患者的随机对照研究显示，气管拔管后 3 小时，NPPV 组相比于 HFNC 组，pH 更低；气管拔管后 24 小时，NPPV 组的平均动脉压和 pH 更低；气管拔管后 48 小时，两组差异无统计学意义。但是在 HFNC 组，患者舒适度评分更高，气管拔管 48 小时内需要行纤维支气管镜进行分泌物管理的次数少。

关于 HFNC 的长期应用，目前有 4 项随机对照研究显示，与传统氧疗相比，长期（12 个月）应用 HFNC 可以减少 COPD 患者的急性加重次数和天数，能够显著降低 PCO_2，并且能够减少住院天数。除此之外，可以改善患者的生活质量，但是对患者肺功能、氧合及呼吸困难等方面的改善仍存在争议，需要更多的临床研究。

4. 不气管插管患者的姑息治疗 HFNC 的另一个可能指征是对未予气管插管（DNI）患者的低氧血症和呼吸窘迫进行姑息治疗。在这一人群中，HFNC 是标准 NPPV 的替代品，因为 NPPV 可能增加患者的不适感，干扰患者言语和进食。在有关伴有呼吸窘迫症状不气管插管癌症患者使用 HFNC 进行治疗的回顾性分析中，Epstein 等发现 85％接受 HFNC 治疗的患者病情改善或保持稳定。另一项涉及不气管插管患者（主要是 IPF、肺炎或 COPD）的回顾性研究表明，HFNC 改善了氧合和呼吸力学，但 18％的患者仍需要将治疗升级为 NPPV。然而，关于 HFNC 此种应用的信息很少，它在众多缓解方案中的作用仍有待确定（表 31-1）。

表 31-1 经鼻高流量湿化氧疗临床应用推荐

疾病	推荐内容	证据等级
Ⅰ型呼吸衰竭		
重症肺炎	重症肺炎合并急性Ⅰ型呼吸衰竭（$100mmHg \leqslant PaO_2/FiO_2 < 300mmHg$）可考虑应用 HFNC	证据等级Ⅱ
	成功的相关因素包括无休克、较低的 SOFA 评分（＜4 分）或 APACHE Ⅱ评分（＜12 分），以及 HFNC 治疗后 6h 内 PaO_2/FiO_2 明显改善	证据等级Ⅱ
急性呼吸窘迫综合征	HFNC 可作为轻度 ARDS 患者（PaO_2/FiO_2 为 200 ～ 300mmHg）的一线治疗手段	证据等级Ⅱ
	中度 ARDS（PaO_2/FiO_2 为 150 ～ 200mmHg）患者在无明确的气管插管指征下，可先使用 HFNC，1h 后再次进行评估，如症状无改善则需改为 NPPV 或有创通气	证据等级Ⅱ
	$PaO_2/FiO_2 <$ 150mmHg 的 ARDS 患者，不建议常规应用 HFNC 治疗	证据等级Ⅲ
	预测 HFNC 治疗失败的因素包括 SAPS Ⅱ评分≥30 分、多器官功能不全、血流动力学不稳定、意识状况改变、合并Ⅱ型呼吸衰竭的 ARDS 患者	证据等级Ⅲ

续表

疾病	推荐内容	证据等级
其他Ⅰ型呼吸衰竭	HFNC对急性心源性呼吸衰竭、免疫抑制继发急性Ⅰ型呼吸衰竭和间质性肺疾病急性加重能在一定程度上改善氧合，但不能改变预后	证据等级Ⅲ
有创通气撤机	对于再次气管插管低风险患者，HFNC与传统氧疗比较可以降低气管拔管后再插管率，但与NPPV比较不能降低再气管插管率	证据等级Ⅱ
	对于再次气管插管高风险患者（无高碳酸血症），HFNC与传统氧疗比较不能降低再气管插管率	证据等级Ⅱ
	有创机械通气撤机后HFNC不能缩短住ICU时间及住院时间，也不能降低病死率	证据等级Ⅲ
外科术后	外科手术后脱机序贯应用HFNC可以提高患者的舒适度，降低心脏术后患者升级呼吸支持的需求	证据等级Ⅰ
	减少胸外科手术患者的住院天数	证据等级Ⅱ
	与传统氧疗相比，HFNC不能降低腹部外科手术患者的再气管插管率	证据等级Ⅱ
Ⅱ型呼吸衰竭	对于意识清楚的急性低氧血症合并高碳酸血症患者，可在密切监测下，尝试HFNC，若1h后病情加重，建议立即更换无创呼吸机或气管插管，不建议作为常规一线治疗手段	证据等级Ⅱ
	对于慢阻肺稳定期患者，存在长期氧疗指征时（即$PaO_2 \leqslant 55mmHg$或$SaO_2 < 88\%$伴或不伴有高碳酸血症，或$55mmHg < PaO_2 \leqslant 60mmHg$，伴有肺动脉高压、肺心病临床表现或血细胞比容> 0.55），可以尝试应用HFNC，用于改善患者的运动耐力和生活质量	证据等级Ⅱ

资料来源：《成人经鼻高流量湿化氧疗临床规范应用专家共识》。

【护理】

所有应用HFNC治疗的患者，特别是危重症患者，需要密切监测呼吸系统和循环系统的各项变化，应结合患者主诉、症状和体征改善情况及心电监护和血气分析变化等因素，评估患者实施效果，特别是实施开始前2小时内，决定是否延续或更换治疗方案，避免因监测和评估不足而导致气管插管延误，增加患者病死率。

1. 流量调节　初始流量设置20～30L/min，对于严重呼吸费力的患者，流量设置40～50L/min，甚至更高，鼓励患者经鼻呼吸，以延长呼吸周期，更好地维持压力，患者张口的程度会影响压力的维持效果。

2. 氧浓度调节 浓度范围为21%～100%，滴定氧气浓度，维持患者 SpO_2 ≥ 90%。

3. 温度设置 温度设置31～37℃，依据患者舒适性和耐受度，以及痰液黏稠度适当调节。

4. HFNC撤离标准 原发病控制后逐渐降低HFNC参数，如果达到吸气流量＜20L/min且 FiO_2 ＜30%即可考虑撤离HFNC。

5. 维护

（1）注意观察患者生命体征及呼吸状况。

（2）监测动脉血气分析。

（3）注意呼吸管路不要牵拉鼻导管。

（4）注意口腔护理，不影响饮食，但需减慢速度以防止误吸。

（5）为克服管路阻力，最低流量建议不要小于15L/min。

（6）避免湿化过度或湿化不足，密切关注患者气道分泌物性状变化，按需吸痰，防止痰液阻塞导致患者呼吸困难甚至窒息等情况发生。

（7）注意管路积水现象并及时处理，患者鼻塞位置应高于机器和管路水平，一旦报警，应及时处理管路冷凝水。

（8）注意调节鼻塞固定带松紧，避免损伤面部皮肤。

（9）使用过程中如果有报警，应及时查看并处理，直至报警消除。

（10）使用过程中如果出现机器故障，应及时更换并通知厂家售后尽快维修。

6. 感染预防控制 为避免交叉感染，每次使用完毕后应及时为HFNC装置进行终末消毒。HFNC的表面应用75%乙醇溶液或0.1%有效氯进行擦拭消毒，HFNC鼻导管、湿化罐及管路为一次性物品，按医疗垃圾丢弃。HFNC的空气过滤纸片应定期更换，建议3个月或1000小时更换一次。

（梁国鹏　卢　娇　杨义益）

参考文献

中华医学会呼吸病学分会呼吸危重症医学学组，中国医师协会呼吸医师分会危重症医学工作委员会，

2019. 成人经鼻高流量湿化氧疗临床规范应用专家共识 [J]. 中华结核和呼吸杂志，42（2）：83-91.

Azoulay E，Lemiale V，Mokart D，et al，2018. Effect of high-flow nasal oxygen vs standard oxygen on 28-day mortality in immunocompromised patients with acute respiratory failure：the high randomized clinical trial[J]. JAMA，320（20）：2099-2107.

Boyer A，Vargas F，Delacre M，et al，2011. Prognostic impact of high-flow nasal cannula oxygen supply in an ICU patient with pulmonary fibrosis complicated by acute respiratory failure[J]. Intensive Care Med，37（3）：558-559.

Bräunlich J，Mauersberger F，Wirtz H，2018. Effectiveness of nasal highflow in hypercapnic COPD patients is flow and leakage dependent[J]. BMC Pulm Med，18（1）：14.

Bräunlich J，Seyfarth HJ，Wirtz H，2015. Nasal High-flow versus non-invasive ventilation in stable hypercapnic COPD：a preliminary report[J]. Multidiscip Respir Med，10（1）：27.

Carratalà Perales JM，Llorens P，Brouzet B，et al，2011. High flow therapy via nasal cannula in acute heart failure[J]. Rev Esp Cardiol，64（8）：723-725.

Doshi P，Whittle JS，Bublewicz M，et al，2018. High-Velocity Nasal Insufflation in the Treatment of Respiratory Failure：A Randomized Clinical Trial[J]. Ann Emerg Med，72（1）：73-83. e5.

Epstein AS，Hartridge-Lambert SK，Ramaker JS，et al，2011. Humidified high-flow nasal oxygen utilization in patients with cancer at Memorial Sloan-Kettering Cancer Center[J]. J Pall Med，14：835-840.

Frat J-P，Brigiere B，Ragot S，et al，2014.Sequential application of oxygen therapy via high-flow nasal cannula and noninvasive ventilation in acute respiratory failure：an observational pilot study[J]. Respir Care，60：1-8.

Frat JP，Thille AW，Mercat A，et al，2015. High-flow oxygen through nasal cannula in acute hypoxemic respiratory failure[J]. N Engl J Med，372（23）：2185-2196.

Futier E，Paugam-Burtz C，Godet T，et al，2016. Effect of early postextubation high-flow nasal cannula vs conventional oxygen therapy on hypoxaemia in patients after major abdominal surgery：a French multicentre randomised controlled trial（OPERA）[J]. Intensive Care Med，42（12）：1888-1898.

Guoqiang Jing，Jie Li，Dong Hao，et al，2019. Comparison of high flow nasal cannula with noninvasive ventilation in chronic obstructive pulmonary disease patients with hypercapnia in preventing postextubation respiratory failure：A pilot randomized controlled trial[J]. Res Nurs Health，42（3）：217-225.

Hernández G，Vaquero C，González P，et al，2016. Effect of postextubation high-flow nasal cannula vs conventional oxygen therapy on reintubation in low-risk patients：A randomized clinical trial[J]. JAMA，315（13）：1354-1361.

Horio Y，Takihara T，Niimi K，et al，2016. High-flow nasal cannula oxygen therapy for acute exacerbation of interstitial pneumonia：A case series[J]. Respir Investig，54（2）：125-129.

Huang HB，Peng JM，Weng L，et al，2018. High-flow oxygen therapy in immunocompromised patients with acute respiratory failure：A review and meta-analysis[J]. J Crit Care，43：300-305.

Huang HW，Sun XM，Shi ZH，et al，2018. Effect of high-flow nasal cannula oxygen therapy versus conventional oxygen therapy and noninvasive ventilation on reintubation rate in adult patients after extubation：A systematic review and meta-analysisof randomized controlled trials[J].J Intensive Care Med，33（11）：609-623.

Itagaki T，Okuda N，Tsunamo Y，et al，2014. Effect of high flow nasal cannula on thoraco-abdominal synchrony in adult critically ill patients[J]. Respir Care，59（1）：70-74.

Lee MK，Choi J，Park B，et al，2018， High flow nasal cannulae oxygen therapy in acute-moderate hypercapnic respiratory failure[J]. Clin Respir J，12：2046-2056.

Makdee O，Monsomboon A，Surabenjawong U，et al，2017.High-flow nasal cannula versus conventional oxygen therapy in emergency department patients with cardiogenic pulmonary edema：A randomized controlled trial[J]. Ann Emerg Med，70（4）：465-472. e2.

Mariano Alberto Pennisi，2019. Early nasal high-flow versus Venturi mask oxygen therapy after lung resection：a randomized trial[J]. Critical Care，23：68.

Messika J，Ben Ahmed K，Gaudry S，et al，2015. Use of high-flow nasal cannula oxygen therapy in subjects with ARDS：A 1-year observational study[J]. Respir Care，60（2）：162-169.

Myoung Kyu Lee，2018. High flow nasal cannulae oxygen therapy in acute-moderate hypercapnic respiratory failure[J]. Clin Respir J，12：2046-2056.

Nagata K，Kikuchi T，Horie T，et al，2018. Domiciliary high-flow nasal cannula oxygen therapy for patients with stable hypercapnic chronic obstructive pulmonary disease. A multicenter randomized cross-over trial[J]. Ann Am Thorac Soc，15（4）：432-439.

Parke RL，McGuinness SP，Eccleston ML，2011. A preliminary randomized controlled trial to assess effectiveness of nasal high-flow oxygen in intensive care patients[J]. Respir Care，56（3）：265-270.

Peters SG，Holets ST，Gay PC，2013. High-flow nasal cannula therapy in do-not-intubate patients with hypoxemic respiratory distress[J]. Respir Care，58（4）：597-600.

Rea H，McAuley S，Jayaram L，et al，2010. The clinical utility of long-term humidification therapy in chronic airway disease[J]. Respir Med，104（4）：525-533.

Rello J，Pérez M，Roca O，et al，2012. High-flow nasal therapy in adults with severe acute respiratory infection：a cohort study in patients with 2009 influenza A/ H1N1v[J]. J Crit Care，27（5）：434-439.

Roca O，Messika J，Caralt B，et al，2016. Predicting success of high-flow nasal cannula in pneumonia patients with hypoxemic respiratory failure：The utility of the ROX index[J].J Crit Care，35：200-205.

Roca O，Riera J，Torres F，2010. High-flow oxygen therapy in acute respiratory failure[J]. Respir Care，55（4）：408-413.

Rosa Di mussi，2018. High-flow nasal cannula oxygen therapy decreases postextubation neuroventilatory drive and work of breathing in patients with chronic obstructive pulmonary disease. Critical Care，22：180.

Shoji T，Umegaki T，Nishimoto K，et al，2017. Use of high-flow nasal cannula oxygen therapy in a pregnant woman with dermatomyositis-related interstitial pneumonia[J]. Case Rep Crit Care，2017：4527597.

Storgaard LH，Hockey HU，Laursen BS，et al，2018. Long-term effects of oxygen-enriched high-flow nasal cannula treatment in COPD patients with chronic hypoxemic respiratory failure [J]. Int J Chron Obstruct Pulmon Dis，13：1195-1205.

Xiu Wu，2018. Effect of high-flow nasal cannula oxygen therapy vs conventional oxygen therapy on adult postcardiothoracic operation A meta-analysis[J]. Medicine，97：41.

第五篇

无创呼吸机的管理

第三十二章　无创呼吸机的维护与保养（医用和家用）

【概述】

无创呼吸机是救治各种原因导致的呼吸衰竭患者的常用抢救设备，其正常运行对急救措施的顺利实施有着至关重要的作用及意义。在临床工作中，保证呼吸机的完好，及时有效地抢救患者是非常重要的。及时消除呼吸机隐患，避免损坏，确保呼吸机处于正常工作状态或完好的备用状态，是提高抢救成功率，延长呼吸机使用寿命，保障医疗护理安全必不可少的重要环节。

【医用呼吸机】

1. 呼吸机外壳清洁　长期使用呼吸机时，应每日使用无绒湿软布擦拭呼吸机外壳，特殊感染患者需使用浓度为 500mg/L 的含氯消毒剂浸泡后的无绒湿软布擦拭呼吸机表面 3 次 / 日。软布不宜过湿，防止液体进入机器内部。

2. 鼻（面）罩，管路的清洁与保养　呼吸机的管道、面罩和头带、细菌过滤器、压力管是一次性的，用后按医疗废物进行处理。若必须使用可重复使用的呼吸机管道时，应每周更换并送供应室消毒后备用。

3. 传感器的清洗　由于传感器属精密的电子产品，价格昂贵，并且有各自的性能特点，必须根据各自呼吸机的说明书或操作指南进行清洗。

4. 过滤膜的清洁与保养　长期不换过滤膜会使过滤膜过滤灰尘功能下降、灰尘堆积，严重时呼吸机内部产生细菌、灰尘，导致患者产生呼吸道疾病，还会造成呼吸机电机轴承磨损、减短电机寿命、增大电机声音，给患者造成很大的噪声困扰和压力输出的不准确性等问题。以 V60 呼吸机为例，V60 呼吸机上使用的空气过滤膜以 70％的效率过滤 5μm 的微粒，为一次性使用，勿尝试清洗，建议单张滤膜使用时间＜ 250 小时。不同品牌的呼吸机过滤膜清洁和更换时间略有不同，应根据各自呼吸机的说明书或操作指南进行处理（图 32-1，图 32-2）。

5. 散热风扇的保养 散热风扇对呼吸机内部电器元件进行散热。散热风扇保养的周期为一个月，散热风扇过滤网可以反复使用，每周清洁，以防灰尘堆积，影响机器进气而造成内部过热，从而使呼吸机损坏（图 32-3）。

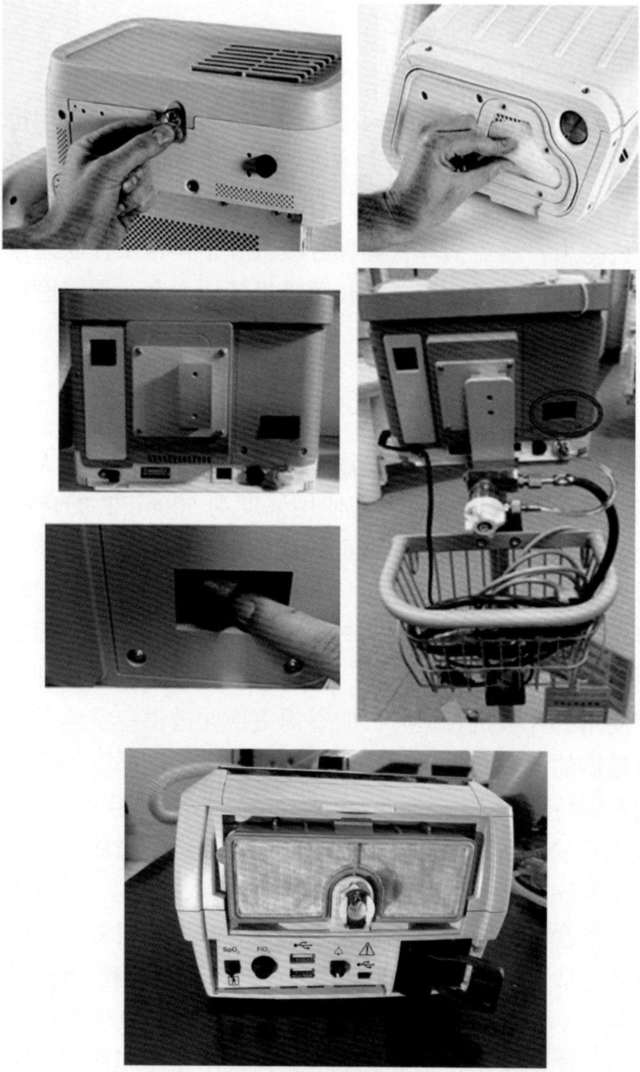

图 32-1 过滤膜

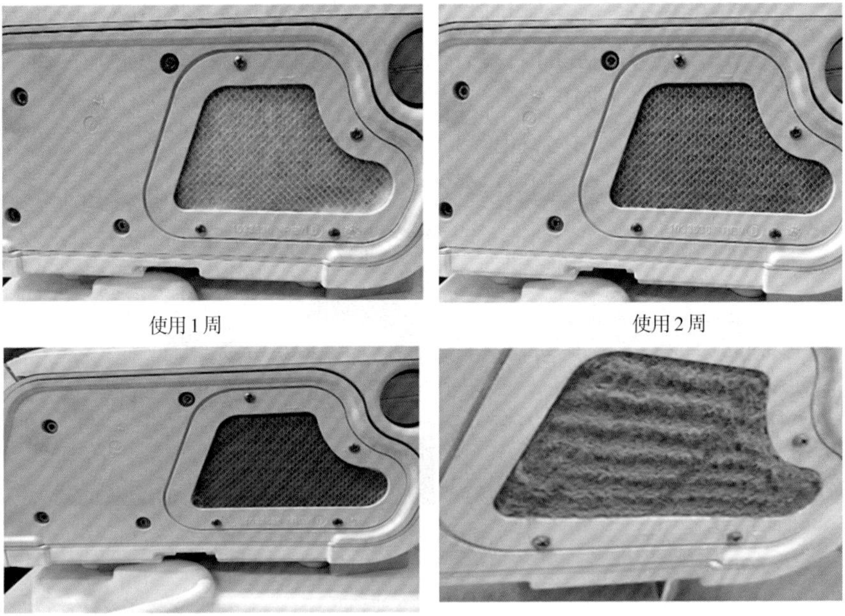

使用1周　　使用2周

使用1个月　　使用3个月

图 32-2　过滤膜使用情况

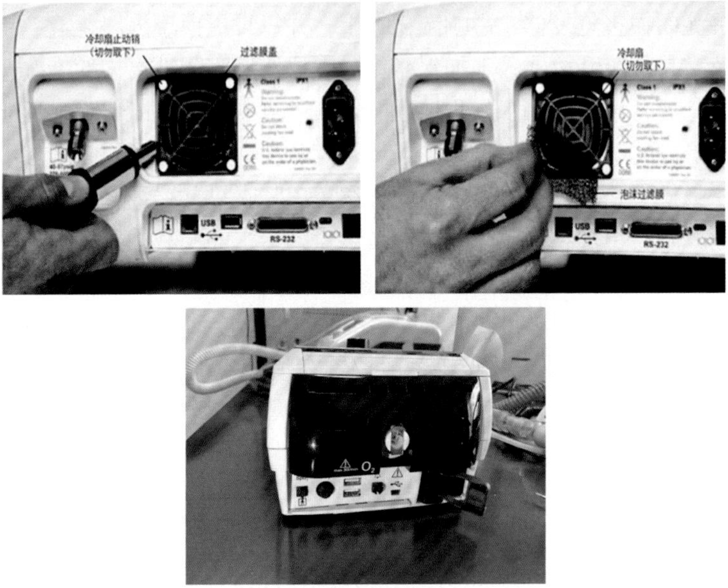

图 32-3　散热风扇

6. 电池的保养 为了满足呼吸机院内转运和应对交流电源中断的风险，建议呼吸专科病房需根据收治患者的病情准备一定数量的带储备电池的无创呼吸机。不同厂家、型号的无创呼吸机应根据说明书进行电池的维护、保养，如定期充放电，延长蓄电池的使用寿命。若呼吸机没有安装电池时勿在开机状态下直接拔掉交流电源（图 32-4）。

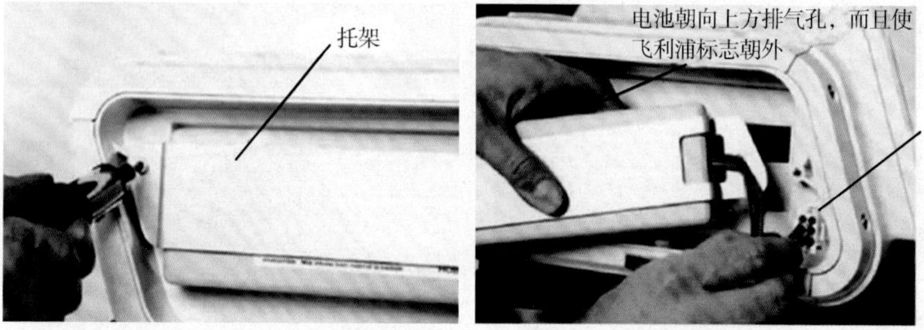

图 32-4 电池

7. 呼吸机内部主机的清洁与保养 呼吸机内部主机多为电子元件，不能使用常规方法清洁，需由工程师定期保养。

8. 湿化罐的维护 湿化罐内应加入无菌注射用水，以免液体中的结晶物沉淀而损害蒸发器，影响湿化效果，并每日更换罐内湿化液，减少细菌繁殖。与传统开放式人工加水相比，建议使用密闭性更佳的一次性自动给水湿化罐，可减少加水过程导致的供气供氧中断，更能保障患者通气治疗安全。同时，密闭性特点减少了环路打开次数，降低了因频繁加水二次污染呼吸机管路的概率，一定程度上避免了呼吸机环路细菌繁殖增生而致感染的风险，更加符合院感要求。由于自动给水的便利性，护士不用频繁地断开呼吸机进行管道加水，为患者提供专业护理的同时实现了节力原则，如采用非一次性使用湿化罐应每周一次送供应室冷消毒处理（图 32-5）。

9. 呼吸机的存放 呼吸机一般放置在治疗室的外侧阴凉通风处，以保证紧急情况下使用呼吸机时可尽快挪出机器。呼吸机上面难免会沾染一些灰尘，可使用防尘罩保护（图 32-6）。

10. 呼吸机的维护 医护人员对呼吸机的日常维护不到位及操作规范不熟悉是造成呼吸机报警的主要原因，因此加强对使用人员进行呼吸机的维护保养相关培训，可以有效地降低呼吸机的故障率。

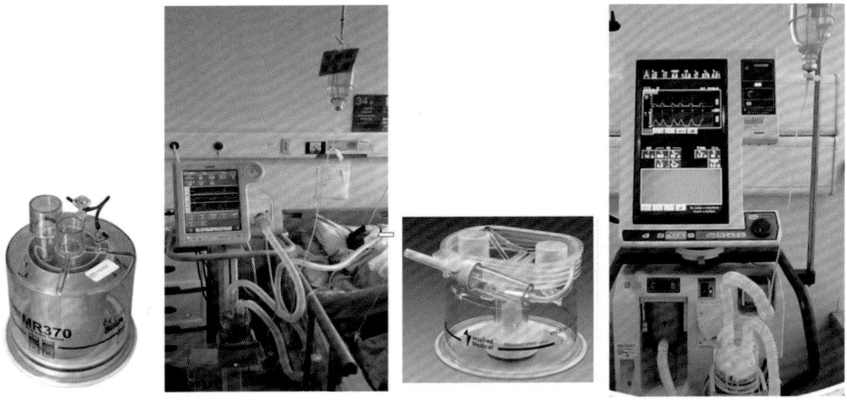

非一次性湿化罐　　　　　　　　一次性自动给水湿化罐

图 32-5　呼吸机湿化罐

（1）加强对使用已久呼吸机的管理：使用时间越长，呼吸机发生故障的概率就越高，因此对于使用时间已久的呼吸机应加强日常的维护保养工作，定期进行计量质量控制，对不合格的指标及时查明原因并处理。对维修后的呼吸机再进行检测直至合格为止，对已达报废年限的呼吸机，设备科应进行强制报废，避免发生不必要的危险。

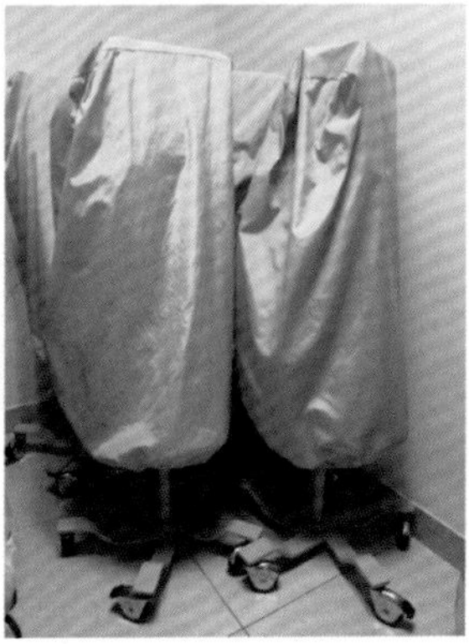

图 32-6　呼吸机的存放

（2）提高医护人员的操作技能：医护人员操作不当将导致呼吸机发生故障。随着机械通气技术的不断发展，呼吸机品牌也越来越多，医护人员对各类呼吸机熟悉程度不尽相同，在使用过程中，对各项参数所代表的意义及如何设置理解不深，容易误操作，致使设备报警。因此医院和科室应定期开展呼吸机使用规范等相关培训，必要时邀请工程师进行专题授课，降低呼吸机的故障率。

（3）坚持日常的维护和保养：做好呼吸机日常的保养有助于降低故障率，使用科室应定期检查风扇、进气口及出气口过滤器、空气过滤网、流量传感器等，定期更换消耗品。呼吸机每工作 1000 小时，应由工程师进行保养检修，并将每一次更换消耗品名称及时间详细登记，建立档案，以备检查。

（4）定期对呼吸机进行巡检：设备管理部门应定期对呼吸机进行巡检，及时纠正科室使用或日常保养过程中出现的问题，确保设备处于良好状态，另外，对于科室报修的呼吸机，维修人员在维修过程中注意总结经验，在维修完毕后一定做好相应的记录并及时反馈给使用科室，避免今后出现相同的人为性故障。

【家用呼吸机】

随着人们生活水平的提高，家用无创呼吸机的使用率越来越高（图32-7）。但是无创呼吸机是一种临床治疗设备，而不是家用电器，使用规范不是一个简单的操作，呼吸机、管路、面罩在使用时由于温度和湿度较高，适合细菌滋生，如大肠杆菌、金黄色葡萄球菌、白念珠菌等，如不及时消毒杀菌，大量细菌会随着气流进入人体呼吸道，给患者带来极大的健康威胁，因此，家用呼吸机及配件的清洁和保养非常重要。

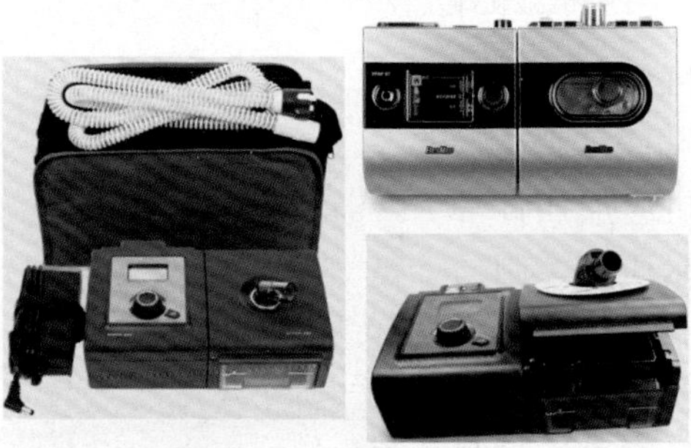

图 32-7　家用呼吸机

1. 呼吸机外部的清洁与保养　使用沾有水或中性洗涤剂的无绒湿软布擦拭呼吸机的外表面，然后用干的软布擦干。

注意事项：

（1）严禁用水冲洗或使水进入机器。

（2）在进行清洁之前，先断开电源。定期检查呼吸机配件是否损坏，及时更新受损配件。

（3）呼吸机应放置在干燥通风的地方，避免阳光直射。

（4）禁止摔打机器，禁止私自拆开机器。

2. 空气过滤膜（棉）的清洁与更换　无创呼吸机每天都从进气口吸入大量的空气，大颗粒灰尘会被过滤膜拦截，小颗粒灰尘就会进入机器内部，在电机里面聚集起来，再随着空气进入人体内。同时，脏的过滤膜可能导致设备工作时温度高，从而影响呼吸机性能。因此，及时清洁过滤膜非常重要（图 32-8）。

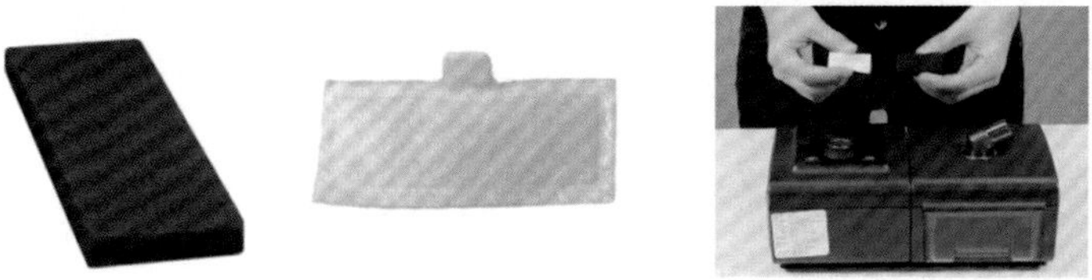

图 32-8　空气过滤膜

注意事项：

（1）家用呼吸机空气入口处采用两种可拆卸的过滤膜。深灰色泡沫滤膜可以清洗，可重复使用，在正常使用条件下，至少每周清洗一次深灰色泡沫过滤膜，每 6 个月更换一次新的。白色超精细过滤膜是一次性的，不能清洗，为了保证空气的清洁，通常每个月检查一次过滤棉的情况，并及时更换过滤棉。

（2）打开进气口外盖，取出旧的过滤棉，将干净的新过滤棉平整放置在凹槽内，盖上进气口外盖。

3. 鼻（面）罩，管路的清洁与保养　清洗时用清水或中性洗涤剂，放置在阴凉处晾干。如果是加温管路，避免金属接口接触液体，以免金属生锈，引起故障。由于面罩长期接触面部，经过一夜的使用，面罩会黏附很多脸部的分泌物，所以面罩建议一天一清洗，或者用湿布擦拭。推荐定期将呼吸机管道及鼻面罩送至专业机构进行清洁消毒。

注意事项：

（1）停机时，应将鼻（面）罩及管路放置在干燥通风的地方。

（2）鼻（面）罩及管路用完后可用中性清洁剂进行清洁，阴凉处晾干，不可暴晒。

（3）管路为塑胶材料、面罩为硅胶材料，不能接近高温，避免利器刮划。

（4）管路及鼻（面）罩均为耗材，若发现老化变硬、使用不适、密封效果不好时应及时更换。

4. 呼吸机湿化罐的清洁与保养　使用结束后，先断开电源，按下湿化器分离键，取出湿化器。然后打开上盖，将剩余的水倒出，用流动的净

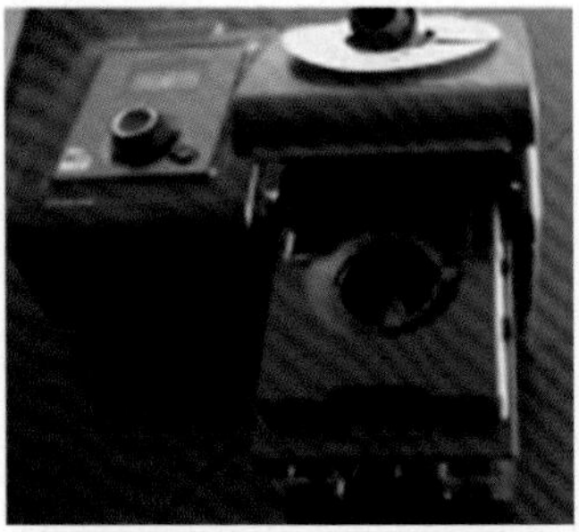

图 32-9 家用呼吸机湿化罐

水冲洗或使用中性洗涤剂清洗后用净水冲洗。清洗完毕后，放置在阴凉处自然晾干，不可暴晒或烘干，以免造成湿化器损坏（图 32-9）。

注意事项：

（1）对于所有湿化器均要求使用纯净水，以防水垢。

（2）建议每天换水，平时不用时应将残留在湿化器内的液体倒出，避免湿化液加温时间过长，导致细菌滋生、呼吸道感染等情况发生。

（3）注意水位不能超过最高水位线。

5. 呼吸机的维护 建议家用呼吸机在使用后每 3 个月联系供应商行专业的主机及配件清洗和消毒。若超过 6 个月未使用的呼吸机，建议在使用前，联系供应商进行主机及配件的清洗和消毒后再使用。

总之，呼吸机的消毒、维护与保养是一项重要而复杂的工作，对提高无创通气成功率，延长呼吸机使用寿命，充分发挥呼吸机的使用价值至关重要。医务人员要规范化使用呼吸机，并且要落实规范性和流程化处理机制，强化维修和维护保养管理机制，避免操作不规范造成的影响，提高设备应用的实效性，提高医疗服务质量。

（王 珏 赖 倩 吴小玲）

风险管理

参考文献

曹飞，上官林峰，陈晓飞，2019. 呼吸机常见故障及预防性维护 [J]. 世界最新医学信息文摘，19（20）：254-255.

叶锦田，2019. 呼吸机的维护与保养 [J]. 医疗装备，32（5）：119-120.

第三十三章　无创呼吸机的风险管理

【概述】

呼吸机是临床风险最高的医疗设备之一，其风险最直接的体现是造成患者的伤害或死亡。近年来无创呼吸机在国内的应用日渐普及，但我国尚缺乏无创呼吸机的检测和质量管理标准,管理方式几乎完全处于"被动"状态，即呼吸机已出现明显故障才请专业人员进行检修。这种只有"修"、没有"检"的管理状况导致本为急救和生命支持的无创呼吸机存在医疗安全隐患。因此，无创呼吸机在临床应用中的风险评估、质量检测及质量控制，应该成为相关职能和技术部门高度重视的问题。

【无创呼吸机的管理缺陷】

在我国许多医院，病房的无创呼吸机是由护士承担了使用、维护和报修等管理工作，而重症监护室的无创呼吸机由呼吸治疗师承担仪器的管理工作，条件好的医院重症监护室内配有专门的工程师负责呼吸机的维修。但实际临床工作中由于维护不当、管理缺失引发不良事件也逐渐成为重要的医疗护理安全隐患。常见无创呼吸机的管理主要存在以下问题。

1. 违规操作　在临床工作中，有医护人员存在违规操作，如将无创呼吸机的警报被人为关闭，一旦患者的病情发生变化，则会延误抢救。

2. 无人检测校正　无创呼吸机在使用过程中无人检测校正。

3. 无创呼吸机的使用、维修记录普遍缺失　按有关规定，对于贵重医疗器械应该建立使用、维修记录，然而由于种种因素的影响，实际落实情况并不理想。由于不能及时发现可能存在的问题，使无创呼吸机在使用过程中的医疗风险增加，患者的医疗安全和医疗质量无法得以保证。

4. 无创呼吸机的定期检测维护不到位　临床上尚没有一个系统的、

规范的、科学的针对无创呼吸机的检测体系，更多的时候，是无创呼吸机已经出现明显的故障了才请专业人员进行检修。“检修”一词，可谓只有“修”，而没有“检”。多种因素导致临床上对于无创呼吸机的管理几乎完全处于一种“被动”状态，本为急救和生命支持的医疗设备存在安全隐患，当然相关不良事件也时有发生。

【管理缺陷存在的医疗安全隐患】

一直以来，在众多类型的医疗设备中，呼吸机的高风险性尤为突出，其风险分值（risk Leve，lRL）最高（≥ 40 ～ 45），属于超高风险类医疗仪器，同时也是接受国家强制监管的重要医疗器械之一。而由于无创呼吸机的优点，其在临床的使用率越来越高，因此无创呼吸机的风险管理也成为备受关注的问题，无创呼吸机管理不善常导致以下问题。

1. 按要求无创呼吸机的进气端过滤膜应是一次性使用，但由于成本问题，多数医院长期以来无创呼吸机的进气端过滤膜都是经过反复清洗重复利用，这很大程度上破坏了过滤膜的结构和密度，因而严重影响了过滤效果，导致无创呼吸机内大量灰尘积聚，灰尘过多可能导致感应管电路短路，这不仅不能保证患者安全，还严重影响呼吸机的使用寿命，同时增加维修成本，这样反而因小失大，造成科室总的成本支出更大。

2. 同样由于医疗费用问题，仍有许多医院的无创呼吸机出气端并未使用过滤器。机内所积聚的大量灰尘，即使排除致病菌，部分灰尘也将随着无创正压通气进入患者的呼吸道，这势必影响患者的身体健康。

3. 在无创正压通气治疗过程中，为了避免医院感染的发生，建议在无创呼吸机出气口加用一次性呼吸过滤器，并至少每 7 天更换 1 次。耐药菌或飞沫传播疾病患者带机时必须使用一次性呼吸过滤器。但目前，由于管理规范缺失，多数医院长期以来未按要求对无创呼吸机出气口加用一次性呼吸过滤器。

4. 临床公认，规范化消毒、更换呼吸机管路为降低呼吸机相关性肺炎（VAP）发病率的重要措施。呼吸机管路应用时间增加会导致管路中致病菌检出率增高。但由于国内尚无统一的无创呼吸机消毒管理规范，对于呼吸机内部的消毒处理及各种呼吸回路的更换时间也无有力的循证医学支持。

5. 文献报道，冷凝水是一个极好的细菌库，病原菌易在此寄生繁殖，凝水中细菌浓度高，其浓度可达 105cfu/ml。体位改变时含菌液体有可能直接流入下呼吸道，从而成为呼吸机相关性肺炎的感染源。同时，冷凝水的聚积使管路内径缩小从而增加气道阻力，管径缩小 1 倍，阻力将增加 16 倍。目前，各家医院均要求患者带机过程中集水杯位置处于管路位置最低点，要求低于湿化器和患者气道口水平。非集水杯部位的管路不产生“U”形弯曲，集水杯处于最低位置，发挥承接冷凝水的作用。若管路与集水杯内有冷凝水应及时清除，严防在无创正压通气过程中冷凝水的吸入，防止污染的冷凝水反流至患者的呼吸道。但目前各家医院对冷凝水的处置各自不同，有的将冷凝水收集在盛有消毒液的有盖痰杯内统一倾倒在病房下水道内，有的直接将冷凝水丢弃于患者垃圾筐内，严重违反院感规定。

6. 由于使用不当、缺乏保养或是未正确的保养而造成仪器的损坏、维修费用高、使用年限缩短，给所属医疗机构带来了沉重的经济负担和压力。在美国，由于制订了严格的管理制度，多数医院无创呼吸机正常使用寿命在 5 万小时之上，甚至有的可以达到 10 万小时。而在国内，无创呼吸机的使用寿命常在 3 万小时以下，使得无创呼吸机成本高，使用率却不高，由此带来的是医疗机构沉重的经济负担。

【国内无创呼吸机管理模式现状】

为了不断加强无创呼吸机的科学管理，提高医疗质量水平，国内有医院已在不断探讨无创呼吸机的管理模式，目前以呼吸机管理中心运作模式较为常见，也称为呼吸机一站式管理模式。该模式通过组建呼吸机管理中心，将全院的呼吸机集中，对呼吸机进行统一的管理，制订租借制度及流程，保障临床需要。管理中心采用 24 小时值班制度，科室需要呼吸机时，管理中心工作人员到科室安装、调试。在呼吸机搬运或是使用过程中，如出现故障，中心工作人员及时进行维修或更换，与此同时，呼吸机管理中心每日负责对临床使用的呼吸机进行检测，并定期对呼吸机进行性能测试。此外，该工作模式还通过加强人员管理和培训，建立人才梯队，保证呼吸机临床应用质量的零缺陷管理。这种模式能够有效避免呼吸机闲置的情况，但由于临床实际需要的不断变化，该模式的弹性管理水平并不明显，虽然中心能够比较全面的掌握全院呼吸机的情况，但是在临床分配及突发状况的处理上却没有十足的保障能力。

【无创呼吸机的风险管理探讨】

1. 合理配制无创呼吸机 随着科技的发展和进步，国内外推出了多种功能先进的无创呼吸机，在临床得到了广泛的应用（图 33-1）。面对多种无创呼吸机，首先要做好无创呼吸机购置前的质量论证，根据实际需要及医院发展规划，配备适当的无创呼吸机类型和数量，使无创呼吸机的资源既可以满足临床科室的需要，同时又能避免不必要的浪费，创造最大的经济效益和社会效益。在购置无创呼吸机的初期应该建立较为完整、规范的档案资料，为后期管理提供可靠的依据。

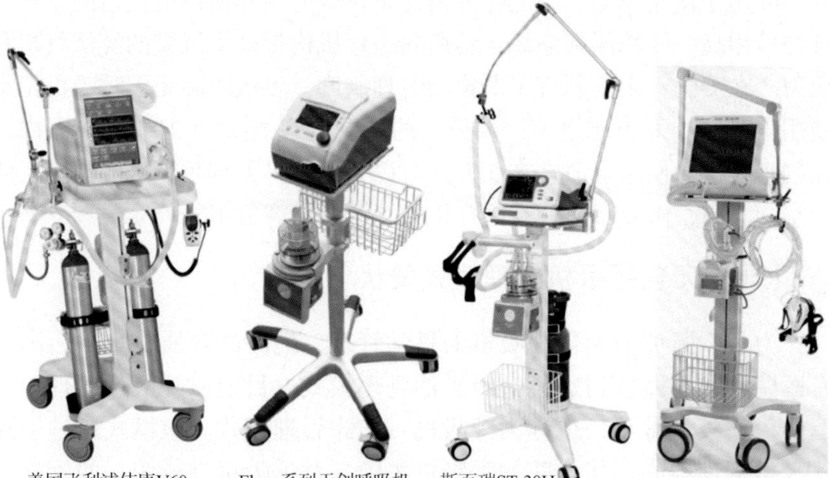

美国飞利浦伟康V60　Flexo系列无创呼吸机　斯百瑞ST-30H　CURATIVE GA 高端无创呼吸机

图 33-1　无创呼吸机

2. 注重无创呼吸机临床应用过程中的预警管理 改变管理模式，制订紧急预案。①改变传统的管理模式，将被动解决问题转化为主动防护。②定期由工程师对临床无创呼吸机进行全面的检测，确保患者的医疗安全。③强化对无创呼吸机的消毒处理和过滤器的应用，每天由专人对呼吸机的外壳和机身擦拭，定期更换管路和进气端过滤膜、出气端过滤器及湿化罐，带机患者出院时进行呼吸机终末消毒。④制订停电的紧急预案，保证患者持续治疗，保证医疗安全。

3. 加强无创呼吸机的规范管理

（1）逐步完善无创呼吸机的制度化管理和临床应用路径：组织临床医护专家及设备工程人员进行讨论，制订出无创通气技术应用的临床路径/应用指南、相关培训手册、技术操作规范等。

（2）培养专业的无创通气技术人才：医疗设备造成的医疗过失大多是可预防的，这其中多数是由于不规范的操作引起，因此加强无创呼吸机使用人员的专业化管理是降低风险、提高医疗服务水平的保证。应建立无创通气技术的师资队伍，完善制订相关培训资料。以无创呼吸机使用频繁的科室为重点培训对象，通过系统培训，使相关医护人员能够规范地应用无创呼吸机（图 33-2）。

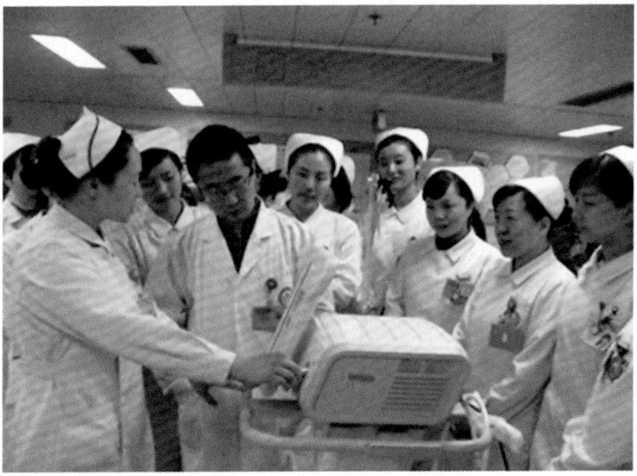

图 33-2　无创呼吸机的培训

（3）建立检测维修档案：应对每台无创呼吸机建立使用档案，包括使用开始时间、使用结束时间、终末处理时间、故障原因、故障处理方法及维修内容等，建立和健全呼吸机巡视单，并根据无创呼吸机的使用时间，组织定期的性能检测，鉴于国内尚无统一的定期检测的确切时间，根据临床实践，建议至少每半年检测一次。

（4）集中管理，静态分布，动态使用：全院建立统一的无创呼吸

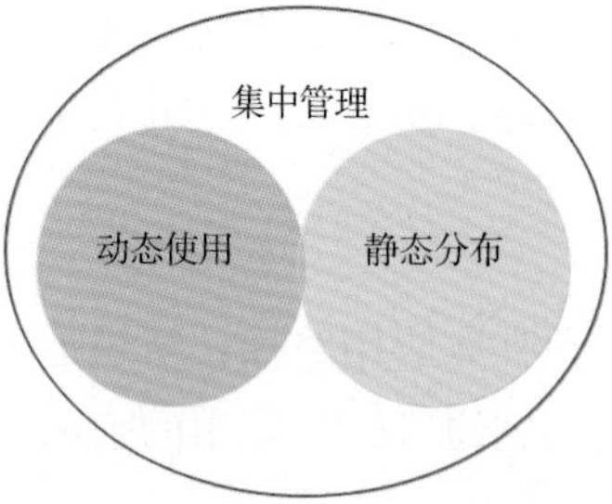

图 33-3　无创呼吸机管理中心

机管理中心（图 33-3），管理中心应认真考评各临床科室的实际需要，对无创呼吸机使用频繁的科室，如重症监护病房、急诊科、呼吸内科等科室，配置固定数量的无创呼吸机，满足特殊科室的基本需要，而在全院则采用动态使用的管理方式，将无创呼吸机送到需要的地方去，避免无创呼吸机的闲置，提高利用率。

总之，无创呼吸机作为高风险的医疗设备，是需要进行重点质量管理的对象。有关职能和技术部门应该制订无创呼吸机的质量检测及质量控制的评价体系。临床管理者进一步规范使用指南及维修保养规程，同时建立和健全无创呼吸机的风险管理和预警机制及紧急处理预案，尽可能避免不良事件的发生，保证患者的医疗安全，也降低医护人员的风险。

（吴小玲　王　珏　杨　荀）

参考文献

卢汉标，2019. 呼吸机质量安全风险管理 [J]. 中国医疗器械信息，25（4）：185-186.

吴克，吴忠展，鲁厚清，等，2010. 呼吸机不良事件范围及质量控制 [J]. 临床工程，25（3）：94-96.

吴小玲，万群芳，梁宗安，2014. 无创呼吸机管理缺陷存在的医疗风险及对策 [J]. 中国医院管理，34（11）：79-80.

印春光，孙国君，黄旭圻，2018. 呼吸机共享管理模式的研究与实践 [J]. 中国医疗设备，33（8）：178-180，184.

张红远，曲海燕，张祖进，等，2014. 呼吸机质量安全风险管理及质控检测结果分析 [J]. 医疗卫生装备，35（8）：96-98.

第三十四章　无创正压通气过程中断电及故障的应急预案

【概述】

无创呼吸机作为高风险的医疗设备，是临床质量管理的重点对象。建立和健全无创呼吸机的风险管理和预警机制及紧急处理预案，才能尽可能避免不良事件的发生，保证患者的医疗安全，也降低医护人员的风险。

【呼吸机使用中突然断电或故障的应急预案】

呼吸机是非常精密的医疗设备，为了避免再次通电时强大电流损坏呼吸机电路板，应制订停电过程中正确使用无创呼吸机的操作流程，并组织所有医护人员学习，以避免人为使用不当对无创呼吸机的损坏，从而最大限度地降低医疗成本的支出。

1. 预案

（1）值班医护人员应熟知本病房、本班次使用呼吸机患者的病情。

（2）住院患者使用呼吸机过程中，如果突然遇到意外停电、跳闸等紧急情况时，医护人员应立即采取补救措施，以保障患者安全。

（3）呼吸机不能正常工作时，应立即停用呼吸机，迅速将简易呼吸球囊与患者呼吸道相连，用人工呼吸的方法保证良好的通气；如果患者自主呼吸良好，应给予鼻导管吸氧，同时通知主管医生。

（4）严密观察患者意识、面色、呼吸及呼吸机情况。

（5）立即与有关部门联系，如总务科、医务科、护理部、医院总值班等，迅速采取各种措施，尽快恢复通电或排除故障。

（6）停电期间，本病区医生、护士不得离开危重患者，以便随时处理紧急情况。

（7）必要时遵医嘱给予患者药物治疗。

（8）来电后，重新连接呼吸机，遵医嘱根据患者情况调整呼吸机参数。

（9）护理人员将患者生命体征准确记录于护理记录单中。

（10）特殊或严重情况时，应在处理患者的同时通知科室领导，逐级进行汇报，并分析发生原因进行质量改进。

（11）部分呼吸机本身带有蓄电池，应根据产品说明书定期放电/充电，使蓄电池始终处于饱和状态，并专人负责定期检查呼吸机蓄电池充电情况、呼吸机能否正常工作，以保持应急使用。

2. 流程

（1）计划停电的处理（图 34-1）

第 1 步：将不能脱机患者的呼吸机提前改为带蓄电池的呼吸机。

第 2 步：停电时呼吸机自动切换为直流电，断开交流电源，观察人、机状况。

第 3 步：供电恢复、电压稳定后再连接呼吸机交流电源，观察人、机状况。

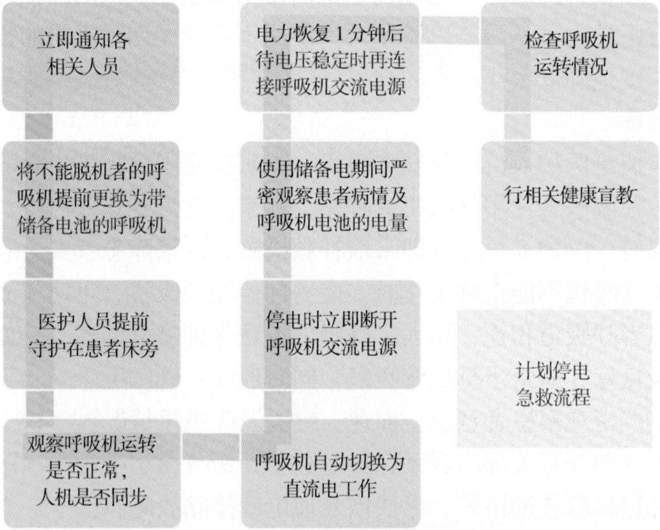

图 34-1　计划停电急救流程

（2）非计划停电的处理（图 34-2）

第 1 步：医护人员立即赶赴床旁。

第 2 步：立即采取补救措施，必要时使用简易呼吸球囊辅助通气，或改成有蓄电池的呼吸机。

第 3 步：密切观察病情变化，及时给予相应处理。

第 4 步：迅速通知职能部门，尽快恢复交流电源。

第 5 步：护理记录，意外事件分析、上报。

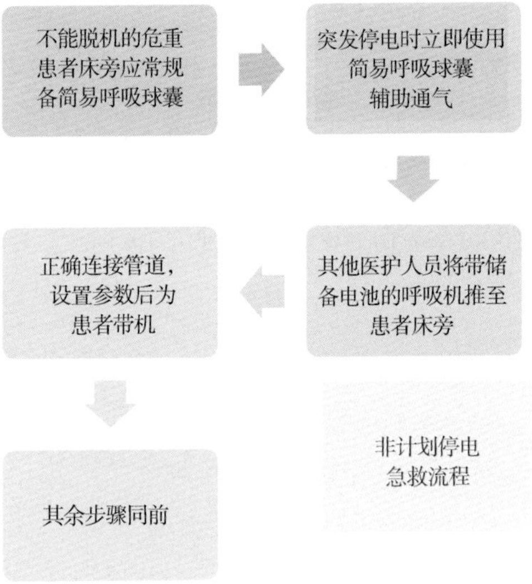

图 34-2　非计划停电急救流程

（3）呼吸机故障的处理

第 1 步：立即查找原因排除故障。

第 2 步：不能排除故障时，应立即更换性能完好的呼吸机，若暂无呼吸机可替换或病情危重完全不能脱氧的患者，应予鼻导管或面罩吸氧，必要时立即使用简易呼吸球囊辅助通气。

第 3 步：密切观察病情变化。

第 4 步：呼吸机挂上“仪器故障牌”，通知相关人员维修。专人负责、定期检查。

第 5 步：护理记录，意外事件分析、上报。

（王　珏　杨　萏　孙程程）

断电断氧时的应急预案

参考文献

曹飞，上官林峰，陈晓飞，2019. 呼吸机常见故障及预防性维护 [J]. 世界最新医学信息文摘，19（20）：254-255.

叶锦田，2019. 呼吸机的维护与保养 [J]. 医疗装备，32（5）：119-120.

第三十五章　医护一体化无创正压通气治疗模式的构建

【概述】

以大型综合医院无创正压通气技术医护团队为依托，构建医护一体化无创正压通气治疗模式，建立以高、中级职称为主的师资构架，持续提高师资团队的专业性、学术前沿性，培养各级医院合格的无创通气治疗专业人员，是提升我国无创通气技术水平、保障患者通气安全的核心工作。

【无创正压通气技术的应用现状】

无创正压通气因无需气管插管、能够较早干预患者呼吸衰竭的进程、并发症较少、保留患者经口进食和沟通能力等优势，以及安置无创呼吸机操作简便，而在临床上得到广泛应用。国内外的大量临床研究表明，正确、及时实施无创正压通气，可以纠正患者呼吸衰竭，避免有创机械通气及相关并发症的发生，降低整体医疗费用。与无创正压通气巨大的需求潜力相比，无创正压通气的临床应用中仍然存在下述诸多问题。

无创正压通气基本技能欠规范：据相关报道，目前，我国尚无全国统一的无创呼吸机临床应用标准流程或临床路径，导致医护人员对无创正压通气的基础理论知识、参数调节及临床应用等方面的掌握情况不容乐观。

（1）没有专业的无创正压通气技术队伍：即使是在很多大、中型医院，也存在因为缺乏专业管理人员及医护之间的有效合作，从而导致呼吸机参数未根据病情及时调整的情况。目前国内有关无创正压通气治疗的培训均为以理论学习为主、临床见习为辅的短期培训，缺少对无创正压通气技术使用的实践培训和深入讨论，基层医院的医护人员在短期培训后仍然难以真正掌握无创正压通气技术的应用，在返回驻地医院后仍然难以实施有效的无创正压通气治疗。

（2）家庭无创正压通气的指导依赖厂家和经销商：随着无创正压通气技术的广泛应用，越来越多的慢性病患者需要实施无创正压通气医院-社区-家庭序贯疗法。但目前已经采取家庭治疗的患者，其无创正压通气治疗相关指导仅来自出院时医护人员的短暂指导，绝大部分时间是呼吸机销售人员进行指导及回访。这些人员大多没有经过严格的技术培训，且出于业绩原因，以致有时接到患者咨询时，其回答违背了治疗护理原则，使无创正压通气在使用效果和安全性上均存在隐患。

【医护一体化无创正压通气治疗模式的必要性】

三分治疗七分护理，护士相对于医生来说有更多的时间与患者接触，能更及时而准确地发现病情的变化。无创正压通气治疗的患者大多病情重、病情变化快，因此医护一体化无创正压通气治疗模式的构建，能更好地保证通气治疗的顺利进行。

医护一体化无创正压通气治疗模式的构建，需逐步完善该模式的实施内容、规章制度及责任分担，形成书面管理资料，并建立相关数据库。这种模式的构建不仅针对急性期患者，对于慢性病患者也能实现无创正压通气医院-社区-家庭序贯疗法，起到区域性带动和辐射作用。弥补目前无创正压通气治疗规范和实用性培训的空白，为患者提供更优良的医疗服务。

【医护一体化无创正压通气治疗模式】

医护一体化模式是由医师和护士组成相对固定的医护协同小组，通过医师与护士积极的沟通和协调，共同发挥作用、共同决策，从而让患者接受最佳的医疗护理服务。

1. 医护一体化模式的优点

（1）有利于护士更好地与医师沟通，学习医师对疾病的思维方法和治疗措施，有利于提高护士的理论水平和观察处理患者病情的能力，提高护士的护理技能和综合素质，有利于患者的治疗和康复（图 35-1）。

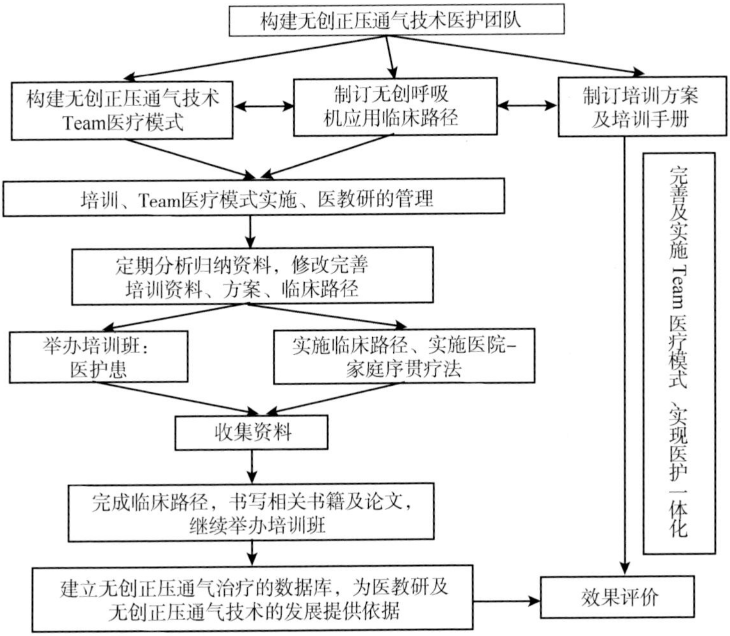

图 35-1　医护一体化无创正压通气治疗模式

（2）通过采用医护合作的工作方式，促进医师和护士的协作，增进医护、医患、护患之间的沟通，促进医、护、患三方的关系更加融洽，消除患者顾虑，促使患者主动配合治疗及护理。

2. 医护一体化小组的建立　建立以高、中级职称为主的师资构架，医护一体的无创正压通气小组，并进行系统的培训，使各成员掌握无创正压通气相关理论和诊疗操作护理要点。每日一起查看患者，评估患者病情严重程度，在上机前、上机时及上机后、脱机时等全程诊治和护理患者。

（1）上机前的医护一体化护理：小组成员一起查看患者，根据患者的心率、血压、呼吸频率、SpO_2 等生命体征，意识状态和动脉血气指标，评估患者病情严重程度。具备无创正压通气治疗指征的患者，由临床医师和护士一起向家属沟通交代病情，告知无创正压通气的治疗作用和可能的并发症，取得家属同意并签署书面知情同意书。医护一起备好呼吸机，调整好参数于床旁，并主动向患者沟通，交代无创正压通气的治疗价值和优势，以减轻患者的顾虑和紧张，取得患者的配合。

（2）上机时的医护一体化护理：医生和护士根据患者脸型和病情选用口鼻面罩或鼻罩。医护一起观察和指导患者无创通气，观察患者是否人机协调、是否舒适，面罩和管道是否漏气，监测面板显示参数是否正常及达到治疗要求。

（3）脱机时的医护一体化护理：患者经治疗病情改善、呼吸功能恢复时，由医师和护士共同决定和实施脱机，逐渐降低无创正压通气的支持压力和通气时间，直至完全脱机，其后继续持续低流量吸氧及后续治疗。

（王 珏 吴小玲 曾奕华）

参考文献

安春鸽，王斐，2017. 协同护理模式在无创呼吸机患者中的临床应用 [J]. 中华肺部疾病杂志（电子版），10（6）：738-739.

刘丹，李多，卢昌碧，2016. 医护一体化模式在重症监护病房Ⅱ型呼吸衰竭无创正压通气患者中的临床应用 [J]. 饮食保健，3（21）：4-5.

毛荣，臧晓祥，葛卫星，等，2015. 新型医护一体化模式在无创正压通气救治急性心源性肺水肿中的应用 [J]. 实用临床医药杂志，19（24）：188-189，197.

王明霞，王静，胡凯，2018. 无创呼吸机管理存在的问题与对策 [J]. 中医药管理杂志，26（7）：40-41.

中国医师协会急诊医师分会，中国医疗保健国际交流促进会急诊急救分会，国家卫生健康委能力建设与继续教育中心急诊学专家委员会，2019. 无创正压通气急诊临床实践专家共识（2018）[J]. 中华急诊医学杂志，28（1）：14-24.

第六篇

动脉血气分析

第三十六章　动脉血气标本的采集和质量控制

【概述】

血气分析是指测定血液中氧分压、二氧化碳分压、血氧饱和度，以及血液酸碱度、碳酸氢盐等参数，通过分析判定，评价患者的氧合、通气和酸碱平衡状态，并根据血气分析结果采取有效的治疗措施，对指导重症患者的机械通气治疗具有重要意义。研究表明，动脉血是临床试验中最为敏感的样本之一。标本的采集、运送、分析等过程均涉及多个因素影响动脉血气分析结果，任一环节均可发生错误，由此造成检验结果的偏差，将给临床诊断和治疗造成严重的不良后果。

【血液采集方法】

1. 患者体位的摆放　摆放患者体位时应以扩大穿刺肢体的支撑面，增加稳定度及患者的舒适度为原则。肱动脉及桡动脉采血时，患者采取坐位，半坐卧位或仰卧位均可，需放松衣袖，伸展上肢，使穿刺部位固定（图 36-1）。股动脉采血时，需平卧并将下肢外旋以充分显露搏动点。足背动脉采血时取坐位或半坐卧位，以增强足背动脉搏动，可在足下垫软垫以提高患者舒适度。

2. 动脉血管的选择　常用血管为桡动脉、股动脉、肱动脉、足背动脉等（图 36-2）。

（1）桡动脉：位置表浅、固定、易于触及，穿刺成功率高。周围无重要伴行血管及神经，不易发生血管神经损伤，不易误采静脉血。下方有韧带固定，容易压迫止血。桡动脉是动脉采血首选部位，尤其是重度心力衰竭等原因导致强迫端坐体位的患者。

桡动脉采血前可进行艾伦（Allen）试验：检查者同时按压患者腕部桡动脉和尺动脉，嘱患者反复用力握拳和张开手指 5 ～ 7 次至手掌变白，松开对患者尺动脉的压迫，继续保持压迫桡动脉，观察手掌颜色变化。若手掌颜色 10 秒之内迅速变红或恢复正常，即 Allen 试验阴性，表明尺动脉和桡动脉间存在良好的侧支循环。若 10 秒后手掌颜色仍为苍白，即 Allen 试验阳性，这表明手掌侧支循环不良，不能经桡动脉采血（图 36-3）。

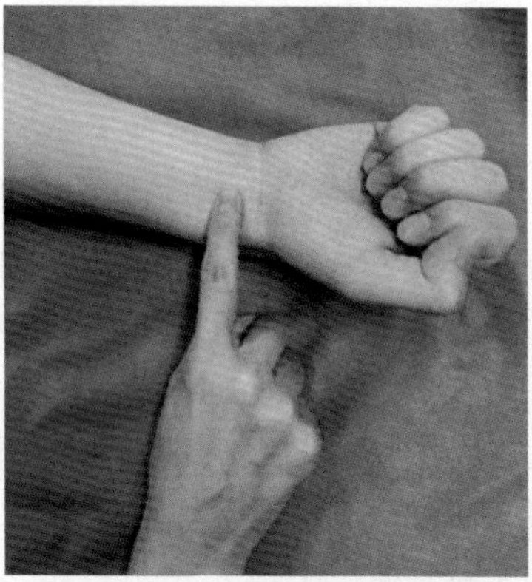

图 36-1　固定动脉采血穿刺部位

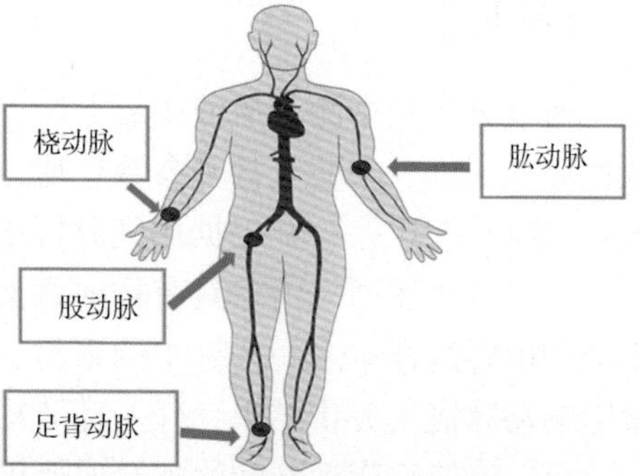

图 36-2　动脉血气分析常见采血部位

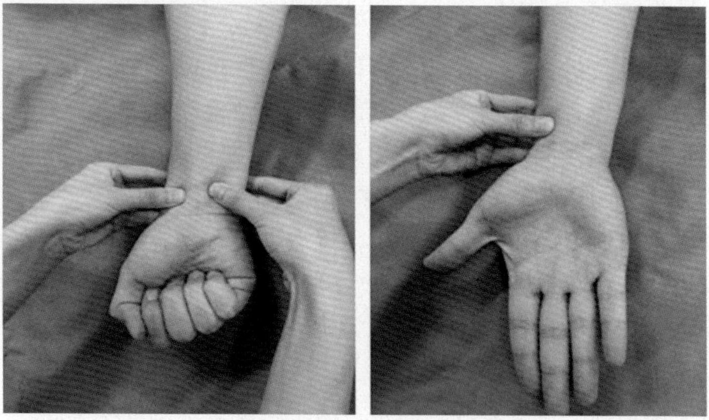

图 36-3　改良 Allen 试验方法

（2）肱动脉：当桡动脉因畸形、瘢痕或外固定等不能使用时，可选择肱动脉进行穿刺。肱动脉位于肌肉和结缔组织中，位置较深，没有硬筋膜和骨骼支撑，难于触及，且穿刺后压迫止血比较困难，形成血肿的概率较大。

（3）足背动脉：位置表浅，皮下脂肪分布少，活动度差，穿刺成功率较高，即使穿刺失败，因穿刺处渗血少，止血容易，也不容易造成局部血肿。但穿刺时疼痛明显，一般只作为上述两种动脉不能使用或穿刺失败时的选择。

（4）股动脉：应为动脉采血最后选择的部位。位置较浅，搏动明显，但股动脉周围神经血管比较丰富，而且解剖位置复杂，股动脉与股静脉相距仅 0.5cm，易勿入静脉。尤其对心力衰竭患者，由于血容量不足，血液黏稠度增大，动脉压力降低，搏动有时不明显，易误穿股静脉。另外，股动脉位置相对较深，加上此部位组织疏松，需按压较长时间才能止血，如压迫不良会引起穿刺部位血肿或皮下瘀斑。不推荐新生儿及凝血功能障碍者穿刺股动脉。

（5）头皮动脉：外观呈皮肤颜色或淡红色，有搏动，管壁厚，不易压瘪，血管易滑动，少数隆起不明显但能触及搏动，以动脉搏动最明显处为穿刺点。头皮动脉比较表浅，婴幼儿头部相对易于固定，可选用（图 36-4）。

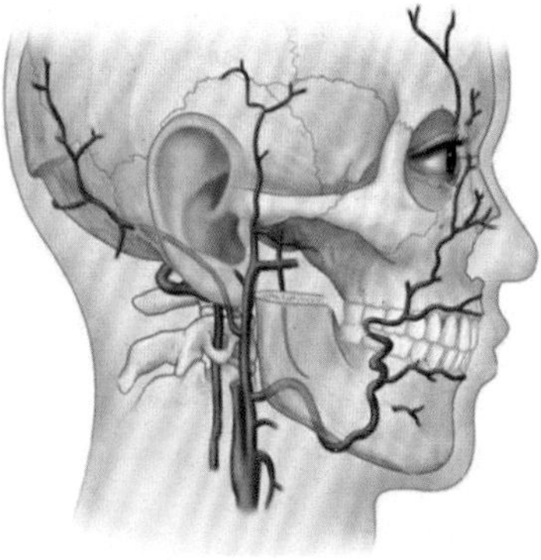

图 36-4　头皮动脉分布图

3. 采血用具的选择　临床上动脉采血的注射器有两种（图 36-5），一种是用一次性普通注射器肝素化后采血，另一种是一次性动脉采血器。研究表明，采用一次性动脉采血器采集动脉血误抽静脉血率、混入气泡率、穿刺局部皮下血肿和瘀斑发生率、疼痛程度明显低于一次性普通注射器。

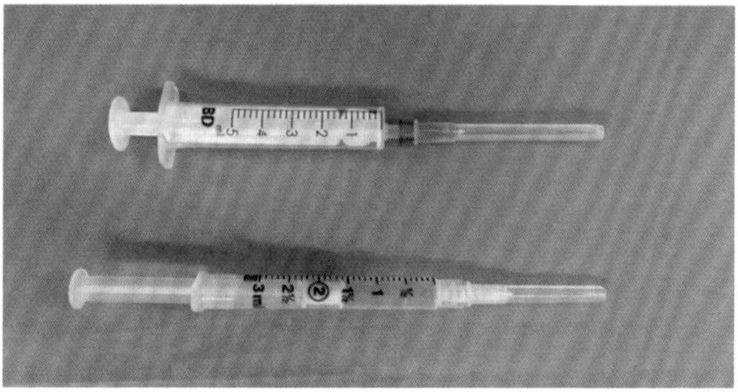

图 36-5　一次性普通注射器和一次性动脉采血器的对比

【质量控制】

1. 采血前的质量控制

（1）患者评估：准确地评估患者，能为检查结果提供参照指标，便于医生做出正确的临床分析。对床旁血气分析患者，评估内容应包括患者心理因素、体位、运动状态等。采血前应做好患者安抚工作，告诉患者动脉采血较静脉疼痛感强烈，消除恐惧，获得患者配合，并嘱其在采血前 15 分钟勿进行剧烈运动（包括呼吸训练及肢体运动幅度较大的康复训练），采血时勿屏气。

（2）患者体温：如体温高于 37℃，每增加 1℃，酸碱度降低 0.015，氧分压增加 7.2%，二氧化碳分压增加 4.4%；体温低于 37℃，每降低 1℃，氧分压降低 7.2%。因此，动脉采血前应测量患者体温，并将体温录入血气分析检测系统，让仪器自行进行结果校正。

（3）静脉用药

1）静脉输入偏酸或偏碱药物后，短期内会引起酸碱平衡变化，掩盖了体内真实酸碱状况，此时进行动脉血气分析将导致误诊。因此应在输入此类药物前或输入完毕后 30 分钟采集动脉血。呼吸内科常见药物 pH 见下表（表 36-1）。

表 36-1　呼吸内科常见静脉药物 pH 一览表

药物名称	pH	药物名称	pH
血管活性药物	2.5 ～ 4.5	右旋糖酐	5.2 ～ 6.5
多巴胺	3.3	静脉营养液	5.3 ～ 6.3
环丙沙星	3.3 ～ 4.6	11.4% 乐凡命	5.6
左氧氟沙星	3.8 ～ 5.8	5% 碳酸氢钠溶液	8.0 ～ 9.0
氯化钾	5.0	氨茶碱	8.6 ～ 9.3
20% 甘露醇	5.0 ～ 7.0	奥美拉唑	10.3 ～ 11.3
两性霉素 B	5.0 ～ 6.0	更昔洛韦	11.0

2）含脂肪乳剂的血标本会严重干扰血气电解质的测定，并影响仪

器的准确性和损坏仪器。尽量在输注乳剂前或在输注完脂肪乳剂 12 小时后，血浆中已不存在乳糜后才能采血送检（如果病情危重必须在此期间采血，因注明用药名称和时间）。

（4）吸入氧浓度：吸氧浓度及呼吸状态的改变均会引起血气相关参数的改变。检测时如果不输入吸氧浓度则分析仪会默认吸氧浓度为 21%，有时会影响某些计算参数的输出，如 $P_{(A\text{-}a)}O_2$。采血前如果患者病情允许应停止吸氧 30 分钟。当改变吸氧浓度时要经过 15 分钟以上的稳定时间再采血。机械通气患者采血前 30 分钟呼吸机设置参数应保持不变，保证患者属于呼吸稳定的状况。

（5）确保样本合理抗凝：有学者指出，采用一次性塑料普通空针采血需要充分肝素化。研究得出，每 1ml 的血标本肝素含量 10U 时，血气分析测定结果较准确。临床上抽取肝素钠（2ml/ 支，12 500U）0.2ml，用 250ml 生理盐水稀释。抽取稀释液 0.5ml，润滑管壁至 1.0 ～ 1.5ml 刻度处，全部排出。抗凝不当或混匀不恰当会导致血液样本凝固或产生微小凝块，影响检测结果准确性，同时造成血气仪障碍。

2. 采血中的质量控制

（1）确保密封性：由于血气分析是测定血液中的气体含量，因此在采血过程中必须防止外界空气进入。理想的血气标本其空气气泡含量应低于 5%，因为气泡会导致动脉血 PaO_2 假性升高，$PaCO_2$ 假性降低。若取样时不慎带入空气气泡，取样完成后应先尽快（3 秒内）将气泡排出注射器，然后再混匀标本和肝素。一次性普通塑料注射器气密性较差，抽取动脉血时应尽量让血液自动进入注射器，切勿用力拉针栓，以免空气沿针筒壁进入，针头拔出时应立刻将针头插入橡皮塞内以确保密封性。采用一次性动脉血气针的操作则简单一些，只需将注射器设置为预设采血量，血液则会自动涌入血气针，针刺入胶塞后及时回收针头，并拧上安全头盖，防止针刺伤。强调：不同型号的一次性动脉血气针内肝素锂含量不同，因此，采血量应根据说明书来决定。

（2）避免样本稀释：采用普通注射器充分肝素化后尽量将针筒内的液体排出；一次性动脉血气针内含固态肝素，不会稀释样本。

（3）保证离子水平准确：普通肝素钠稀释液残留针筒内过多将导致样本稀释及离子值测定误差，因此推荐含固态肝素锂的一次性动脉血气针，因其含有一定量的钙，使肝素和离子的结合位点饱和，避免了动脉血标本离子检测（Na^+、Ca^{2+}）的偏差。

（4）避免溶血：避免使用过细采血针及使用注射器转移血液样本。抗凝混匀动作应轻柔。冰水混合物储存标本时，避免标本与冰直接接触。

3. 采血后的质量控制

（1）血液和抗凝剂的混合：取样后送检前，要充分混匀血标本，避免标本中红细胞发生凝集。正确的混匀操作是将注射器颠倒混匀 5 次，手搓 5 秒，动作要慢不能过于剧烈，避免溶血。

（2）血气标本的存放及送检：标本采集后，应立即送检，常温 15 分钟内必须上机检测。如需远程运输或者外院检测，应将采血管放入 0 ～ 4℃冰水冷藏运输，冰水混合物储存标本时，避免标本与冰直接接触。用冰水保存可使细胞活动减低，变化较小，如果放置时间过长，由于细胞持续代谢，血气分析检测中的 pH、pO_2、BE（剩余碱）准确性会受到干扰。强调：0 ～ 4℃冰水冷藏运输，最长时间不超过 30 分钟。

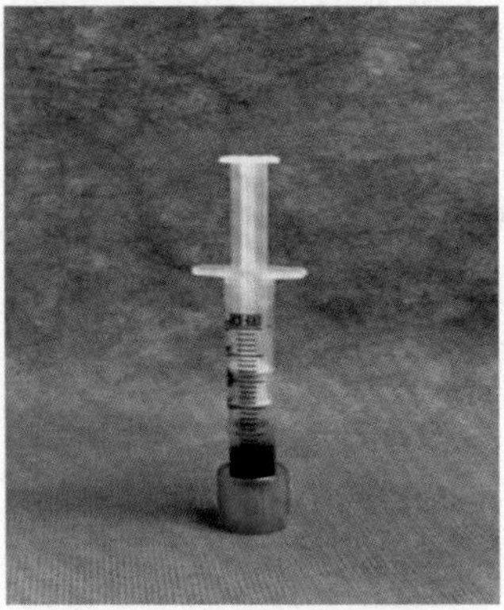

图 36-6　动脉血标本血液分层

（3）上机准备：上机前，医护人员仍需将血液上下水平混合均匀数次再上机，因为放置过的标本极易出现血液分层（图 36-6）。

（4）标本死腔凝血的排除：医护人员上机前一定要将注射器顶端死腔中凝集的血挤出一至两滴。注意死腔中的血液即使没有明显凝集也容易形成肉眼不见的微血栓，所以一定要弃去。

（5）仪器的保养及定标的质量控制：血气分析仪器需 24 小时处于运行状态，保证仪器处于最佳状态；日常维护保养、定标、质量控制工作完成后进行测试。

（赖　倩　万群芳　曾奕华）

参考文献

李军文，石晶，马文娟，等，2014. 不同动脉血气采血针对血气分析结果的影响 [J]. 护理研究，28（6）：727.

秦绪珍，高君，朱力，等，2017. 影响血气分析结果的分析前因素调查 [J]. 临床检验杂志，35（6）：467-469.

汪影，龚雪，2016. 桡动脉和肱动脉采集动脉气血分析标本疼痛程度对比 [J]. 医药卫生，8（8）：19.

吴显兰，张继旺，李远，等，2017. 空气对血气分析结果的影响 [J]. 临床检验杂志，35（9）：709-710.

袁慧，姚兴荣，马旭，2011. 动脉血气分析采血技术的质量控制 [J]. 中国护理管理，11（8）：15-18.

第三十七章　动脉血气分析的意义

【概述】

动脉血气分析能客观地反映人体的呼吸功能和代谢功能，是诊断呼吸衰竭和酸碱平衡紊乱最可靠的指标和依据（图 37-1）。临床护士及时、准确地采集动脉血气标本，通过分析判定，评价患者的氧合、通气和酸碱平衡状态，对指导临床治疗尤其是机械通气治疗具有重要意义。

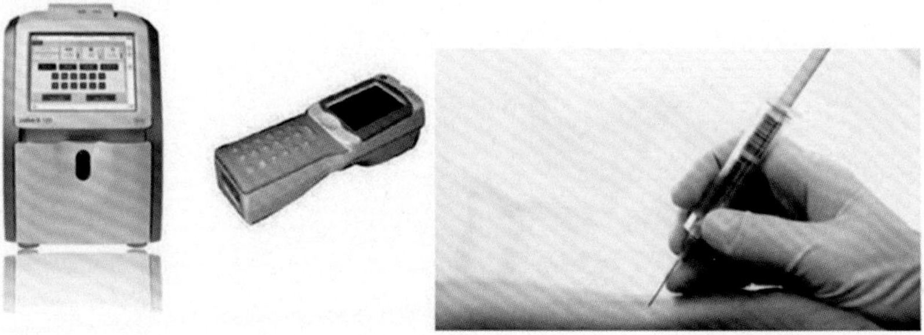

图 37-1　动脉血气分析

【动脉血气分析常用指标】

1. 氧合指标　包括动脉血氧分压（PaO_2）、动脉血氧饱和度（SaO_2）、氧合指数（PaO_2/FiO_2）。

（1）PaO_2：是指物理溶解在血液中的氧分子所产生的压力，是反映外呼吸状况的指标，其反映了肺毛细血管血的摄氧状况。正常值为 80 ～ 100mmHg（10.66 ～ 13.33kPa）。PaO_2 正常值随着年龄增加而下降，预计 PaO_2（mmHg）=100–0.3× 年龄（岁）±5。亦有研究认为 60 岁以上的健康人，年龄每增长 1 岁，PaO_2 下降 1mmHg（0.133kPa）。一般认为 PaO_2 60 ～ 79mmHg（8.0 ～ 10.5kPa）为轻度缺氧；40 ～ 59mmHg（5.3 ～ 7.8kPa）为中度缺氧；＜ 40mmHg（5.3kPa）为严重缺氧。通

常将 PaO_2 ＜ 60mmHg（8.0kPa）作为Ⅰ型呼吸衰竭的诊断标准。

（2）SaO_2：表示动脉血中氧气与血红蛋白的结合程度，SaO_2= 氧合血红蛋白 / 全部血红蛋白 ×100%。健康人 SaO_2 为 95%～99%，如低于 90%可确定有低氧血症存在。

（3）氧合指数：是反映呼吸功能的重要指标。在血气分析报告单上，此项指标需要结合氧分压的数值和实际吸氧浓度而计算，氧合指数≥ 400mmHg 为正常。如果 PaO_2 下降，加大吸氧浓度虽然可以提高 PaO_2，但计算氧合指数仍小于 300mmHg，提示有急性肺损伤的可能。

2. 二氧化碳分压（$PaCO_2$）　是指物理溶解在血液中的二氧化碳分子所产生的压力。正常值为 35 ～ 45mmHg，平均值为 40mmHg。$PaCO_2$ ＜ 35mmHg 提示低碳酸血症; $PaCO_2$ ＞ 45mmHg 提示高碳酸血症; $PaCO_2$ ＞ 50mmHg 提示存在Ⅱ型呼吸衰竭。$PaCO_2$ 能反映肺通气状态，故是判断呼吸功能的较好指标。$PaCO_2$ 低于正常，表明通气过度，见于呼吸性碱中毒或代谢性酸中毒时呼吸代偿；$PaCO_2$ 高于正常，表明通气不足，见于呼吸性酸中毒或代谢性碱中毒时呼吸代偿。

3. 酸碱指标　包括酸碱度（pH）、剩余碱（BE）、碳酸氢根（HCO_3^-）。

（1）pH：血浆的酸碱度取决于血浆中氢离子的浓度。健康人血浆氢离子浓度为 0.4×10^{7}mol/L，这样表示十分不便，即采用氢离子浓度的反对数（pH）表示，pH= –lg（0.4×10^{7}）=7.4。正常范围 7.35 ～ 7.45。pH 是一个可以直接判断酸碱紊乱变化方向的重要指标，反映体内呼吸和代谢因素综合作用的结果。pH ≤ 7.35 提示酸中毒，pH ≥ 7.45 提示碱中毒。从 pH 变化大小可判断酸碱紊乱的程度。但 pH 作为判断酸碱失衡的指标也存在着局限性，单根据 pH 不能确定酸碱失衡的性质，如 pH ＜ 7.35，这既可由呼吸性酸中毒引起，也可由代谢性酸中毒引起；此外，pH 正常并不能排除酸碱失衡不存在，如呼吸性碱中毒合并代谢性酸中毒时，pH 可在正常范围之内。

（2）BE：正常范围 –3 ～ +3mmol/L。正值表明存在碱剩余，负值表明存在碱缺失。正常血标本 pH 为 7.4，故不需用酸或碱滴定，BE 为 0。BE 一般不受呼吸性因素影响，是反映血液缓冲碱绝对量增减，以及代谢性因素的客观指标，指导临床补酸或补碱量，比 HCO_3^- 准确。代谢性酸中毒时 BE 负值增加，代谢性碱中毒时 BE 正值增加。

（3）HCO_3^-：包括理论碳酸氢根（SB）和实际碳酸氢根（AB）。正常值 22 ～ 27mmol/L，平均 24mmol/L。SB 不受呼吸因素的影响，其数值的增减反映体内的 HCO_3^- 的储存量，以此表明代谢成分的增减。代谢性酸中毒时 SB 降低，代谢性碱中毒时 SB 升高。AB 是实际条件下测得血浆的碳酸氢根含量，受呼吸影响。

4. 其他 包括 [K^+]、[Na^+]、[Cl^-]、[Ca^{2+}]、乳酸（Lac）浓度、血糖（Glu）浓度、血红蛋白（Hb）浓度、红细胞比容（Hct）等指标。

【动脉血气分析报告的判断】

动脉血气分析报告应根据临床患者实际情况灵活运用。有时还需要结合其他检查，结合临床动态观察，才能正确判断患者的体内环境。

1. 判断所检测结果是否正确 如果对于一个不存在明显缺氧、休克情况的患者，出现 PaO_2 不足 60mmHg，SaO_2 低于 80% 的情况，最简单的验证方法是用简易的指脉氧饱和度监测仪监测患者的指脉氧，如果指脉氧的 SaO_2 是 95%左右，就要怀疑是不是抽到静脉血了，如表 37-1 所示。

表 37-1 动脉血气分析与静脉血气分析的对比

指标	动脉血	混合静脉血	指标	动脉血	混合静脉血
pH	7.40（7.35 ～ 7.45）	7.36（7.31 ～ 7.41）	$PaCO_2$	35 ～ 45mmHg	41 ～ 51mmHg
PaO_2	81 ～ 100mmHg	35 ～ 40mmHg	HCO_3^-	22 ～ 27mmol/L	22 ～ 27mmol/L
SaO_2	95% ～ 99%	70% ～ 75%	BE	–3 ～ +3mmol/L	–3 ～ +3mmol/L

2. 分析检测结果是否存在异常 一份动脉血气分析结果可通过以下三步，即可从这些数据中快速获取所需的信息，并依次采取相应的治疗手段。

（1）分析氧合状态：通过查看 SaO_2 和 PaO_2 水平分析氧合状态，对低氧血症进行分级（表 37-2）。

表 37-2　低氧血症分级

分级	SaO_2(%)	PaO_2(mmHg)
轻度	90 ～ 94	60 ～ 79
中度	75 ～ 89	40 ～ 59
重度	＜ 75	＜ 40

PaO_2 ＜ 60mmHg，$PaCO_2$ 正常或下降则为Ⅰ型呼吸衰竭，若 $PaCO_2$ ＞ 50mmHg 即存在二氧化碳潴留，则为Ⅱ型呼吸衰竭。

（2）根据 pH 判断酸碱失衡：通过查看 pH 判断是否存在酸碱失衡，pH ＜ 7.35 提示酸中毒；pH ＞ 7.45 提示碱中毒；pH 7.35 ～ 7.45 提示酸碱平衡正常，也可能是代偿状态，也可能是混合性酸碱失衡。

在临床上，酸碱平衡紊乱常是某些疾病或病理过程的继发性变化，一旦发生酸碱平衡紊乱，就会使病情更加严重和复杂，对患者的生命造成严重威胁，因此，及时正确处理酸碱平衡紊乱常是治疗成败的关键。

（3）判断酸碱失衡类型：通过查看 $PaCO_2$（呼吸因素）、HCO_3^-（代谢因素）与 pH 的变化方向。判断酸碱失衡是呼吸性还是代谢性，从而进行相应的治疗。pH 与 $PaCO_2$ 的变化方向相同，为代谢的原发因素；pH 与 $PaCO_2$ 的变化方向相反，为呼吸的原发因素（表 37-3）。

表 37-3　酸碱失衡类型

异常	pH	原发异常	代偿反应	代偿极限
代谢性酸中毒	↓	HCO_3^- ↓	$PaCO_2$ ↓	10mmHg
代谢性碱中毒	↑	HCO_3^- ↑	$PaCO_2$ ↑	55mmHg
呼吸性酸中毒	↓	$PaCO_2$ ↑	HCO_3^- ↑	急性 30mmol/L 慢性 42 ～ 45mmol/L
呼吸性碱中毒	↑	$PaCO_2$ ↓	HCO_3^- ↓	急性 18mmol/L 慢性 12 ～ 15mmol/L

1）对于存在混合性酸碱失衡的情况，如同时存在 $PaCO_2$ 升高和 HCO_3^- 降低的酸中毒，或者同时存在 $PaCO_2$ 降低和 HCO_3^- 升高的碱中毒，

需要根据临床情况判断原发失衡。

2）如果存在呼吸道梗阻、肺部感染、慢性阻塞性肺疾病、呼吸衰竭等因素，则考虑呼吸为原发因素。

3）如存在低血压、血容量不足、感染、大量利尿药应用、胃肠减压、肝肾功能不全等，则考虑代谢为原发因素。

4）如果是呼吸性的，判断是单纯呼吸性或还有代谢成分，要依据 BE，BE ＞ +3mmol/L 表示存在代谢性碱中毒，BE ＜ −3mmol/L 表示存在代谢性酸中毒。

（4）判断是否存在代偿和混合性酸碱失衡：如果检测结果中 $PaCO_2$ 和 HCO_3^- 的变化方向相同，则表示另一因素为代偿改变。例如，呼吸性酸中毒（pH ＜ 7.35，$PaCO_2$ 升高）情况下，HCO_3^- 升高，表示为代偿性增高。

如果 $PaCO_2$ 和 HCO_3^- 的变化方向相反，则表示存在混合性酸碱失衡。同样，如呼吸性酸中毒（pH ＜ 7.35，$PaCO_2$ 升高）情况下，HCO_3^- 降低，表示合并代谢性酸中毒。

如果原发酸碱失衡是呼吸性的，可以通过 pH 和 $PaCO_2$ 改变比例来判断是单纯还是混合性酸碱失衡。$PaCO_2$ 每改变 10mmHg，则 pH 反方向改变 0.08±0.02。例如，$PaCO_2$ 为 60mmHg（增加 20mmHg），则 pH 应为 7.4–2×0.08=7.24，pH 波动在 7.24±0.02，即 7.22 ～ 7.26 为单纯性呼吸性酸中毒，不在此范围内则是混合性酸碱失衡。

【处理原则】

1. 对于酸碱失衡最重要的处理原则就是治疗原发病。

2. 一般的缺氧情况可通过吸氧改善。而对于呼吸衰竭，则需要进一步查明病因。需要注意的是，老年人正常情况下也存在氧分压降低，需要联合氧分压、吸氧状态进行判断。

3. 对于呼吸性酸中毒，首先要改善通气功能，早期使用无创正压通气能有效改善病情，但严重的呼吸性酸中毒则应尽早气管插管及有创机械通气，避免延误抢救时机。

4. 对于呼吸性碱中毒，可以通过控制体温、镇静、镇痛等减少患者的烦躁情况，同时通过加用面罩来增大呼吸道无效腔，减少 CO_2 过度排出。

5. 对于代谢性的酸中毒和碱中毒，遵医嘱进行补液、纠正电解质紊乱等。严重的代谢性酸中毒或代谢性碱中毒状态，需要根据情况输注碳酸氢钠注射液或精氨酸注射液进行纠正,并密切复查血气了解纠正情况，以免矫枉过正。

【指导无创正压通气的应用】

血气监测是无创正压通气中最重要的监测指标，根据血气分析结果合理调整参数，避免各种通气并发症，使通气治疗获得理想效果。

1. 血气分析是建立无创正压通气的重要依据 根据动脉血气分析，可确定患者是否存在呼吸衰竭，是Ⅰ型还是Ⅱ型呼吸衰竭，是否存在严重的酸碱失衡、缺氧和 CO_2 潴留，结合病情来掌握机械通气的指征。

2. 血气分析在无创正压通气中的应用 使用无创正压通气的患者可根据血气分析结果，调节吸气压力、呼气末正压、潮气量（V_T）、呼吸频率、吸氧浓度（FiO_2）等通气参数，使血气维持正常范围。基本原则：根据 PaO_2 来调节吸氧浓度和 PEEP 的水平，根据 $PaCO_2$ 和 pH 来调节通气量（潮气量和呼吸频率），具体如表 37-4 所示。

表 37-4 血气分析指导下呼吸机参数调节参考

血气分析结果	呼吸机参数调节
PaO_2 过低	FiO_2 ↑、PEEP ↑、吸气时间↑
PaO_2 过高	FiO_2 ↓、PEEP ↓
$PaCO_2$ 过低	VT ↓、峰流速↓、通气量↓、吸气压力↓
$PaCO_2$ 过高，PaO_2 变化不明显	VT ↑、峰流速↑、通气量↑、PEEP ↓、吸气压力↑
$PaCO_2$ 过高，PaO_2 过低	VT ↑、峰流速↑、通气量↑、吸气压力↑
$PaCO_2$ 过高，PaO_2 正常或过高	PEEP ↓

3. 血气分析在撤机时的应用 判断患者能否撤机要详细了解患者的病情，并结合撤机前测定的各项参数。血气分析是撤机前必须测定的重要指标。血气分析稳定在允许范围且满足以下指标，可考虑停机：① IPAP ≤

12cmH$_2$O，EPAP ≤ 5cmH$_2$O；② pH ＞ 7.35；③ SaO$_2$ ＞ 90％；④ PaCO$_2$水平稳定，或无基础肺疾病者大致正常；⑤ FiO$_2$ ≤ 40%；⑥呼吸状态稳定；⑦原发疾病得到控制或改善；⑧血流动力学稳定。在停机观察期间，也应根据患者病情动态监测动脉血气分析，使血气指标在停机后仍维持基本稳定。

（万群芳　赖　倩　徐　玲）

参考文献

康焰，2015. 临床危重医学教程 [M]. 北京：人民卫生出版社 .
罗炎杰，冯玉麟，2009. 简明临床血气分析 [M]. 北京：人民卫生出版社 .
宋志芳，2012. 呼吸机治疗手册 [M]. 北京：北京科学技术出版社 .
朱雷，2012. 机械通气 [M]. 第 3 版 . 上海：上海科学技术出版社 .

第七篇

无创正压通气患者的营养支持

第三十八章　呼吸功能不全与营养不良

【概述】

呼吸功能不全患者常伴有营养不良，常见于有慢性阻塞性肺疾病（COPD）、肺纤维化、严重的支气管扩张症、肺囊性纤维化等。COPD 患者的营养不良发生率较高，调查显示在 25%～40%。由于 COPD 患者有较高的再入院率，同时营养不良又会延长住院时间，所以住院期间的营养支持治疗尤为重要。尽管营养不良发生率高，并会导致较差的临床结局，但是最近的系统评价认为，如果可以早期发现营养不良，是可以通过干预治疗的。营养支持治疗不仅可以提高营养摄入量，改善营养状况，同时还能增强呼吸肌的力量，改善呼吸功能和患者的生活质量。呼吸功能不全的患者营养不良主要表现为体重下降、低体重指数（BMI）和瘦体组织（fat free mass，FFM）降低。体重丢失越多，尤其是 FFM 丢失越明显的患者，其肺功能越差，低氧血症的发生率和住院死亡率就越高。

【营养不良的发生原因】

呼吸系统疾病发生营养不良的原因主要是能量和营养素的供给与消耗的失衡，表现为下述几方面。

（1）摄入不足：呼吸困难、进食过程中血氧饱和度降低、慢性疾病所致的贫血均可导致能量和蛋白质的摄入不足。另外，由于年老所致的生理功能下降（如咀嚼和吞咽功能障碍）、生活自理能力差也是摄入不足的原因之一。无创通气面罩影响患者摄食，同时无创正压通气、张口呼吸会导致空气进入胃肠道，表现为腹胀、腹痛和早饱，影响患者的食欲和进食量。

（2）胃肠消化和吸收功能障碍：呼吸功能不全患者常因慢性缺氧和右心功能不全，导致肝脏和胃肠道的淤血和水肿，胃肠道的机械消化、化学消化和吸收功能均会发生障碍；即便吸收的营养物质，进入肝脏后也不能正常地代谢。所以呼吸功能不全的患者对营养物质的消化、吸收和代谢均受到影响。疾病的急性发作、感染等会导致机体发生应激反应，应激时可并发胃黏膜出血，影响食物或肠内营养的实施，也会降低营养物质消化率和吸收率。

（3）能量和营养素的消耗增加：肺的过度充气、胸腔和肺的顺应性降低而阻力负荷增加，呼吸做功效率降低，导致呼吸肌消耗能量增加。另外，低氧血症、炎症、发热和紧张的情绪等均可使患者处于高代谢状态。同时，疾病应激还导致胰岛素抵抗、血糖升高，营养物质的代谢发生改变。

（4）其他因素：缺乏营养知识和喂养技巧、社会经济因素和抑郁等均可能导致患者的营养摄入不足。

【营养不良对呼吸系统的影响】

呼吸功能不全常导致患者出现营养不良，而营养不良又可进一步影响或损害患者的呼吸功能，形成恶性循环。具体表现在营养不良损害患者的通气驱动、肺与呼吸肌的结构和功能、呼吸系统防御机制。

1. 通气驱动 营养不良和营养素摄入不足影响患者的物质代谢。增加代谢率可增加通气驱动，降低代谢率则可减少通气驱动。肌肉活动可增加代谢率，且显著增加对低氧的通气反应。对于依靠缺氧刺激而维持通气的 COPD 患者，营养不良还可使机体对缺氧的反应能力下降。摄入碳水化合物比例较高时可增加代谢率和通气驱动力。同样，增加蛋白质摄入可提高对 CO_2 的通气反应，而且增加蛋白质摄入导致的通气驱动力增强可影响临床治疗效果。对于呼吸功能不全患者，通气驱动增强会导致患者需要做更多的呼吸功来减少体内 CO_2 潴留，容易导致或加重呼吸肌疲劳。

2. 肺的结构和功能 营养不良能可逆性地影响肺的结构和功能。研究发现，三周内因饥饿致体重下降 40％的大鼠肺出现弹性纤维重构、肺泡腔扩大、肺泡壁表面积减少；同时伴有磷脂酰胆碱的减少和肺组织中蛋白质、RNA 含量及 RNA/DNA 比值的降低，营养支持的介入可纠正上述指标的异常，但形态学的损害不能完全纠正。

3. 呼吸肌的结构和功能　呼吸肌主要包括肋间肌、膈肌、腹壁肌、胸锁乳突肌、背部肌群、胸部肌群等，均为骨骼肌。骨骼肌力量和耐力主要依赖肌纤维。长期处于紧张状态的肌肉主要由Ⅰ型肌纤维构成，其特征为慢颤纤维，具有高氧化代谢水平，肌肉收缩缓慢，不易发生疲劳。而快速收缩的肌肉主要由Ⅱa型肌纤维（快颤、氧化型）和Ⅱb型肌纤维（快颤、糖酵解）构成，易发生疲劳，但能产生快速的肌肉收缩。肌肉的抗疲劳能力主要与肌肉的氧化能力有关，膈肌、肋间肌由上述3种肌纤维共同构成。

能量和蛋白质摄入不足，首先消耗的是骨骼肌，其次为了保护肌肉才逐渐转向动员体脂以供能。但长期的能量和蛋白质摄入不足，骨骼肌会逐渐消耗；营养不良即为其严重阶段，表现为骨骼肌显著耗竭而萎缩，肌纤维体积减小，而肌纤维数量无变化。营养不良时膈肌纤维Ⅰ型和Ⅱ型的横截面积显著减少，其中Ⅱ型肌纤维减少较Ⅰ型肌纤维更明显。功能上，营养不良时肌肉收缩力较正常值显著增高，而最大舒张速率显著降低，同时耐受能力下降。结果会加重气流的阻塞，肺泡的过度动态充气，反之会影响呼吸肌的收缩功能。

4. 呼吸系统的防御机制　呼吸系统的防御机制主要依赖于机体免疫功能和呼吸道黏膜上皮的完整性。营养不良或长期能量和蛋白质摄入不足可损害机体的免疫功能，以细胞免疫动能受损尤为明显，Th细胞和细胞毒性T淋巴细胞数量降低。尽管此类患者血清免疫球蛋白的水平处于正常范围，但其更新能力降低。长期蛋白质缺乏能间接通过B细胞活性影响T细胞的功能调节，影响抗体的产生。流行病学调查发现营养不良与肺炎的发展显著相关。营养不良时呼吸道内sIgA的减少可增加气道内细菌的黏附，进而使气道内有细菌寄生的患者发生院内感染的机会增加。营养不良还可损害细胞的吞噬功能和细胞内杀伤作用，降低体内的补体水平，阻断细胞因子和白细胞介素间的联系。上述所有的异常均可通过纠正营养不良得到恢复。营养不良影响肺泡和支气管上皮细胞的再生和修复。

（饶志勇　薛　秒　王茂筠）

第三十九章　无创正压通气患者的营养风险筛查和营养状况评价

【概述】

临床营养治疗不是一个简单的过程，类似于疾病的诊断和治疗过程。建立标准的临床营养诊疗流程能规范医院临床营养诊疗行为。营养风险筛查和营养状况评价是营养诊疗流程中重要的一环，是发现需要营养支持的患者的重要途径，营养状况评价还是评价营养支持效果的重要方法。

【营养风险筛查】

1. 定义　营养风险（nutrition risk）是指现存的或潜在的与营养因素相关的导致患者出现不利临床结局的风险。所谓营养风险并不是发生营养不良的风险（the risk of malnutrition），而是指营养风险与临床结局密切相关。只有改善临床结局才能使患者真正受益，即改善临床结局是临床营养支持治疗的一贯目标。对于营养风险与临床结局的关系，可以从以下两个方面来理解：①有营养风险的患者由于营养因素导致不良临床结局的可能性较无营养风险的患者大；②有营养风险患者有更多的机会从合理的营养支持中受益。因此，一旦筛查发现患者存在营养风险（或进一步评价中已经有营养不良），应结合临床，制订个体化临床营养支持方案。

营养风险筛查（nutrition risk screening）是由医务人员实施的、简便的用于判断患者是否存在营养风险的筛查方法，以决定是否需要制订或实施临床营养治疗干预计划。欧洲临床营养与代谢学会（The European Society for Clinical Nutrition and Metabolism，ESPEN）在2006年的《成人危重症患者肠内肠外营养指南》中明确了营养风险筛查的定义：“营养风险筛查是一个快速而简单过程，通过营养筛查如果发现患者存在营养风险，即可制订营养计划；如果患者存在营养风险但不能实施营养计划和不能确定患者是否存在营养风险时，需要进一步进行营养状况评价”。

2. 营养风险筛查的应用原则

（1）已有营养不良（营养不足）或有营养风险的患者接受临床营养干预有可能改善临床结局，包括减少并发症的发生率、缩短住院时间等。

（2）如果不存在营养不良（营养不足）和（或）营养风险，临床营养干预有可能增加并发症或增加费用。

（3）有必要对每一例入院患者进行营养风险筛查，评估其是否存在营养风险，并根据筛查结果，采取相应措施，如制订个体化肠外、肠内营养支持计划。

（4）现阶段推荐对每一例入院的患者都进行营养风险筛查。

3. 营养风险筛查工具　目前主要的营养风险筛查工具包括营养风险筛查 2002（Nutritional Risk Screening 2002，NRS 2002）、营养不良通用筛查工具（Malnutrition Universal Screening Tools，MUST）、营养风险指数（Nutritional Risk Index，NRI）、老年患者营养风险指数（geriatric nutritional risk index，GNRI）和重症营养风险评分表（NUTrition Risk In the Critically ill，NUTRIC）等。

（1）NRS 2002：是以 Jens Kondrup 为首的 ESPEN 专家组提出的一种营养筛查工具。以 128 项随机对照临床研究为基础，进行了信度和效度的验证，2003 年首度发表在欧洲 *Clinical Nutrition* 上。ESPEN 在 2006 年在其临床营养指南中明确了其地位。中华医学会肠外与肠内营养学分会（CSPEN）也推荐用 NRS 2002 作为住院患者营养风险筛查的首选工具。2013 年 4 月 18 日发布的《中华人民共和国卫生行业标准——临床营养风险筛查（WS/T）427-2013》中，明确 NRS 2002 在营养风险筛查的地位，NRS 2002 适用对象：年龄 18 ～ 90 岁、住院过夜、入院次日 8：00 前未行急诊手术、神志清楚、愿意接受筛查的成年住院患者。

NRS 2002 得分：①疾病的严重程度评分；②营养状况受损评分；③年龄评分。以上三项最高分相加，总分为 0 ～ 7 分。在评分≥ 3 分的情况下，提示大部分患者营养支持有效，能够改善临床结局，而在评分＜3 分的情况下，大部分患者营养支持无效。因此，将是否存在营养风险的评分节点定为 3 分，即评分≥ 3 分为有营养风险，根据病情制订个体化的营养支持方案。而评分＜3分者虽然没有营养风险，但应在其住院期间每周筛查1次。

（2）MUST：是英国肠外肠内营养协会（British Association for Parenteral and Enteral Nutrition，BAPEN）多学科营养不良咨询小组于2003年6月开发，经过2008年、2010年和2011年三次小修订，形成了目前版本。MUST在英国应用非常广泛，在其他欧洲国家也有应用，在中国只有零星使用，有待进行研究验证。

MUST主要用于对成年人蛋白质-能量营养不良（营养不足）或肥胖，及其发生风险的筛查。包括三个必须模块：①BMI；②体重减轻；③疾病所致进食量减少。通过以上三个模块评分得出总分，并根据得分情况将营养风险级别分为低风险、中等风险和高风险。还专门制订使用指南，可以用于医院、社区和其他照护机构；并且不受专业限制，医生、临床营养师、护士、社会工作者和学生等均可参照指南使用。在患者变换居住环境后，需要重新进行筛查。

（3）NRI：起源有多种说法，不过1988年由Buzby GP等通过研究明确了NRI的计算公式，并用于评价全肠外营养的手术患者的营养不良风险。而在1991年，美国退伍军人协会肠外营养研究协作组提出了另外一个计算公式，也就是我们现在常用的公式。

$$\text{NRI}=1.519\times\text{ALB（白蛋白，g/L）}+41.7\times\frac{\text{实际体重（kg）}}{\text{平日体重（kg）}}$$

其中平日体重为患者前2～6个月间体重的最高值。如果实际体重大于平日体重，该比值＞1，该比值按1计算。NRI＞100，营养状况正常；NRI 97.5～100为临界营养不良；NRI 83.5～97.5为轻度营养不良；NRI＜83.5，为严重营养不良。

既然NRI能预测患者的营养相关性并发症，与NRS 2002的作用相同，即便评价结果是“营养不良”，也不妨碍NRI是一款实用的营养风险筛查工具。而且许多研究已证实NRI与NRS 2002的相关性，以及其预测营养相关并发症的可靠性。虽然国内使用NRI作为营养风险筛查的人员不多，但NRI不失为一款很好的营养风险筛查工具。

（4）GNRI：是针对老年人群使用的营养风险筛查工具。2005年由法国Bouillanne O团队在Buzby GP等设计的NRI的基础上改良而来，主要适用于医院、康复中心及一些可以提供长期护理的机构，用于筛查营养相关性并发症的发生率和死亡风险，有较高的敏感度和特异度。应该注意的是，它是营养相关的风险指数，而非营养不良指数。

GNRI 将原来 NRI 中在老年患者中很难获得的平日体重改为理想体重，其计算公式如下：

$$\text{GNRI}=1.489\times\text{ALB（白蛋白，g/L）}+41.7\times\frac{\text{实际体重（kg）}}{\text{理想体重（kg）}}$$

要注意的是，公式中的理想体重是 Lorentz 公式来计算的。

$$\text{男性：理想体重（kg）}=\text{身高（cm）}-100-\frac{\text{身高（cm）}-150}{4}$$

$$\text{女性：理想体重（kg）}=\text{身高（cm）}-100-\frac{\text{身高（cm）}-150}{2.5}$$

根据 GNRI 的得分进行营养风险分级，GNRI ＜ 82 分，为重度营养风险；82 分≤ GNRI ＜ 92 分，为中度营养风险；92 分≤ GNRI ＜ 98 分，为轻度营养风险；GNRI ＞ 98 分，为无营养风险。GNRI 评分为中度和重度营养风险的老年患者的营养相关风险较高，需要进行临床营养治疗干预。

（5）微型营养评价简表：2001 年，Rubenstein LZ 等对 MNA 进行修订，并设计了简版 MNA（mini nutritional assessment short form，MNA-SF）用于营养风险筛查。2009 年国际 MNA 小组的 Kaiser 等对旧版 MNA-SF 进行了修订。

考虑到对于无法称重或无法测量身高的患者，不能获取 BMI，可用小腿围（calf circumference，CC）来代替。所以修订版 MNA-SF 与旧版 MNA-SF 不同点是增加了 1 个可选择性的条目，即 CC 的评价，也即新版 MNA 第二部分评价的最后一个问题。修订版 MNA-SF 与 MNA 一样将受试对象营养状况分为营养状况正常（12 ～ 14 分）、营养不良风险（8 ～ 11 分）和营养不良（0 ～ 7 分）三类。

（6）重症营养风险评分表：前述几种方法适用于意识清醒、沟通良好的患者，对于病情危重、意识不清的卧床患者并不适用。2011 年，加拿大学者 Heylend 等收集了入住 ICU 超过 24 小时的 597 例＞ 18 岁的患者，通过分析各项指标和临床结局（28d 病死率和呼吸机脱机时间）的关系后，推导出重症营养风险评分表 NUTRIC。NUTRIC 评分主要适用于ICU病情危重、意识不清卧床患者的营养风险筛查，能弥补以上营养风险筛查工具的缺陷。NUTRIC评分是一款适用于有创正压通气的患者使用的营养风险筛查，目前还没有研究资料认为适用于无创正压通气的患者。但有些无创正压通气的患者是由有创通气转换过来，前期的评分可以作为营养支持的参考。

NUTRIC评分内容包括患者年龄、疾病严重程度、器官功能情况、并发症、炎症指标及入住ICU前的住院时间。NUTRIC评分的6个主要指标和得分标准（表39-1）。将总分相加即为NUTRIC分值，总分0～5分为低营养风险，6～10分为高营养风险组。无IL-6时，总分0～4分为低营养风险组，5～9分为高营养风险组，得分越高表明患者死亡风险越高。

表39-1 NUTRIC评分的项目和评价标准

项目	评分系统				
年龄（岁）	范围	＜50	≥50，＜75	≥75	
	得分（分）	0	1	2	
APACHE Ⅱ评分	范围	＜15	≥15，＜20	≥20，＜28	≥28
	得分（分）	0	1	2	3
SOFA评分	范围	＜6	≥6，＜10	≥10	
	得分（分）	0	1	2	
合并症（种）	范围	0～1	≥2		
	得分（分）	0	1		
入住ICU前住院时间（d）	范围	＜1	≥1		
	得分（分）	0	1		
IL-6（pg/ml）	范围	＜400	≥400		
	得分（分）	0	1		

【营养状况评价】

1. 定义 营养状况评价（nutrition status assessment）由接受过培训

的临床营养师、护师及临床医师进行，对患者的临床病史、营养摄入史、营养代谢情况、机体各项功能等所进行的全面评定。2002 年，美国肠外与肠内营养学会（American Society for Parenteral and Enteral Nutrition，ASPEN）在其指南中对营养状况评价做了定义：用医学的、营养的方法进行全面的评价，包括病史、体格检查、人体测量和实验室检查等数据，还包括营养状况的综合评价工具。

2. 目的　营养状况评价的目的是制订临床营养支持治疗计划，进一步研讨营养支持的适应证和营养支持可能的副作用，监测临床营养支持的效果。按中国、欧洲和美国的专业学会的指南，先对患者做营养风险筛查，有疑问时进行详细的营养状况评价，然后制订营养干预计划。“筛查—评价—干预—再评价”是临床营养治疗的基本步骤。如果营养风险筛查结果明确，可以直接制订营养干预计划，适时开展营养支持，并监测不良反应及核查其临床效果。

3. 营养状况评价的方法　完整的营养状况评价应包括膳食调查、人体测量、临床检查、实验室检查和综合评价，还包括能量和蛋白质需要量评估。

（1）膳食调查：是通过对患者每天进餐次数，摄入食物的种类和数量等进行调查，并根据食物成分表计算出每人每日摄入的能量和其他营养素，然后与患者需要量进行比较，评价出患者的供给是否满足需要，并了解食物分配和烹调加工过程中存在的问题，提出改进措施。膳食调查的方法如下。

1）7 天食物登记法（7-day food record）：记录患者 7 天内进食的食物种类和数量，该法常用于门诊患者。

2）食物频率法（food frequency）：估计被调查者在指定的一段时期内进食某些食物的频率的一种方法。该方法可记录每天、每周、每月，甚至每年食物摄入的频率。注重一般的营养素而不是特殊的营养素。在患病期间，食物种类可能会变化，因此，完成一份住院前或患病前的食物频率调查，对于掌握患者膳食情况非常重要。

3）24 小时回顾法（24-hour recall）：该法要求患者或家属回顾过去 24 小时内进食的所有食物的种类及数量，并进行记录和分析。该方法有小的缺陷，如准确性差，需要被调查者回顾过去 24 小时食物的摄入。为了弥补这个缺点，可以与食物频率法联合使用，也可将常用食物或本地区常见食物列举在表格中。有时，为了更为准确地了解患者饮食摄入情况，可进行连续 3 天的 24 小时回顾。临床上，该方法是了解患者饮食摄入情况最常用的方法。

（2）人体测量（anthropometry）：主要是用测量和观察的方法来描述人体的体质特征的方法和过程。人体测量的内容主要包括身高（长）、体重、围度、皮褶厚度、握力等。其中，身高和体重是人体测量的最为重要的内容，准确测量和记录对营养状况评价有重要的价值。人体测量可反映当前患者的营养状况，种族、父母遗传、出生体重和环境因素可影响生长和发育，在进行人体测量时需考虑这些因素。

1）身高：与种族、遗传、营养、内分泌、运动和疾病等因素有关，一般急性或短期疾病与营养波动不会明显影响身高。对于无创通气的患者，可以通过身高的测量，间接计算体表面积或 BMI 等，从而计算基础代谢率，或判断体型。

2）体重（BW）：是营养状况评价中最简单、直接而又可靠的指标；使用最久且目前仍是最主要的营养状况评价指标。体重是脂肪组织、去脂体重（FFM）之和，可从总体上反映人体营养状况。水肿患者体重常不能反映真实体重和营养状况。体重丢失在营养状况评价中是十分重要的指标，它通常反映能量摄入不足，后者可引起细胞蛋白质丢失增加。

标准体重，也称理想体重（IBW），其反映和衡量一个人健康状况的重要标志之一。我国最常用的标准体重计算公式是 Broca 改良公式：标准体重（kg）= 身高（cm）–105。

体重改变可反映能量与蛋白质代谢情况；对无创正压通气的患者来说，体重改变能反映饮食摄入情况。体重降低，提示能量和蛋白质摄入不足；对于营养不良的患者，体重增加，表明机体处于合成状态，营养摄入增加，营养状况改善。体重改变的公式为：

$$\text{体重改变（\%）}=\frac{\text{平日体重（kg）}-\text{实际体重（kg）}}{\text{平日体重（kg）}}\times 100\%$$

评价体重改变时，应将体重变化的幅度与速度结合起来考虑，如表 39-2 所示。

表 39-2　体重改变的评价标准

时间	中度体重丢失	重度体重丢失	时间	中度体重丢失	重度体重丢失
1 周	1%～2%	＞2%	3 个月	7.5%	＞7.5%
1 个月	5%	＞5%	6 个月	10%	＞10%

体重评价时应注意以下特殊情况：①水肿、腹水等，引起细胞外液相对增加。②巨大肿瘤或器官肥大等，可掩盖脂肪和肌肉组织的丢失。③利尿药的使用会造成体重丢失的假象。如果每日体重改变大于 0.5kg，通常提示是体内水分改变的结果，而非真正的体重变化。④在短时间内出现能量摄入及钠量的显著改变，可导致体内糖原及体液的明显改变，从而影响体重。

3）体质指数（body mass index，BMI）：又称体重指数，是目前最常用的体重-身高指数，是评价肥胖和消瘦的良好指标。BMI 是反映蛋白质能量营养不良及肥胖症的可靠指标。临床上 BMI 的改变常提示疾病的预后，男性 BMI ＜ $10kg/m^2$、女性 BMI ＜ $12kg/m^2$ 者很少能够存活，BMI ＜ $20kg/m^2$ 可能高度提示临床转归不佳和死亡。计算公式如下：

$$\text{BMI}\ (kg/m^2) = \frac{\text{体重}\ (kg)}{\text{身高}\ (m)^2}$$

2002 年，国际生命科学学会中国办事处中国肥胖问题工作组提出了 18 岁以上中国成人 BMI 评价标准，如表 39-3 所示。

表 39-3　成人 BMI 评价标准（kg/m^2）

BMI 分类	WHO 标准	亚洲标准	中国标准
肥胖Ⅲ级（极重度肥胖）	≥ 40.0	未定义	未定义
肥胖Ⅱ级（重度肥胖）	35.0 ～ 39.9	≥ 30.0	未定义
肥胖Ⅰ级（肥胖）	30.0 ～ 34.9	25.0 ～ 29.9	≥ 28.0
超重（偏胖）	25.0 ～ 29.9	23.0 ～ 24.9	24.0 ～ 27.9
正常范围	18.5 ～ 24.9	18.5 ～ 22.9	18.5 ～ 23.9
蛋白质-能量营养不良Ⅰ级	17.0 ～ 18.4	17.0 ～ 18.4	17.0 ～ 18.4
蛋白质-能量营养不良Ⅱ级	16.0 ～ 16.9	16.0 ～ 16.9	16.0 ～ 16.9
蛋白质-能量营养不良Ⅲ级	＜ 16	＜ 16	＜ 16

4）皮褶厚度（skinfold thickness）：皮下脂肪含量占全身脂肪总量的 50%左右，通过皮下脂肪厚度的测定可推算体脂总量，并间接反映能量的摄入情况。皮褶厚度的测量部位包括三头肌部（triceps skinfold thickness，TSF）、肩胛下部和腹部等。但由于皮褶厚度测量受测量者技术、皮褶厚度计准确性的影响，加上长时间的能量摄入变化才能影响皮褶厚度，目前临床上很少将其用于评价患者的营养状况，尤其住院时间较短的患者。

5）小腿围（CC）：为人体形态指标之一，反映人体腿部肌肉发育水平及发达程度；临床上常以小腿围判断患者的营养状况变化，尤其是老年人或长期接受营养支持的患者，也可用于对老年患者和营养支持患者营养状况的监测，降低有可能会出现肌肉减少症。

6）握力：一般指非利手握力，反映肌肉总体力量的一个指标。评价的受试者肌肉静力的最大力量状况，主要反映前臂和手部肌肉的力量，因其与其他肌群的力量有关，也可反映上肢肌力情况，间接体现机体营养状况的变化，适用于肌力和营养状态变化的评价。连续监测，以评估患者骨骼肌肌力恢复情况。

7）人体成分分析：方法有许多种，根据其所使用的方法的不同，可以得到脂肪含量、去脂体质含量、骨及矿物质含量、水分含量（细胞总水、细胞内外水分含量），甚至身体不同部位或节段的人体成分情况。对于无创通气患者，了解脂肪含量和 FFM 含量很重要，尤其是 FFM 含量，能判断患者是否存在肌肉消耗，是否存在肌肉减少症，有助于制订精准的营养支持方案，并判断无创正压通气患者撤机的可能性和临床预后。

常用的方法是生物阻抗分析法（bioelectrical impedance analysis，BIA）和双能 X 线吸收法（dual energy X-ray absorptiometry，DXA）等，其中由于测量简单、成本低、花费时间较短，BIA 法在临床使用最为普遍。2014 年，亚洲肌肉减少症工作组（AWGS）发布了亚洲肌肉减少症的共识定义了亚洲人群肌肉减少症的评价标准，其中 DXA 和 BIA 测定的瘦体组织均用于评价患者是否存在肌肉减少症，如表 39-4 所示。肌肉减少症同时合并 COPD 的男性，发生低骨密度的风险增高，患者发生肌力下降、易疲劳、代谢紊乱、骨折等不良后果，还影响无创正压通气患者撤机。

表 39-4 AWGS 肌少症肌肉量、肌力及体能诊断标准

姓别	肌肉量 身高校正骨骼肌指数		肌力 （握力）	体能 （步速）
	BIA 法	DXA 法		
男性	$7kg/m^2$	$7kg/m^2$	＜ 26kg	≤ 0.8m/s
女性	$5.7kg/m^2$	$5.4kg/m^2$	＜ 18kg	

注：身高校正骨骼肌指数 = 四肢骨骼肌重量（kg）÷ 身高（m）^{2}。

（3）临床检查：是通过病史采集及体格检查来发现是否存在营养代谢异常。

1）病史采集

A. 膳食史：包括有无厌食、饮食禁忌、吸收不良、消化障碍及能量与营养素摄入量等。

B. 疾病史：已存在的影响能量和营养素摄入、消化、吸收和代谢的疾病因素，以及本身就发生代谢改变的疾病和生理或病理状态，如传染病、内分泌系统疾病、慢性疾病（如肝硬化、肺心病及肾衰竭等）、消化系统疾病等。

C. 用药史及治疗手段：包括代谢药物、类固醇、免疫抑制剂、放疗与化疗、利尿药、泻药等。

D. 对食物的过敏或不耐受等。

2）体格检查：重点在于发现下述情况，并判定其程度并与其他疾病相鉴别。①恶病质和肌肉萎缩；②肝大；③水肿或腹水；④皮肤改变；⑤毛发脱落；⑥维生素缺乏体征；⑦必需脂肪酸缺乏体征；⑧常量和微量元素缺乏体征；⑨恶病质等。WHO 专家委员会建议特别注意下列方面，即头发、面色、眼、唇、舌、齿、龈、皮肤、指甲、心血管系统、消化系统和神经系统等。表 39-5 列举了能量和营养素缺乏时的临床表现及其可能影响因素。

表 39-5 能量和营养素缺乏表现及其可能因素

部位	临床表现	可能的营养素缺乏
头发	干燥、变细、易断、脱发	蛋白质-能量、必需脂肪酸、锌
鼻部	皮脂溢	烟酸、维生素 B_2、维生素 E
眼	眼干燥症、夜盲症、毕脱氏斑、睑角炎	维生素 A
舌	舌炎、舌裂、舌水肿	维生素 B_2、维生素 B_6
牙	龋齿	氟
	牙龈出血、肿大	维生素 B_2、叶酸、烟酸维生素 C
口腔	味觉减退、改变	锌
	口角炎、干裂	维生素 B_2、烟酸
甲状腺	肿大	碘
指甲	舟状指、指甲变薄	铁
皮肤	干燥、粗糙、过度角化	维生素 A、必需脂肪酸
	瘀斑	维生素 C、维生素 K
	伤口不愈合	锌、蛋白质、维生素 C
	阴囊及外阴湿疹	维生素 B_2、锌
	癞皮病皮疹	烟酸
骨骼	佝偻病体征、骨质疏松	维生素 D、钙
神经	肢体感觉异常或丧失、运动无力	维生素 B_1、维生素 B_{12}
肌肉	腓肠肌触痛	维生素 B_{12}
	腓肠肌萎缩	蛋白质-能量
心血管	脚气病心脏体征	维生素 B_1
	克山病体征	硒
生长发育	营养性矮小	蛋白质-能量
	性腺功能减退或发育不良	锌

（4）实验室检查：可提供客观的营养评价结果，并且可确定存在哪

一种营养素的缺乏或过量，以指导临床营养支持治疗，目前的实验室检查包括血浆蛋白、血浆氨基酸谱、免疫功能、维生素、微量元素、氮平衡和肌酐-身高指数等。目前临床上使用最多的是血浆蛋白。血浆蛋白水平可反映机体蛋白质营养状况，常用的指标包括白蛋白、前白蛋白、转铁蛋白、纤维素连接蛋白和视黄醇结合蛋白。

1）白蛋白：在应激状态下，血浆白蛋白（albumin）的水平降低，如这种低水平维持1周以上，可表示有急性营养缺乏。由于白蛋白的半衰期约为18～20天，在能量和蛋白质供给充足的情况下，急性疾病患者血浆白蛋白恢复至正常需要一定的时间。在静脉输注人血白蛋白时，由于其分布和血液稀释的影响，血浆白蛋白浓度的恢复常低于理论值。白蛋白的正常参考值为40～55g/L，28～39g/L为轻度不足，21～27g/L为中度不足，＜21g/L为重度不足。

2）前白蛋白（PA）：是由肝脏合成的一种糖蛋白。前白蛋白可与甲状腺素结合球蛋白及视黄醇结合蛋白结合，而转运甲状腺素及维生素A，故又称甲状腺素结合前白蛋白。前白蛋白参与机体维生素A和甲状腺素的转运及调节，具有免疫增强活性和潜在的抗肿瘤效应。由于前白蛋白半衰期很短，仅约1.9天，使得其能更加及时地反映营养状况的变化。在临床上常作为评价蛋白-能量营养不良和反映近期膳食摄入状况的敏感指标。从营养状况评价的角度讲，前白蛋白优于白蛋白。前白蛋白的正常值200～400mg/L，160～200mg/L为轻度不足，100～159mg/L为中度不足，＜100mg/L为重度不足。

3）其他血浆蛋白：由于其他血浆蛋白半衰期短，受诸多因素影响，目前临床上很少用于评价患者的营养状况。血浆蛋白基本特征见表39-6。

表39-6　血浆蛋白的基本特征

血浆蛋白	分子量（Da）	合成部位	血浆正常范围（g/L）	生物半衰期
白蛋白	66 460	肝细胞	40～55	18～20天
前白蛋白	54 980	肝细胞	0.2～0.4	1.9天
转铁蛋白	79 550	肝细胞	2.0～4.0	8～9天
纤维连接蛋白	440 000	肝细胞及其他组织	1.82±0.16	4～24小时

4）C 反应蛋白：不仅反映营养状况，还可反映炎性反应状态，是常见的代谢及应激反应的监测指标。临床常见 C 反应蛋白水平升高的同时，血浆白蛋白浓度降低，所以认为，C 反应蛋白与营养状况呈负相关关系。

（5）综合评价量表

1）主观整体评价（subjective global assessment，SGA）：是一款应用比较早，且有效的临床营养评价工具。由加拿大多伦多大学的 Baker JP 和 Detsky AS 等于 1982 年建立。SGA 通过询问了解患者体重改变与进食变化、消化功能的改变、通过主观评判来了解疾病应激情况、肌肉消耗和脂肪消耗情况及活动能力等。不用生化检查，也不做身高和体重测量。2011 年美国肠外肠内营养学会临床指南（ASPEN 指南）将其归为营养评价的工具之一，适用于住院患者，可以用于无创正压通气患者的营养状况评价。SGA 的信度和效度已经通过研究得到检验。通过 SGA 评估发现的营养不良患者并发症发生率是营养良好患者的 3 ～ 4 倍。

2）微型营养评价（mini nutritional assessment，MNA）：是 1994 年由瑞士的 Guigoz Y 提出的一种营养评价工具；2001 年，Rubenstein LZ 等进行修改。2011 年 ASPEN 指南认为属于营养评价工具。MNA 适用于所有老年人群，已在欧美国家广泛使用。在我国，也已有许多学者使用 MNA 评价住院患者的营养状况。MNA 的内容包括人体测量、整体评价、饮食评价和主观评价 4 个方面，共 18 个问题组成。第一部分 14 分，第二部分 16 分，全部完成 18 个问题总分为 30 分。在完成第一部分后，若得分≥ 12 分，无营养不良风险，不需要进行进一步的评价；若得分≤ 11 分，可能存在营养不良，需要继续进行评价，完成第二部分，计算总分。评价结果包括 MNA 得分≥ 24 分，营养状况正常；MNA 得分 17 ～ 23.5 分，为潜在营养不良或存在营养不良风险；MNA 得分＜ 17 分为营养不良。

（饶志勇　徐　玲　赖　倩）

第四十章　无创正压通气患者的营养支持

【能量和营养素需要评估】

确定患者能量需要是临床营养支持治疗最为重要的一个环节。由于病情、代谢、营养状况和治疗的差异，患者能量消耗差异较大，所以确定患者最适宜的目标能量供给量比较困难。临床上常用的能量需要量方法有单位体重法、预测公式和间接测热法等。

1. 能量需要量

（1）单位体重法：对于无创正压通气的患者，一般建议疾病初期 20 ～ 25kcal/(kg · d) 或更低；合成期可增加至 25 ～ 30kcal/(kg · d)，甚至高达 40kcal/(kg · d)。由于存在个体差异，对于每例患者来说可能存在偏差。

（2）预测公式法：从 20 世纪初开始，研究者以身高、体重、年龄和（或）性别等作为参数，以健康人群或特定人群为研究对象，通过各种研究手段推导出一些能量需要预测公式，最经典的公式是 Harris-Benedict（H-B）。但公式的准确性一直受到质疑，只有少部分的研究者认可公式的准确性。如表 40-1 显示的其他预测公式可以用于预测危重症患者的能量需要，但尚没有指南或共识推荐一个预测公式可以用于预测无创正压通气患者或慢性危重症患者的能量需要。

表 40-1　几种常用成人能量预测公式

预测公式	适合年龄	静息能量消耗（kcal/d）
H-B	成人	M：66.47+13.75× 体重 +5.0× 身高 −6.76× 年龄 F：655.1+9.56× 体重 +1.85× 身高 −4.68× 年龄
Mifflin-St. Jeor	成人	M：9.99× 体重 +6.25× 身高 −4.92× 年龄 +5 F：9.99× 体重 +6.25× 身高 −4.92× 年龄 −161
Penn State（2003b）	BMI＜30kg/m^2 所有成人，60 岁以下的肥胖者	Mifflin-St.Jeor 公式 ×0.96+VE×31+T_{max}×167−6212 VE：分钟通气量，T_{max} 代表最高体温

续表

预测公式	适合年龄	静息能量消耗（kcal/d）
Penn State（2010）	BMI ＞ 30kg/m^2 的老年患者	Mifflin-St.Jeor 公式 +0.71+VE×64+T_{max}×85−3085 VE：分钟通气量，T_{max} 代表最高体温
Ireton-Jones	机械通气	M：1925−10× 年龄 +5× 体重 +281+292×T+851×B F：1925−10× 年龄 +5× 体重＋ 292×T+851×B 其中 T 和 B 分别为创伤和烧伤（是为 1，否为 0）

注：体重单位为“kg”，身高单位“cm”，年龄单位为“岁”。

（3）瘦体组织法：因为脂肪组织为慢代谢组织，真正需要代谢能量的组织是瘦体组织，所以可以用瘦体组织来计算患者的基础能量需要（BMR）。通过人体成分分析测定瘦体组织，用以下两个公式来计算BMR。

Katch-McArdle 公式：BMR（kcal）=370+21.6×FFM（kg）

Cunningham 公式：BMR（kcal）=500+22×FFM（kg）

（4）间接测热法：目前公认的确定临床患者能量需要的金标准是间接测热法（indirect calorimetry，IC）。IC 法的仪器称为能量代谢测试系统，简称“代谢车（metabolic cart）”，其原理是能量代谢的“定比定律”。通过测定患者单位时间内呼吸气中氧气的消耗量和二氧化碳产生量计算静息能量消耗（restingenergyexpenditure，REE），计算公式用简易 Weir 公式，即 REE=3.941×VO_2+1.106×VCO_2，其中，VO_2 为氧气消耗量，VCO_2 为二氧化碳产生量。但是由于使用代谢车时，不能有气体溢出，对无创正压通气患者不适用。

2. 蛋白质需要量 相对于能量供给量估算，蛋白质的供给量计算各方意见差异较小，关于这方面的研究也比较少。专家共识或指南（ASPEN 和 ESPEN）都建议体重较为正常（一般建议 BMI ＜ 30kg/m^2）的患者蛋白质的供给量至少要达到 1.2 ～ 1.5g/(kg · d)，为了保证肥胖患者 FFM 不丢失或少丢失，肥胖患者的蛋白质需要量应达到 2.0 ～ 2.5g/(kg · d)（体重为标准体重）。但要注意，对于肝肾功能不全等患者，需要限制蛋白质摄入，根据患者病情、个体差异和疾病治疗原则计算蛋白质需要量。没有研究证明，可以用富含某种特殊氨基酸的蛋白质能提高肌肉蛋白质的合成或减少其消耗。

3. 脂肪和糖类来源和比例　由于脂肪的呼吸商较糖类低，可能产生的 CO_2 较少，有学者认为可以提高脂肪比例来减少 CO_2 的产生，从而改善无创或有创通气患者的治疗效果。但是，1992 年 Talpers SS 等的研究发现，在总能量固定的情况下（1.3×REE），糖类和脂肪的比例并不影响 CO_2 的产生，只有当总能量＞ 1.5×REE 时，CO_2 产生量的增加才有显著差异（REE，静息能量消耗）。对于 COPD 患者避免摄入过高的非蛋白质能量最重要，肠外营养时糖类的输注速度应控制在 4 ～ 5mg/(kg・min) 以下。经口进食时还要考虑到高脂膳食通常会增加饱腹感、延缓胃排空，干扰膈肌和胸部呼吸运动，从而增加了呼吸负担，还有可能增加误吸的风险。2006 年和 2018 年 ESPEN 的指南，以及 2016 年 ASPEN 的指南也明确指出没有证据表明高脂、低糖类配方可以对 COPD 患者有益。

总之，对于大部分无创正压通气的患者，营养治疗的原则：①适量能量、高蛋白质的膳食、肠内营养或肠外营养。②蛋白质、脂肪和糖类比例分别是 20%、20%～ 30% 和 50%～ 60%。③每日蛋白质摄入量为 1.5 ～ 2.0g/(kg・d)，能氮比为（150 ～ 180）：1。④每日适量补充各种维生素及微量元素，依据临床情况维持电解质平衡，特别注意补充影响呼吸肌功能的钾、钙、镁、磷等元素。⑤定期监测血清 25- 羟维生素 D[25（OH）D] 水平，如果发现维生素 D 降低，需同时补充活化维生素 D 和二磷酸盐，同时增加钙的摄入。

【肠内营养支持】

肠内营养（enteral nutrition，EN）是临床营养支持的重要手段之一，是指对于消化功能障碍而不能耐受正常饮食的患者，或者无法经口进食或经口进食不足时，经胃肠道供给易消化或不需消化的、由中小分子营养素组成的流质营养制剂的治疗方法。EN 最符合生理要求的途径，是营养支持的首选途径。营养素经胃肠消化吸收后，有利于内脏蛋白质的合成和人体新陈代谢的调节，胃肠功能存在是采用此途径的首要条件。

1. 肠内营养的特点

（1）肠内营养的优点

1）大部分营养物质在肠道毛细血管吸收，经门静脉系统进入肝脏，有利于内脏（尤其是肝脏）的蛋白质合成和代谢调节。

2）避免长期持续的肠外营养导致空置胃肠道，使小肠黏膜细胞萎缩，消化酶的活性降低，改善和维持胃肠道黏膜细胞结构与功能的完整性，防止肠道细菌移位。

3）在相同能量和蛋白质的情况下，应用EN的患者体重增长和氮平衡均优于全肠外营养。

4）肠内营养对技术和设备要求较低，使用简单，利于临床管理和实施，且费用低。

（2）肠内营养的实施难点

1）受胃肠道功能的限制，如肠梗阻、高位肠瘘、高流量肠瘘等。

2）受消化功能的限制，如胃大部切除胃酸缺乏，胆汁分泌、胰酶分泌障碍。

3）受消化和吸收功能的限制，如吸收不良综合征、短肠综合征、先天性巨结肠等。

4）口服患者，还受个体对口味的习惯差异。

2. 肠内营养的适应证和禁忌证 临床上施行营养支持治疗的总原则是只要胃肠功能允许，应尽量选用肠内营养，该原则高度概括了肠内营养的适应证。

（1）适应证

1）不能经口进食、摄食不足或有摄食禁忌者。

A. 经口进食困难：因口腔、咽喉炎症或食管肿瘤手术后、烧伤、化学性损伤等造成咀嚼困难或吞咽困难者，无创通气患者部分或完全影响进食。

B. 经口摄食不足：因疾病导致营养素需要量增加而摄食不足，如肺部感染引起的高热、大面积烧伤、创伤、脓毒血症、甲状腺功能亢进、AIDS及癌症放化疗患者。

C. 无法经口摄食：由于脑血管意外及咽反射丧失而不能吞咽，脑部外伤导致中枢神经系统紊乱、知觉丧失而不能吞咽，呼吸衰竭行有创通气患者。

2）胃肠道疾病：短肠综合征、胃肠道瘘、炎性肠道疾病、胰腺疾病、神经性厌食或胃轻瘫，以及吸收不良综合征、小肠憩室炎及各种疾病导致的顽固性腹泻。

3）胃肠道外疾病：围术期营养支持、加速康复外科、肿瘤放化疗辅助治疗、烧伤、创伤、肝肾功能不全、心功能不全等。

（2）禁忌证：肠内营养的绝对禁忌证是完全性肠道梗阻和大量进行性上消化道出血，不宜使用肠内营养的情况如下所述。

1）重症胰腺炎急性期。

2）严重应激状态、麻痹性肠梗阻、上消化道出血（轻微的黏膜出血使用肠内营养）、顽固性呕吐、严重腹泻或腹膜炎。

3）小肠广泛切除 4 ～ 6 周以内。

4）胃肠蠕动严重减慢，胃潴留量超过 400 ～ 500ml/d 的患者。

5）严重腹胀影响呼吸功能。

6）胃大部切除后易产生倾倒综合征的患者。

3. 肠内营养并发症及其防治　肠内营养的安全性一般很高，但也可能发生一些并发症，如胃肠道并发症、机械性并发症、代谢性并发症等。其中最常见的是胃肠道并发症，也是影响肠内营养实施的主要因素，以腹泻、腹胀、误吸最为常见，而且大多数并发症可以及时发现，并能纠正和处理。

（1）腹胀：发生腹胀的原因如下所述。①营养液浓度较高、脂肪比例高，或含产气的成分较多；②应用镇静药、麻醉药和肌松药，以及抑制肠蠕动的药物；③肠麻痹、胃无张力；④输注速率过快，温度较低；⑤无创通气的患者，使用面罩，常将空气吹入胃内。应根据患者的具体情况，减慢甚至暂停输注或降低浓度，对冷液加温，逐渐增量使胃肠道有适应过程，必要时可应用促进胃肠蠕动的药物，对腹胀严重者应同时行胃肠减压。胃肠减压对无创通气导致的胃胀气作用明显。

（2）腹泻：肠内营养时出现腹泻的原因：抗生素相关性腹泻（antibiotic-associated diarrhea，AAD）和其他原因所致的腹泻。

1）AAD 是指应用抗生素后发生的、与抗生素有关的腹泻。AAD 以腹泻为主要表现，其临床症状可轻可重。轻型患者仅表现为排稀便

2～3次/天，持续时间短；症状重者，常腹泻水样便10～20次/天，常表现为喂养越多，排便越多，主要原因是菌群失调后，结肠不能有效吸收水分所致。治疗上，可用缓解症状的药物，如蒙脱石散等，同时使用益生菌等。

2）药物性腹泻：药物本身的副作用可导致腹泻。例如，雷尼替丁和其他组胺类药物（H_2受体拮抗剂）亦可造成胃酸降低，导致腹泻；一些高渗性药物亦可直接引起腹泻，如乳果糖等。

3）低蛋白血症及营养不良：营养不良时小肠绒毛数目减少，绒毛高度降低，刷状缘低平，使小肠吸收力下降。低蛋白血症可使血管胶体渗透压降低，肠黏膜水肿，与腹泻有关。

4）乳糖酶缺乏：该类患者对乳糖不能耐受，如应用含乳糖的肠内营制剂可引起腹泻。肠内营养时要选用不含乳糖的配方，口服的患者不能进食含乳糖的牛奶。

5）脂肪吸收不良：肠腔内脂肪酶不足引起脂肪吸收障碍时，如应用高脂肪含量的肠内营养制剂，可导致腹泻。这些情况多见于胰腺分泌功能不足、胆道梗阻、回肠切除时。

6）高渗性营养液：输入肠道后会明显影响水分的吸收，在输注速度较快时更为明显，尤其是十二指肠或空肠喂养时。出现这种情况，可将直接推注或重力滴注改为经泵匀速泵入。同时营养液浓度可从低浓度、低剂量、低速度开始使用，根据耐受程度逐渐增加用量。

7）细菌污染：营养液在配制、运输、配送、室温下放置时间过长等都可以导致营养液被细菌污染。受污染的营养制剂内含有大量细菌，进入肠道可引起腹泻。因此，在肠内营养液的配制过程中应严格遵守无菌配制原则，配制好的营养液可在4℃冰箱内保持24小时，开封的营养液每袋/瓶输注时间应小于8小时。

8）温度过低：因中国人大多数不喜欢冷食，如果营养液温度低于室温，会刺激肠蠕动，水分不易吸收所致。喂养时可通过加温器将营养液的温度保存在40℃左右。

（3）恶心、呕吐：要素制剂中的氨基酸和短肽多有异味，即使增加调味剂仍有10%～20%患者会引起恶心或呕吐。预防办法：①若滴速过快、胃内有潴留，则应减慢速度，降低渗透压；②对症处理，如给予止吐剂等。

（4）水和电解质紊乱：一般肠内营养制剂能满足大多数患者的电解质和微量营养素的需要，由于代谢或丢失等原因，常会发生电解质和微量营养素的缺乏，应定期监测，及时补充。

（5）高血糖：营养液渗透压高可引起高血糖，其发生率可达10%～30%。此时应该减慢营养液输注速度或降低浓度，可应用胰岛素使血糖接近正常。

（6）感染并发症：严格地讲，营养液污染或管道污染导致的腹泻，也属于感染性并发症。而感染性并发症中，常见且后果比较严重的并发症是误吸及其所致的吸入性肺炎。误吸临床上出现呼吸急促、心率加快、X线肺部有浸润影。发生误吸的原因：①床头未抬高；②喂养管位置不当；③喂养管太粗；④胃排空延迟或胃潴留；⑤患者高危因素（如体弱、昏迷、神经肌肉疾病等）。

为了防止误吸和吸入性肺炎发生，可采取以下处理措施：

1）对于体弱、极度衰弱、老年、昏迷和神经肌肉疾病的患者，建议采用间歇重力滴注或经泵持续输注的方式。

2）一次投给量建议小于350ml；或采用少量（100～200ml）经营养泵缓慢输入（30～40分钟）。

3）鼻饲时及鼻饲后1小时患者取坐位或右侧卧位，或床头抬高30°～45°，鼻饲完毕后保持床头抬高30～45分钟。

4）调整喂养管位置，或选择较细较软的喂养管。

5）可采用鼻空肠营养管（NJ）、PEG或PEJ等方式进行肠内营养。

6）注意经常检查胃潴留量，如在喂养开始阶段其残留量大于前1小时输入量的2倍或在耐受阶段其量大于500ml/d，则应停止肠内营养，胃肠减压引流量小于500ml/d，可降低输注速度、浓度或降低总量，甚至可降低脂肪比例以促进排空。

一旦发现患者发生误吸，应立即采取以下措施：①停止营养液投给，吸尽胃内容物；②行气管内吸引，尽可能吸出液体及误吸食物；③鼓励并帮助患者咳嗽，咳出误吸液体；④应用肠内营养并同时进食的患者，较大颗粒状食物被误吸时，应尽早行支气管镜检查，清除食物颗粒；⑤静脉输入白蛋白减轻肺水肿；⑥如血气分析异常时，必要时行辅助通气；⑦使用抗生素防治肺部感染。

（7）机械性并发症：肠内营养的机械性并发症与喂养管的质地、粗细及部位有关，选择喂养途径不同，机械性并发症发生不同。

1）经鼻置管：长期放置鼻胃管可引起鼻翼部糜烂、咽喉部溃疡、声音嘶哑、鼻窦炎、中耳炎等并发症，必须注意护理，定期更换或使用外径较小的喂养管，对需长期置管者，可改为胃或空肠造口。

2）胃造口：胃与腹前壁固定不严密致胃内容物漏出，造成腹腔内感染，造口处出血。应查明原因并使用药物止血，必要时手术止血。

3）空肠造口：主要为造口管周围渗漏、梗阻，前者主要由于技术疏漏使造口周围固定不严密而致，后者则因肠道异常蠕动所致。

4. 肠内营养的实施途径和置管方式 肠内营养输入途径有两种：经口营养和管饲营养。大部分无创通气患者均能进食，甚至有部分患者还可进食软食或普食；进食不足，或只能进食流质饮食的患者，可考虑经口营养的方式，为口服补充营养（oral nutritional supplements，ONS）。完全不能进食的患者，可考虑安置鼻胃管管饲营养液。

（1）ONS：用于近期体重丢失明显或摄入不足达到5～7天的患者，而且患者还能自己经口进食普通食物，满足其对食物和口味的不同需求。可用作ONS的营养制剂品种较多，可以满足不同需要、不同味道要求和不同层次的患者选用。目前，国内主要使用特殊医学用途配方食品（foods for special medical purpose，FSMP），并根据患者病情进行个体化调整。

（2）管饲营养（tube feeding）：是指通过喂养管向胃、十二指肠或空肠输送营养物质，或经胃造瘘、空肠造瘘等方式的营养支持方法。主要分为胃内喂养和肠内喂养两种。对于无创通气的患者，绝大部分患者都不需要肠内喂养，安置鼻胃管就能实现管饲营养。

1）鼻胃管安置：早年安置鼻胃管使用管道主要为较粗的橡皮管或聚氯乙烯管，在使用过程中容易导致黏膜损伤、食管狭窄或食管炎。目前喂养管的材料和质量均有较大改进，临床上使用喂养管，使用方便、安全和患者耐受性良好。理想的鼻饲管应该由柔软、不溶解的材料制成，具有良好的组织相容性。其强度应该能承受营养泵的压力，远端头应平滑而利于通过胃肠道，内壁应光滑，有些还要求方便使用导引钢丝顺利抽出。目前，临床上常用的聚氨酯管或聚硅酮管作为鼻饲喂养管，聚氨酯管具有质软、组织相容性好、刺激性小的优点，患者耐受性，可留置 4 周左右，是目前临床上使用的最多的材料之一。由于其质软，需要导丝的引导安置。胃潴留比较严重或有流出道梗阻的患者，可以考虑行安置鼻空肠营养管。

安置鼻胃管时，需向患者解释安置鼻胃管的必要性及相关注意事项，避免患者紧张情绪和疑虑的产生。具体操作过程如下：①选择通畅的鼻孔（压住另一侧鼻孔，令患者呼吸，无呼吸困难即可），清除口腔和鼻腔，清除鼻孔内堵塞的分泌物。②坐位、半卧位、侧卧位或卧位均可。先估计所需胃管长度，方法为从耳垂至鼻尖（相当于鼻口到咽喉部的距离），再至剑突的距离即大致为胃管应插入的长度，成人一般为 50 ～ 55cm，可在度量处做一标记。③将胃管的前端 30 ～ 40cm 涂以液状石蜡，止血钳夹闭胃管尾端，用镊子夹持胃管前端，经鼻腔或口腔缓缓插入咽喉部。若患者清醒，则嘱其做吞咽动作，可给少量温水以促进吞咽，与患者配合，在患者下咽时及时向下送入胃管，一般每次下咽送入 10cm 左右为宜，直至插入预计长度。④当胃管进入到预计的长度时，松开尾端血管钳，检查胃管内有无气体排出，如有则表示胃管在气管内，需立即拔出，以免发生窒息；如没有则表示胃管肯定不在气管内。

下面几种方法还可以确定管端位置：①胃管尾端接 20ml 注射器试吸，如有胃液吸出，则表示胃管已进入胃腔内，调整胃管至适当深度，使注射器能很容易将大部分胃液抽出；②用注射器向胃管内注入 10 ～ 30ml 空气，同时用听诊器在上腹部胃区听诊，如能听到气过水声，也表示胃管已在胃腔内；③用注射器抽吸管内液体，观察有无胃肠液吸出，并作 pH 测定，pH ＜ 5 提示是胃液，pH 逐渐增高偏碱性，则提示已经进入十二指肠或空肠；④上腹部 X 线片可证实管端位置；⑤床旁超声引导安置和探测，利用超声探查胃腔内快速移动的线性强回声，或将胃管远端改造为不锈钢头端便于探测超声波，该方法在危重昏迷患者应用也较多。

2）其他方式：胃造口术和肠造口术，包括荷包式胃造口术、隧道式胃造口术、管式胃造口术、经皮内镜胃造口术（PEG）、经皮内镜空肠造口术（PEJ）、空肠穿刺置管术（NCJ）和隧道式空肠造口术等，由于无创通气患者大多为内科患者，此书不做详细说明。

5. 肠内营养的输注方式 肠内营养时采用何种输注方法取决于肠内营养液的性质、喂养管的类型与大小、喂养管远端的位置、胃肠道耐受情况、胃肠动力和胃潴留情况、疾病情况及营养素的需要量等。

（1）一次投给（bolus feedings）：将配制好的制剂用注射器经喂养管在 5 ～ 10 分钟内缓慢（推注速度一般≤ 30ml/min）注入胃内，每次 250 ～ 400ml，4 ～ 6 次 / 天。部分患者初期不耐受，可出现恶心、呕吐、腹胀、腹痛、腹泻，甚至误吸等，应用一段时间后，一般都能逐渐适应。一般情况只有胃内喂养选用该方式。

（2）间歇重力滴注（intermittent gravity drip）：将营养液置于输液容器内，经输液管与喂养管相连，缓慢滴入胃肠道内。每次 250 ～ 500ml，4 ～ 6 次 / 天，每次持续 30 ～ 60 分钟。此种方式适合滴注非要素膳，多数患者可耐受。这种方法的优点是简便，患者有较多的活动时间，类似于正常进食间隔，缺点可能发生胃排空延缓，肠内喂养时，还可出现腹胀、腹泻等并发症。

（3）经泵持续输注（continuous infusion through pump）：采用的输入管道与间歇重力滴注相同或相似，通过专用或借用输液泵连续 12 ～ 24 小时输注肠内营养液，也可按照每天 4 ～ 6 次经泵输注，每次输入量 100 ～ 500ml，每次输注时间为 1 ～ 4 小时，中途允许胃肠道休息，并对喂养管进行护理。危重患者、消化功能较差、误吸风险较大的患者多主张采用此种方式，而经十二指肠和空肠喂养的患者，此方法是患者耐受肠内营养的最好选择。输入的体积、浓度和速度必须从小至大，逐渐调节至患者能耐受的程度，这一过程一般需 3 ～ 4 天。

6. 肠内营养制剂（enteral nutrition preparation） 定义为可经胃肠道用口服或管饲来提供机体代谢需要的营养基质。虽然临床营养一般均用该名称，但其归属一致存在争议。肠内营养制剂在国外一般不属于药品，归特殊的食品管理。我国的肠内营养制剂一般分为两部分管理，一种归为营养药物，另一种是特殊医学用途配方食品，简称特医食品（FSMP）。我国对 FSMP 的定义：为了满足进食受限、消化吸收障碍、代谢紊乱或特定疾病状态人群对营养素或膳食的特殊需要，专门加工配制而成的配方食品。该类产品必须在医生或临床营养师指导下，单独食用或与其他食品配合食用。国家已经出台了《特殊医学用途配方食品通则》（GB 29922—2013）和《特殊医学用途配方食品良好生产规范》（GB 29923—2013）等标准和规范。特医食品可分为下述几种。

（1）全营养配方食品：可作为单一营养来源满足目标人群营养需求的特殊医学用途配方食品。分别定义了 1 ～ 10 岁和 10 岁以上人群的全营养配方食品标准。对于无创通气的患者，大多数都适用于该配方。

（2）特定全营养配方食品：可作为单一营养来源能够满足目标人群在特定疾病或医学状况下营养需求的特殊医学用途配方食品，如糖尿病、肾病用配方。

（3）非全营养配方食品：可满足目标人群部分营养需求的特殊医学用途配方食品，不适用于作为单一营养来源，主要包括蛋白质（氨基酸）组件、脂肪（脂肪酸）组件、糖类组件、电解质配方、增稠剂组件、流质配方和氨基酸代谢障碍配方等。

7. 肠内营养的监测　肠内营养的并发症发生率虽然较低，但仍有与肠外营养相似的并发症，因此在进行肠内营养时，对管饲营养的患者必须在代谢与营养两方面严密监测，使并发症减少至最低限度。为了防止监测项目的遗漏，应建立一套基本的管理制度及监测项目，以保证肠内营养的顺利实施。

（1）耐受性监测

1）监测肠内营养制剂的浓度和滴注速度。

2）监测鼻饲管位置。在喂养以前，必须确定管端的位置。胃内喂养以吸出胃内容物证实。若胃内无内容物或管端在十二指肠或空肠，则依靠 X 线片证实。

3）胃内喂养时，床头要抬高 30° 或 45°，喂养完毕后，保持该姿势 30 ～ 45 分钟。每次输注的肠内营养液悬挂时间不得超过 8 小时。

4）胃内喂养开始时，每隔 2 ～ 4 小时检查胃残留物的体积，其量不应大于前 1 小时输注量的 1.5 倍。当肠内营养液浓度与体积可满足患者营养需要并能耐受时，每日检查胃残留物 1 次，其量不应大于每次 150ml，如残留物过多，应降低滴速或停止输注数小时；一般建议，一天胃潴留量不超过 500ml 都不停用肠外营养。

5）每月更换鼻饲管，每天消毒肠内营养支持所用容器。

6）间歇重力输注或泵注时，每次喂养后应以 30 ～ 50ml 温水冲洗鼻饲管。

7）开始管饲的前 5 日，应每日记录能量及蛋白质（氮）摄入量。肠内营养液输注恒定后，可每周记录 1 次。

8）记录 24 小时液体出入量，肠内营养液与额外摄入的液体应分开记录。

（2）营养相关指标监测：应根据各指标的变化特点，结合临床用药情况，定期检查血钠、钾、钙、磷、镁、白蛋白、前白蛋白、胆红素、甘油三酯、胆固醇、血（尿）糖、尿素氮、肝酶谱、凝血酶原时间等指标；定期检测并记录体重、液体出入量等。还可定期采用综合量表进行营养状况评价。

【肠外营养支持】

肠外营养（parenteral nutrition，PN）是指无法经胃肠道摄取营养或摄取营养物质不能满足自身代谢需要的患者，通过肠道外通路（即静脉途径）输注包括氨基酸、脂肪、糖类、维生素及矿物质等在内的营养素，提供能量，纠正或预防营养不良，改善营养状况，并使胃肠道得到充分休息的营养治疗方法。

1. 肠外营养的适应证

（1）消化系统疾病：消化道瘘、炎症性肠病、短肠综合征、中重症急性胰腺炎、胃肠道梗阻、严重营养不良伴胃肠功能障碍者，一些疾病可影响小肠的运动与吸收功能，如长期顽固性的恶心呕吐、严重腹泻、硬皮病、系统性红斑狼疮、肠黏膜萎缩、放射性肠炎、炎性粘连性肠梗阻、胃肠活动减弱、食管贲门失弛缓症、多发性肠瘘等。对于无创通气的患者，在合并严重腹胀、呕吐、活动性消化道出血等患者，可考虑行肠外营养支持。

（2）严重感染与败血症：持续高热与食欲减退使能量需要与代谢率明显增加，而经口进食和（或）口服补充营养（ONS）都不能满足需要。可见患者因负氮平衡和代谢亢进而日趋消瘦，并出现低蛋白血症，进而导致免疫功能降低，抗感染能力下降。此类患者应注意尽早给予肠外营养支持治疗。

（3）严重营养不良或高营养风险：入院时 NRS2002 营养风险≥3 分或 BMI＜18.5kg/m^2，肠内营养又不能满足患者需要，甚至不能实施肠内营养，可立即行补充性（全）肠外营养支持治疗。

（4）其他：神志不清，有吸入性肺炎高度危险倾向的患者，腹膜炎，肿瘤化疗或放疗引起的胃肠道反应等短期内不能经胃肠道获得营养的患者。

2. 肠外营养的禁忌证　当出现严重的循环、呼吸功能衰竭，严重水、电解质平衡紊乱，严重肝、肾衰竭，以及还在抢救生命或患者休克没有得到纠正时，不能进行肠外营养支持。对无创通气的患者，下列情况应慎用肠外营养支持。

（1）胃肠道功能正常或有肠内营养适应证者。对接受肠外营养支持的患者，应注意观察胃肠道功能的恢复情况，及时由肠外营养过渡至肠内营养。

（2）患者一般情况良好、预计需要肠外营养时间＜5 日者。

（3）预计发生肠外营养并发症的危险性大于其可能带来的益处者。

（4）心血管功能紊乱或严重代谢紊乱尚未控制或处于纠正期间。

（5）无明确治疗目的或已确定为不可治愈而盲目延长治疗者，如广泛转移的晚期恶性肿瘤伴恶病质的患者，生活质量差、任何治疗方法均无明显改善作用，此时肠外营养也无明显益处，反而会增加患者生理和经济的负担。

（6）脑死亡、临终或不可逆昏迷者。

3. 肠外营养的并发症　为保证肠外营养实施，应充分认识其并发症，并采取有效措施进行防治。根据肠外营养的性质和发生的原因可将其并发症分为四大类，且大多数是可以预防和治疗的。

（1）置管并发症：与中心静脉导管的置入技术及护理有关，常见有气胸、血胸、血肿，损伤胸导管、动脉、神经及空气栓塞等。护理不当也可造成导管脱出、折断等并发症。借助 X 线检查可确定深静脉导管放置部位，严格按照操作规程和熟练掌握操作技术，可以有效预防这类并发症的发生。另外，经周围静脉输注肠外营养液的患者，由于高渗透的影响，可发生周围静脉炎。所以，对于需要持续数日的肠外营养支持的患者，需考虑行中心静脉置管。

（2）感染并发症：在导管置入、营养液配制、输入过程中极易发生细菌污染。导管性败血症是肠外营养常见的严重并发症。营养液是良好的培养基，可使细菌迅速繁殖，导致脓毒血症，因此每一步骤必须严格按无菌操作技术规定进行。在中心静脉营养治疗过程中突然出现寒战高热，而无法用其他病因来解释时，则应考虑导管性败血症。应立即拔除旧导管，做导管头及血细菌培养（包括真菌培养）。必要时应根据药敏试验配合抗生素治疗。导管性败血症的预防措施：①置管过程的严格无菌技术；②在超净工作台内配制营养液；③采用全封闭式输液系统；④定期消毒穿刺点皮肤并更换敷料等。

（3）代谢并发症：多与对病情动态监测不够、治疗方案选择不当或未及时纠正有关。可通过加强监测并及时调整治疗方案，予以预防。

1）液体量超负荷：液体量过多可致心肺功能不堪负荷而出现衰竭症状。对心肺功能和肾功能不全等患者，应特别注意控制液体输入量与输液速度。

2）糖代谢紊乱：常表现为低血糖、高血糖、高渗性非酮性昏迷。大多数营养不良患者治疗前已存在进食量少，胰岛素分泌量不足，胰高血糖素等升血糖激素分泌增多等。葡萄糖输入过多、过快，外源性胰岛素补充不足，则会出现高血糖。可调整肠外营养液中糖与脂肪，还要控制糖的输入速度，开始阶段应控制在 0.5g/（kg · h）以内，并监测血糖和尿糖，以后逐步增加至 1 ～ 1.2g/（kg · h）。一般情况下，应常规补充胰岛素。

3）肝功能损害：长期肠外营养可致肝功能损害，表现为转氨酶和碱性磷酸酶升高。肠外营养影响肝功能的因素较复杂，多数与营养液中的某些成分有关，如过量的葡萄糖、大剂量脂肪、长期大量的输注氨基酸等。营养液用量越大，肝功能异常的发生概率就越高，其中尤其是葡萄糖的用量。

4）酸碱平衡失调：高糖溶液的 pH 3.5 ～ 5.5，大量输入时可影响血液 pH。氨基酸溶液中某些氨基酸（如精氨酸、组氨酸，赖氨酸及胱氨酸）的碱基代谢后可产生氢离子，导致高氯性酸中毒。特别是伴有腹泻的患者，更易产生代谢性酸中毒。少数伴有先天性代谢障碍的患者，在输入果糖、山梨醇后可出现乳酸性酸中毒。关于代谢性碱中毒，除肾衰竭患者，在肠外营养中较少出现。

5）电解质紊乱：在肠外营养时较易发生，最常见的是低血钾、低血镁及低血磷。对于无创通气的患者，尤其要特别注意的是磷的补充，长期肠外营养治疗的患者，大量磷、钾和镁从细胞外进入细胞内，导致低磷血症、低钾血症、低镁血症。由于各种电解质的补充量没有固定的标准，唯一的办法是定期监测，及时调整补充。长期饥饿的患者，若短期内进行大剂量肠外营养补充，又没有注意补充电解质、微量元素和维生素，很容易发生以电解质等紊乱为特点的再喂养综合征。

6）代谢性骨病：长期肠外营养病例中可出现骨质软化症、骨质疏松症、纤维性骨炎、佝偻病等。

（4）消化系统并发症：主要是胃肠道黏膜萎缩。较长时期的肠外营养，特别是不能经口摄食者，容易产生胆囊结石及胃肠道黏膜的萎缩。后者又容易导致肠道内细菌移位，发生内源性感染。预防此并发症的唯一措施就是尽早恢复肠内营养，促使萎缩的黏膜增生，保持肠道正常功能。

4. 肠外营养的输注途径　根据患者病情和营养液性质，肠外营养液可经中心静脉和周围静脉输入患者体内。经周围静脉的肠外营养液渗透压需控制在 900mOsm/L 以下，经中心静脉时，理论上渗透压可控制在 1200mOsm/L 左右，需严格限液的情况下，可允许提高至 1500mOsm/L 以下，并需控制输注速度在 2 ～ 3ml/min，同时注意严密监测。预计患者只需短期（1 ～ 2 周以内）肠外营养支持或中心静脉置管困难时，可经周围静脉行肠外营养支持。

（1）中心静脉置管

1）传统中心静脉置管（central venous catheter，CVC）：将静脉导管远端置于机体较大静脉接近右心房处，使血流稀释高渗的肠外营养液，减少血栓性静脉炎的发生。最常用的途径是锁骨下静脉穿刺，常用的穿刺血管还有颈内静脉和股静脉，有时可选择锁骨上静脉，有凝血功能障碍的患者还可选择颈外静脉。

2）经外周中心静脉置管（peripherally inserted central catheters，PICC）：最早应用于肿瘤患者的化疗用药，后来发现肠外营养支持中也有非常好的应用价值。PICC 利用导管从外周手臂的静脉（一般选择肘正中静脉、头静脉、贵要静脉）进行穿刺，导管直达靠近心脏的大静脉，可以迅速冲稀肠外营养液，防止高渗的肠外营养液对血管的刺激，减少静脉炎的发生，减轻患者的疼痛，提高其生命质量。

3）输液港（implantable venous access port，PORT）：是一种较新的静脉输液管路技术。该闭合输液装置完全植入人体内，包括尖端位于上腔静脉的导管部分及埋植于皮下的注射座。PORT 由手术者将导管经皮下穿刺置于人体大静脉（锁骨下静脉、上腔静脉），部分导管埋于皮肤下，将另一端的穿刺座留置在胸壁皮下并缝合固定。手术后皮肤外观只见到一个小的缝合伤口，愈合拆线后患者体表可触摸到一突出圆球。治疗时从此定位下针，将针经皮穿刺垂直进入到穿刺座的储液槽，可以方便地进行注射，适用于高浓度的肠外营养的输注。因为导管末端位于大静脉中，能够迅速稀释营养液，避免对血管壁的刺激和损伤，相比周围静脉输液可减少血管硬化的发生,也减少了因找不到血管而反复穿刺。输液港植入后患者的日常生活不受限制，接受治疗方便又轻松，明显提高了生活质量。这种专门为需要长期及重复输液的患者设置的输液港，可在人体内存留使用 38 年甚至更长的时间。

4）动静脉瘘（arteriovenous fistula，AVF）：动静脉内瘘临床上主要用于终末期肾病患者的血液透析治疗。根据血液透析的动静脉内瘘的应用原理，目前临床上还将其用于肠外营养支持治疗的患者，动静脉内瘘是营养液进入血液循环的比较安全的方式，通常建瘘术后 1 周即可使用，但缺点是术后回心血量增加引起心脏进行性扩张，严重者可发展成扩张型心力衰竭；另外，若静脉输液过程中发生导管相关性感染，则难以避免会发生细菌性心内膜炎的潜在危险。因此，使用动静脉内瘘作为营养支持途径仅适用于需长期接受肠外营养支持治疗（如家庭肠外营养）或无法实施中心静脉置管的患者，以及已具备这种动静脉分流的尿毒症患者。动静脉内瘘在家庭肠外营养支持中应用的优势在于其更安全，尽管内瘘堵塞的发生率较高，但血源性感染及血栓性静脉炎等导管相关性并发症明显低于任何一种中心静脉置管术，更适用于需要长期接受肠外营养支持治疗的患者。

（2）周围静脉置管：由于采用外周静脉穿刺，操作比中心静脉营养方便，并可在普通病房内实施。由于需要控制渗透压，必然需要较多的液体来稀释营养液，以保证充足的能量和营养素，故对于需要限制液体量的患者而言，周围静脉可能无法满足其营养需要。选用的静脉主要为浅表静脉，多为上肢末梢静脉，也可选择下肢的末梢静脉，婴幼儿还可选择头部的静脉。经静脉进行肠外营养时，处理控制渗透压以外，还要严密监测血栓性静脉炎的发生，一旦有静脉炎的症状或体征，应立即终止输注。虽然，该方法相对于经中心静脉输注，出现感染性并发症的机会少，也是安全可行的，但一般只适用于短期的肠外营养支持，或作为肠内营养的补充使用。

5. 肠外营养制剂（parenteral nutrition preparation）　没有统一的配方，但必须含有人体所需的全部营养物质。肠外营养制剂包括不同规格的氨基酸溶液、脂肪乳、糖类溶液、多种维生素、多种微量元素、电解质和水等，均为中小分子营养素。肠外营养制剂的基本要求：①无菌、无毒、无热源；②适宜的 pH 和渗透压；③良好的相容性、稳定性、无菌无热源包装等。

6. 肠外营养的配制　临床上，在实施肠外营养支持时，为使输入的营养物质在体内获得更好的代谢、利用，应将各种营养剂混合后输注，尤其是氨基酸应和能源物质同时输入体内，以利于前者合成蛋白质以作为供能物质。为此，近年来在临床上配制和使用肠外营养液时主张采用全营养液混合方法（total nutrient admixture，TNA），或称为全合一（all-in-one，AIO），即将患者全日所需的各种营养物质混合在一个容器中后再静脉输注。

根据最新的欧美营养学会的指南，AIO 营养液的配制需要满足以下要求：①治疗学方面和药理学方面均要符合患者需求。②无污染且无热源。③营养制剂的剂量和剂型正确，且相容性好。

配制过程中的注意事项：①配制过程中避免将电解质、微量元素直接加入脂肪乳剂内。②磷制剂和钙制剂未经充分稀释不能直接混合。③ AIO 混合液中葡萄糖的最终浓度应小于 25%，钠离子、钾离子的总量要小于 150mmol/L，钙离子、镁离子的总量小于 4mmol/L。④ AIO 混合液中应含有足量的氨基酸液，不应加入其他药液。

7. 肠外营养的输注方法　持续输注和循环输注。

（1）持续输注：将预定输注的营养液在输液泵的控制下 24 小时内均匀输注称为持续输注。该方法的优点在于能量、氨基酸和其他营养素供给处于持续均匀状态，胰岛素分泌稳定，血糖不会有较大波动。但由于胰岛素持续处于较高水平，促进脂肪和糖原合成，阻止了脂肪的分解，有可能会出现脂肪肝，有时会有肝酶和胆红素水平的升高。而且持续输注的时间越长、肠外营养应用时间越长，静脉的损伤就越大，可能导致或加重相应的并发症。

（2）循环输注：将全天的营养液在 12 ～ 18 小时输注，可采用重力滴注或泵注。其优点在于可预防或治疗持续输注所致的肝毒性，通过恢复患者白天正常的活动而改善生活质量。该方法适用于以稳定地接受持续 PN 及长期需要接受 PN 的患者，尤其是家庭肠外营养（home parenteral nutrition，HPN）的患者。但要注意，采用该方法，患者的心功能需能耐受短时间大量肠外营养液体容量。对于感染、高代谢状态、心脏手术后、心力衰竭等患者，不适用该方法。

8. 肠外营养的监测 肠外营养时，为随时掌握病情的动态变化，应对患者进行必要的监测以保证肠外营养安全、顺利地进行，并可观察其治疗效果。应根据临床和实验室监测结果，评估观察和判断患者每日需要量、各种管道器件及疗效有关的指标，以减少或避免营养支持相关并发症，提高营养支持安全性和有效性。

（1）临床观察

1）每天测体温、血压和心率，记录 24 小时液体出入量。观察生命体征是否平稳，若生命体征不平稳，则以积极纠正为先；若体温异常升高，提示有感染可能，应积极查找病因、对因治疗。

2）观察神志改变，有无水、钠潴留或脱水，有无黄疸、胃潴留，黄疸多见于长期肠外营养所致胆汁淤积；水肿和脱水反映体液平衡情况，有助于判断营养支持的补液量是否充足或过量。

（2）导管监测：导管在皮肤出口处有无红肿感染，导管接头处有无裂损，导管是否扭曲或脱出。胸部 X 线监测导管是否置入正确部位。导管插入部位应每天做局部皮肤严格消毒处理，若发现导管引起感染，应将导管头剪下，送细菌、霉菌培养。

（3）实验室检查

1）血液生化检查：开始肠外营养的前 3 天，每天监测血糖、电解质（钾、钠、氯、钙、磷），稳定后每周测 2 次，如代谢状况不稳定应增加检测次数。高血糖患者每天至少监测 3 ～ 4 次血糖。

2）肝肾功能：每周测 1 ～ 2 次血胆红素、转氨酶、尿素氮及肌酐。

3）血常规、血浆白蛋白和前白蛋白、凝血酶原时间测定等。

4）血气分析：开始时每天测一次，稳定后在必要时监测。

（4）营养状况：每周对患者进行一次全面营养状况评价，评价指标包括体重、血浆白蛋白、前白蛋白等，必要时选择综合评价方法。

（饶志勇　曹晓琳　赖　倩）

营养支持

参考文献

吴国豪，2015. 临床营养治疗理论与实践 [M]. 上海：上海科学技术出版社 .

Anker SD，John M，Pedersen PU，et al，2006. ESPEN Guidelines on Enteral Nutrition：Cardiology and pulmonology[J]. Clin Nutr，25（2）：311-318.

Anker SD，Laviano A，Filippatos G，et al，2009. ESPEN Guidelines on Parenteral Nutrition：on cardiology and pneumology[J]. Clin Nutr，28（4）：455-460.

Antonio M. Esquinas，2016. Noninvasive Mechanical Ventilation - Theory，Equipment，and Clinical Applications[M]. Switzerland：Springer International Publishing.

Antonio M. Esquinas，2016. Noninvasive Mechanical Ventilation and Difficult Weaning in Critical Care - Key Topics and Practical Approaches[M]. Switzerland：Springer International Publishing.

Chen LK，Liu LK，Woo J，et al，2014. Sarcopenia in Asia：consensus report of the Asian Working Group for Sarcopenia[J]. J Am Med Dir Assoc，15（2）：95-101.

Choban P，Dickerson R，Malone A，et al，2013. A.S.P.E.N. clinical guidelines：nutrition support of hospitalized adult patients with obesity[J]. JPEN J Parenter Enteral Nutr，37（6）：714-744.

Kondrup J，Allison SP，Elia M，et al，2003. ESPEN guidelines for nutrition screening 2002[J]. Clin Nutr，22（4）：415-421.

Loser C，Aschl G，Hebuterne X，et al，2005. ESPEN guidelines on artificial enteral nutrition--percutaneous endoscopic gastrostomy（PEG）. Clin Nutr，24（5）：848-861.

McClave SA，Taylor BE，Martindale RG，et al，2016. Guidelines for the Provision and Assessment of Nutrition Support Therapy in the Adult Critically Ill Patient：Society of Critical Care Medicine（SCCM）and American Society for Parenteral and Enteral Nutrition（A.S.P.E.N.）. JPEN J Parenter Enteral

Nutr，40（2）：159-211.

Mueller C，Compher C，Ellen DM，2011. A.S.P.E.N. clinical guidelines：nutrition screening，assessment，and intervention in adults[J]. JPEN J Parenter Enteral Nutr，35（1）：16-24.

Pittiruti M，Hamilton H，Biffi R，et al，2009. ESPEN Guidelines on Parenteral Nutrition：central venous catheters（access，care，diagnosis and therapy of complications）[J]. Clin Nutr，28（4）：365-377.

Singer P，Blaser AR，Berger MM，et al，2019. ESPEN guideline on clinical nutrition in the intensive care unit[J]. Clin Nutr，38（1）：48-79.